马派中医传薪

马有度　吴朝华

毛得宏　黄学宽◎主编

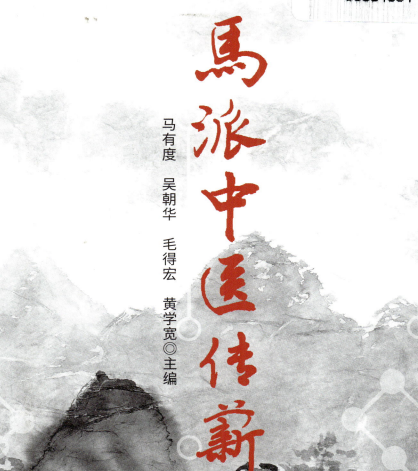

中国科学技术出版社

·北　京·

图书在版编目（CIP）数据

马派中医传薪 / 马有度等主编 . —北京：中国科学技术出版社，2020.10
ISBN 978-7-5046-8818-7

Ⅰ . ①马… Ⅱ . ①马… Ⅲ .①中医临床－经验－中国－现代 Ⅳ . ① R249.7

中国版本图书馆 CIP 数据核字（2020）第 189225 号

策划编辑	王久红　焦健姿	
责任编辑	王久红	
装帧设计	华图文轩	
责任印制	李晓霖	

出　　版	中国科学技术出版社	
发　　行	中国科学技术出版社有限公司发行部	
地　　址	北京市海淀区中关村南大街 16 号	
邮　　编	100081	
发行电话	010-62173865	
传　　真	010-62179148	
网　　址	http://www.cspbooks.com.cn	

开　　本	710mm×1000mm　1/16	
字　　数	357 千字	
印　　张	23.75　彩插 40 面	
版　　次	2020 年 10 月第 1 版	
印　　次	2020 年 10 月第 1 次印刷	
印　　刷	天津翔远印刷有限公司	
书　　号	ISBN 978-7-5046-8818-7/R・2613	
定　　价	58.00 元	

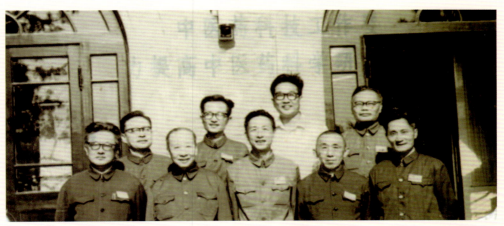

1979年，中华全国中医学会首次代表大会期间，晚辈马有度（后左二）、詹文涛（后右二）、周临深（后左一）向中医老前辈方药中（左一）、任应秋（左二）、侯占元（中）、彭履祥（右二）、凌一揆（右一）请教后合影留念。

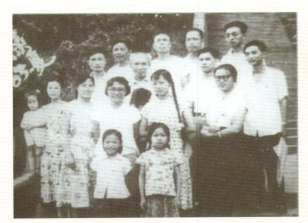

1963年，著名中医学家吴棹仙（三排左二）与其弟子马有度（三排左一）、龙元新（三排右二）、杜树明（三排右一）、李正全（四排右一）、陈功泽（四排右二）、刘立新（四排右三）、吴蕴玉（二排左一）、宋玉明（二排左三）在鹅岭公园欢聚后合影留念。

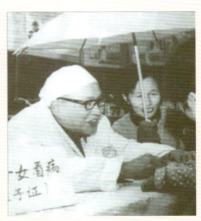

重庆市政协副主席、重庆市中医药学会第一至四届会长、著名中医专家宦世安，医德高尚，医术精良，视病人为亲人，冒雨为独生子女义诊。

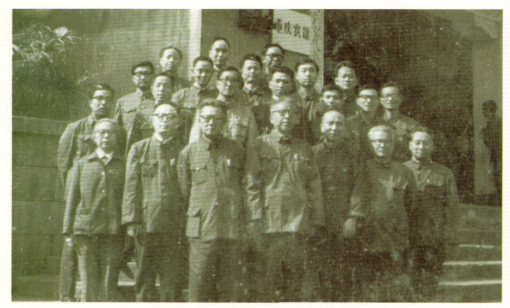

1979 年在重庆宾馆召开《实用中医内科学》首次编委会。前排由右至左为李克光、邓铁涛、黄星垣、金寿山、方药中、周仲瑛、凌耀星。还有王永炎（三排右二）、郭子光（后排左一）、严世荟（二排左一）、马有度（二排右一）。

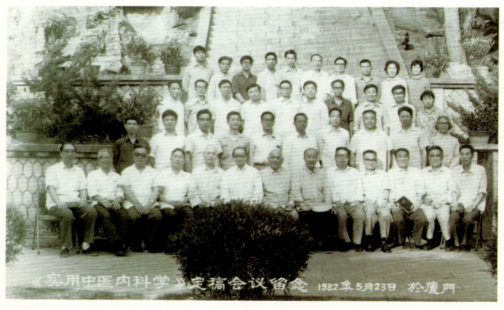

一排（由左至右）：朱良春、邓铁涛、方药中、盛国荣、李聪甫、张伯臾、任应秋、袁家玑、何任、董建华、张伯讷、任继学。还有黄星垣（四排左六）、陈可冀（二排右二）、王永炎（三排右五）、马有度（三排左二）。

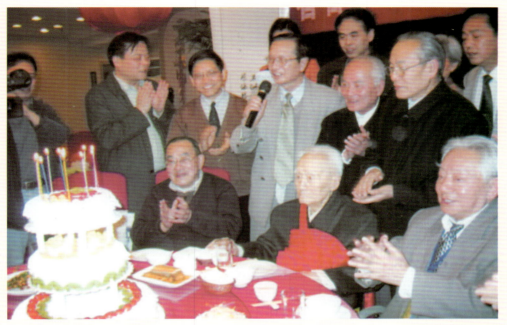

马有度主持庆祝恩师熊寥笙百岁庆典。熊老左侧是曾带教马有度实习的陈枢燮老师，右侧是马有度所在中医科的老主任夏睿明老师。

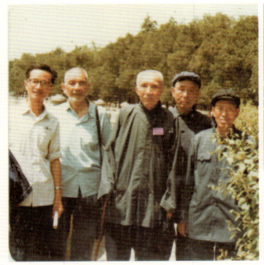

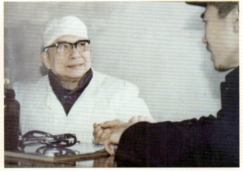

左图为马有度陪同恩师陈源生参加全国中医学会第一次代表大会后在颐和园合影，正中为陈源生。左一为马有度。
右图为曾带教马有度实习的徐友玲老师。

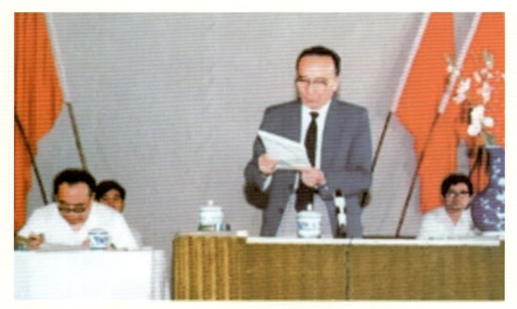

黄星垣，著名中西医结合学家，中华中医药学会常务理事，中医急症研究领军人，《实用中医内科学》执行主编。左侧为重庆市中医药学会会长陶克文。

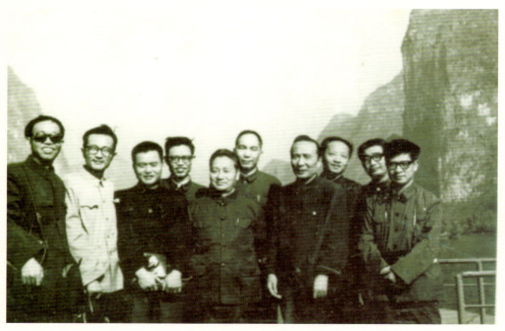

《实用中医内科学》执行主编黄星垣（右四）、副主编李克光（中）与编委李明富、郭子光、马有度、张发荣、何绍奇、周文泉、郭铭信合影。

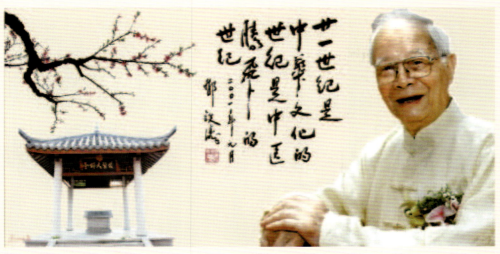

感恩国医大师　邓铁涛

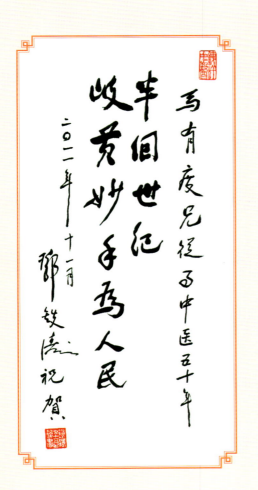

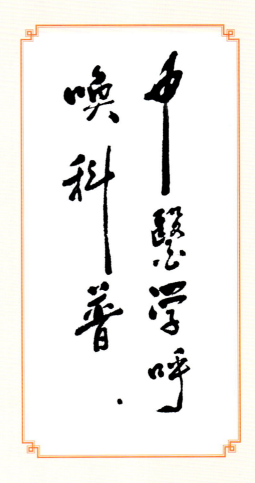

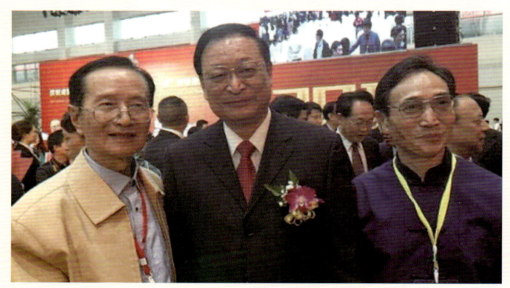

马有度（左）、马烈光（右）向国家中医药管理局王国强局长（中）汇报开展中医院校教育与师承教育结合的感悟后合影留念。

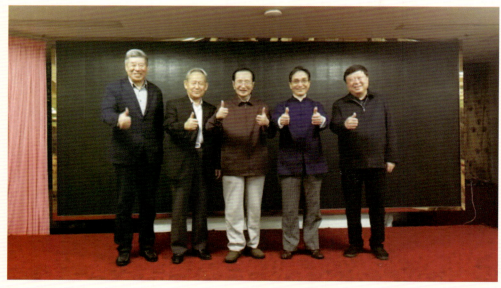

国家中医药管理局原副局长李振吉（左二）、李大宁（左一）、吴刚（右一）专程赴渝参加马派中医传承研讨会，并与马有度、马烈光合影留念。

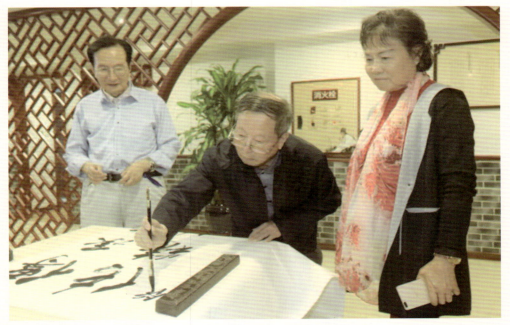

重庆市政协原副主席窦瑞华为马派中医传承团队题词：传承、传播、传精、传新。右为重庆市科协学会部原副部长杨凤玉。

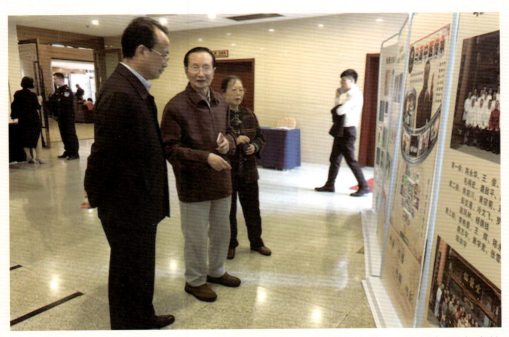

重庆市人大副主任杜黎明（左）光临马派中医传承研讨会并讲话。会前与马有度教授在展板前亲切交谈。

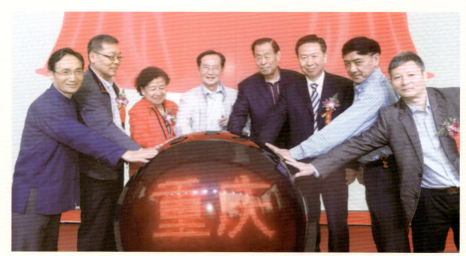

名老中医马有度教授传承工作室于 2016 年 10 月成立，并举办传统中医药＋现代互联网高峰论坛，著名中医专家到会祝贺，各抒高见，互动交流。

从左至右：马烈光教授、余曙光校长、刘敏如国医大师、马有度教授、石学敏院士、陈涤平书记、安劬教授、阮岩教授。

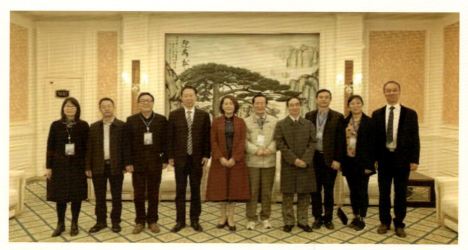

参加中医师承教育论坛暨经验交流会的领导、专家合影。长寿区副区长张昌红（左五），区卫健委主任谭静波（左二），世界中医学会联合会养生专委会会长马烈光教授（右四），世界中医学会联合会治未病专委会会长陈涤平教授（左四），成都中医药大学党委副书记沈涛教授（左三），马有度教授（右五）。

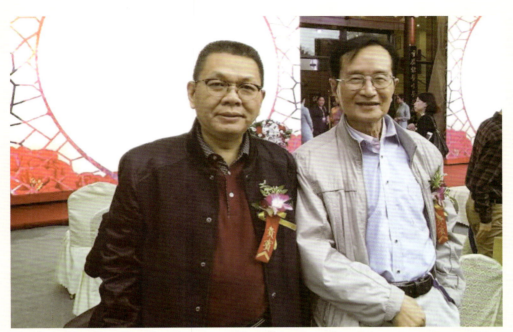

在传统中医药＋现代互联网高峰论坛暨马派中医传承团队成立会上，北京中医药大学中医文化传播中心主任毛嘉陵教授（左）与马有度教授（右）亲切交流后合影。

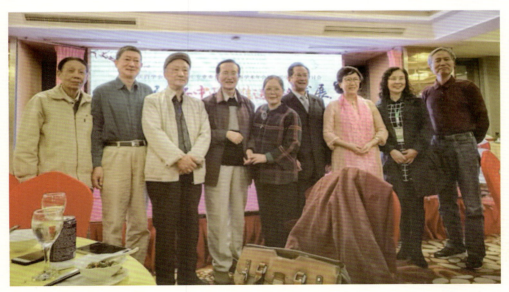

在马派中医传承研讨会上，澳门中医文化促进研究会副会长李学君教授（右三）、著名中医专家郑家本（左三）、著名中西医结合科普作家宁蔚夏（左二）与重庆中医药专家冯涤尘（左一）、马有度（左四）、黄吉庆（右四）、何冠（右二）、张渝生（右一）亲切交流后合影。

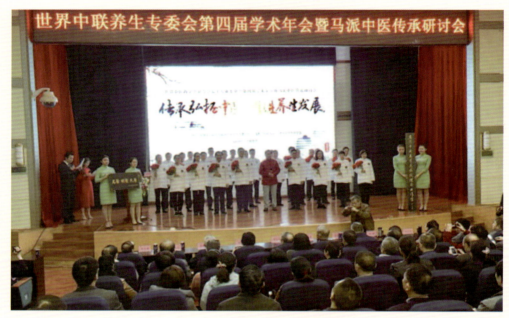

全体师生手捧红花欢迎参加马派中医传承研讨会的海内外嘉宾，齐诵传承中医精气神、传播人间真善美、造福民众康寿乐，别开生面的开幕式赢得热烈掌声。

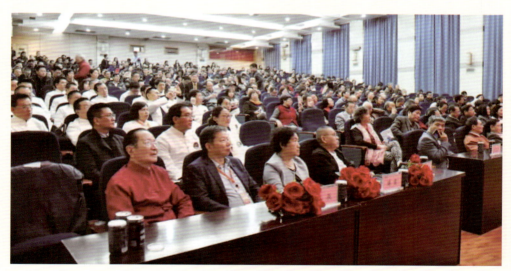

怎样搞好中医师承教育、怎样推进养生保健事业的精彩讲座，引起 500 多位海内外中医人士的浓厚兴趣，气氛热烈。

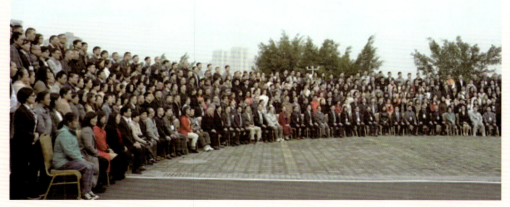

中医师承教育论坛暨经验交流会在重庆市长寿区隆重召开，中医高校领导、著名中医专家、公办和民办师承教育师生及中医医院代表500多人到会交流，内容丰富多彩，多家媒体纷纷报道。

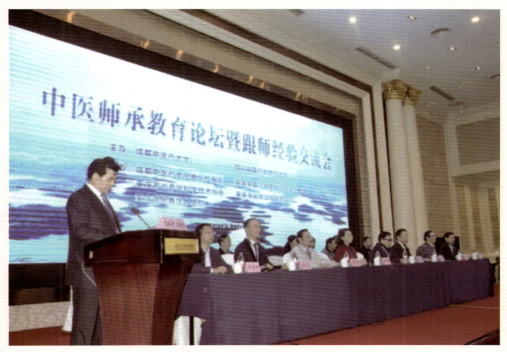

重庆市长寿区中医院龚致平院长主持大会，致开幕词。

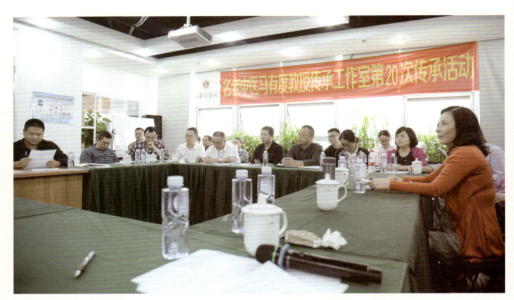

导师主讲，学友提问，互动交流，共同探讨。

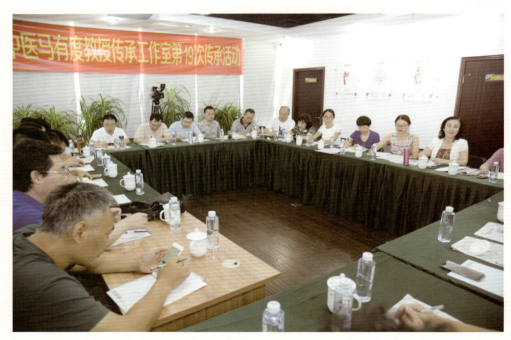

学友介绍跟师侍诊验案，大家座谈，共同提高。

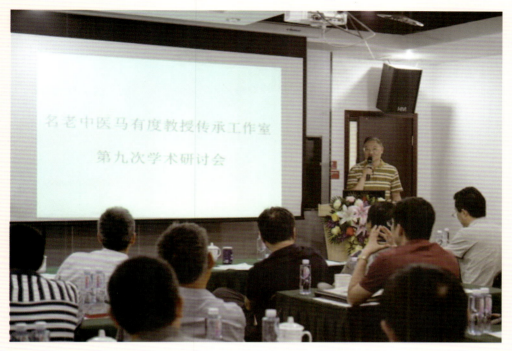

弟子主讲，导师点评，大家讨论。

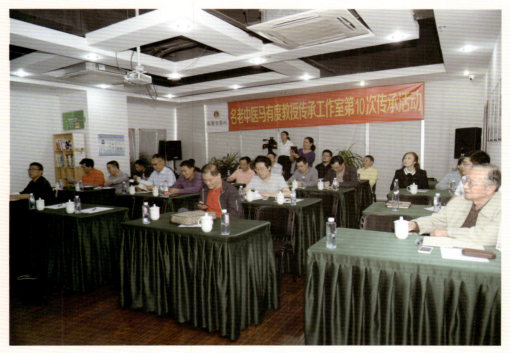

大家各抒己见，师生互动，共同提高。

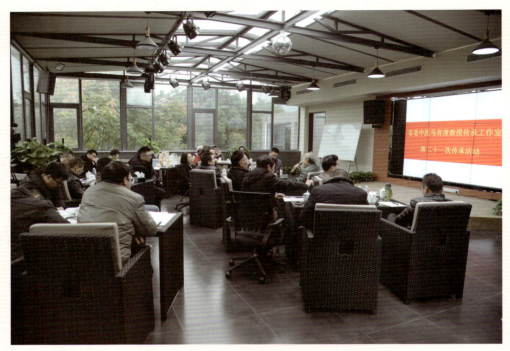

马派中医传承团队邀请市内外专家为学友做专题讲座，现场互动交流。

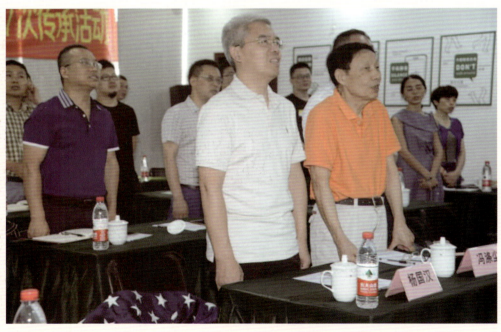

国务院特殊津贴专家冯涤尘主任医师（右）、陆军医科大学杨国汉教授（左）在传承室弟子交流后，热情精彩点评。

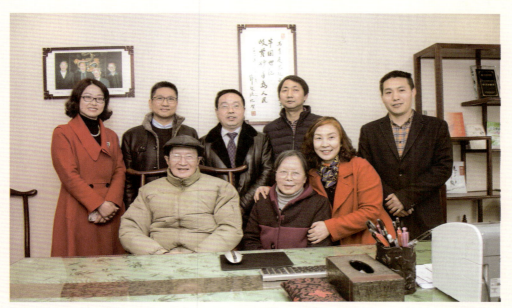

后排从左至右：彭支莲、吴朝华、王辉、黄学宽、何冠、邹洪宇。

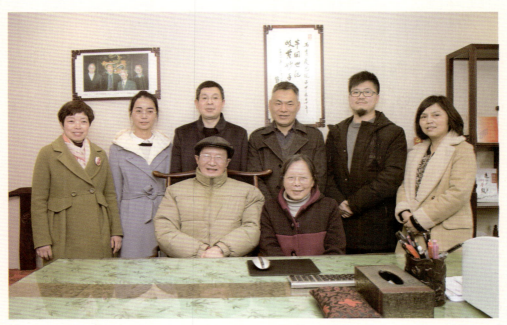

后排从左至右：黄宗菊、邓秀琴、任胜洪、李官鸿、吴光速、张红。

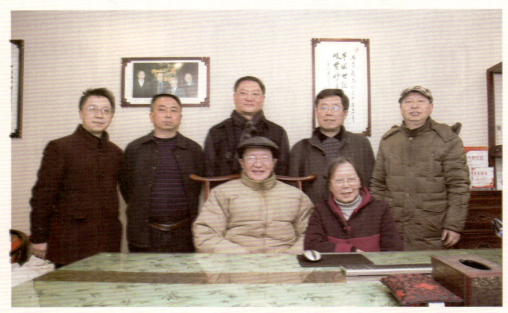

后排从左至右：焦前川、陈永华、毛得宏、阳正国、王俊。

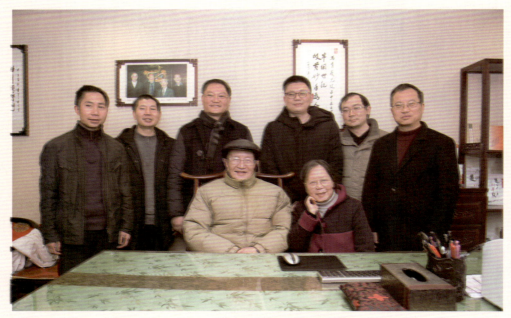

后排从左至右：李艳景、赵凤林、毛得宏、唐志宇、张雪锋、冷文飞。

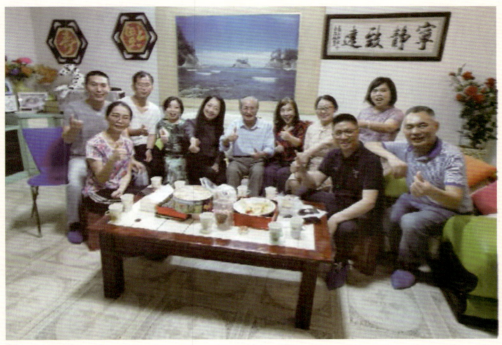

既在传承室内传承，也在导师家中传承。

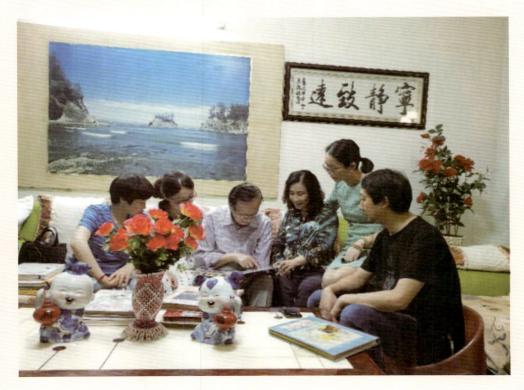

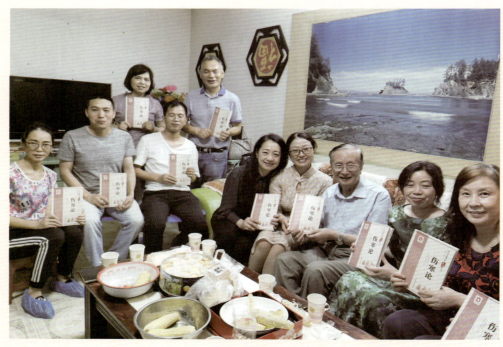

2020 年端午节前，师生共同学习《伤寒论》，为了晚上七点准时座谈，大家来不及晚餐，特以玉米充饥，吃得香甜。

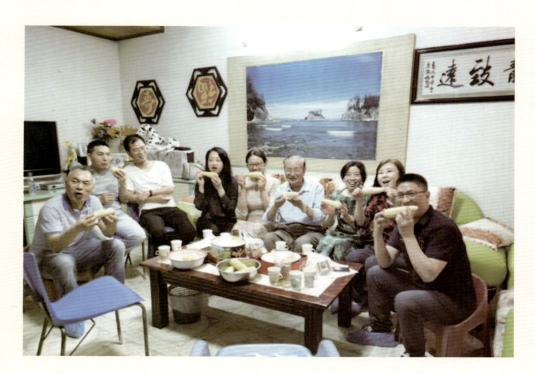

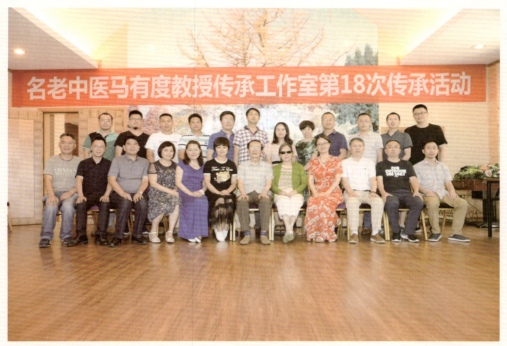

走出传承室，到武陵山森林公园开展中医传承活动。

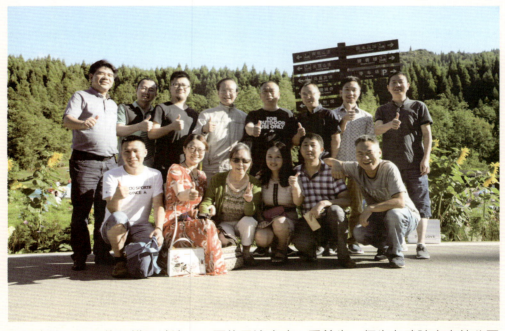

传承中医，既要传承辨证论治，又要传承治未病、重养生，师生在武陵山森林公园体验畅游之乐。

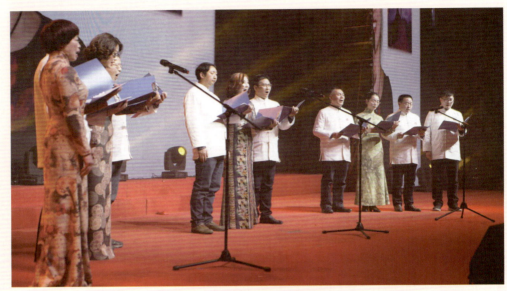

各位学友参加春节联欢，表演诗歌朗诵。内容精，韵味足，受好评。

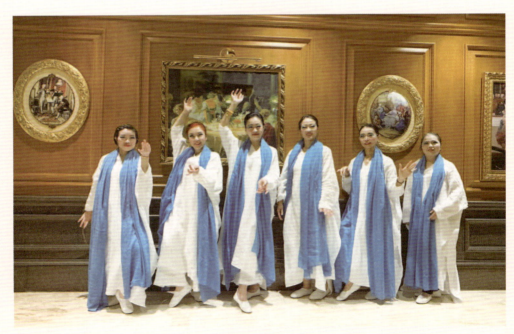

表演舞蹈，音乐好听，动作优美，受到热烈欢迎。

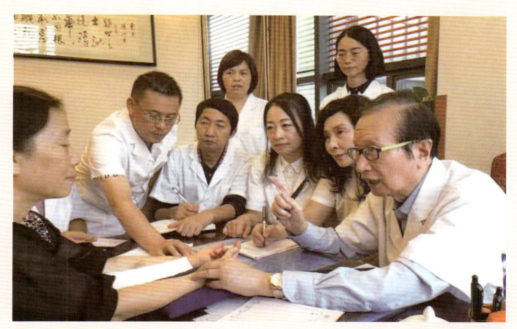

师生在合道堂名医馆，一边仔细诊病，一边分析研讨。从右至左：马有度、何冠、胡春蓉、黄学宽、陈永亮。邓秀琴（后排右一）、张红（后排左一）。

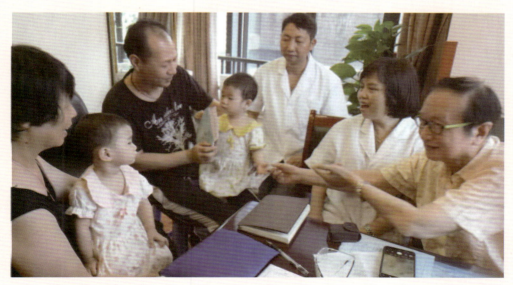

师生共同诊治双胞胎婴儿湿疹，疗效显著，再次复诊。

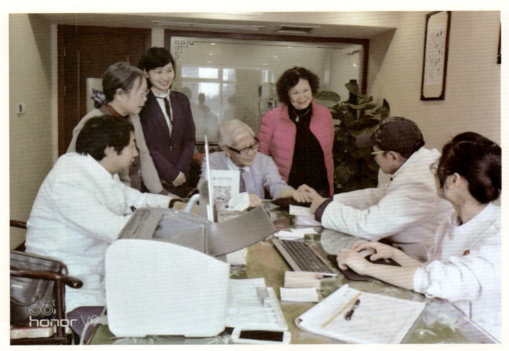

师生在铭医堂医院共同诊治美籍院士、著名桥梁专家。

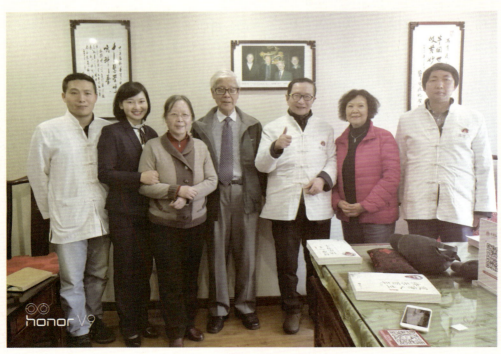

诊病后，师生与病友及家人互动交流中医养生之道，做好防治养三结合，力争完全康复。

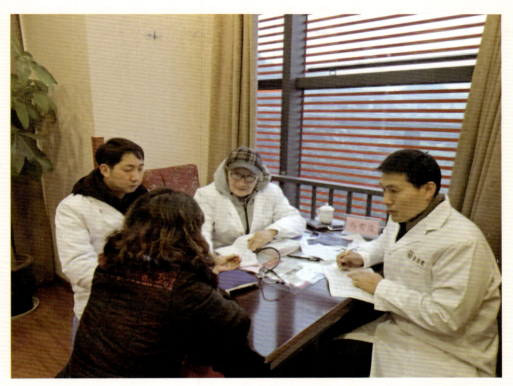

中医师承，白天跟师侍诊，学习临床经验，晚上回家学习，阅读医书，整理医案，理论与临床结合，收效更好。左为黄学宽、右为邹洪宇。

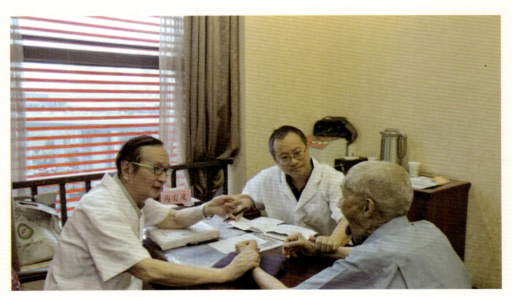

弟子冷文飞（中）跟师侍诊。

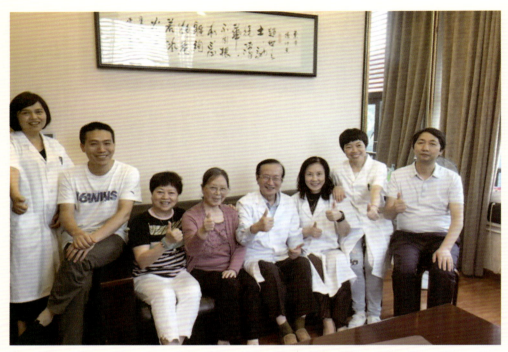

跟师侍诊后在合道堂诊室合影留念。

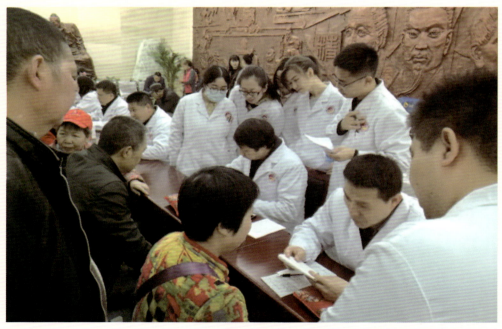

师生不仅在主城区共同诊治病人，而且到区县义诊传承。这是走进永川区开展义诊的情景。

科研成果
中医科研面向临床、中药科研面向市场

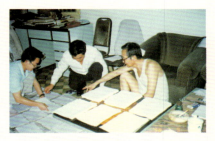

麻芩止咳糖浆研究人员，在酷暑难耐的重庆，连夜整理研究资料。

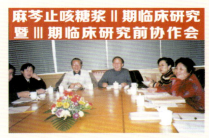

成都中医药大学杨明均教授（右）、重庆医科大学马有度教授（左），与麻芩止咳糖浆临床实验基地的中医专家认真商讨临床研究方案。

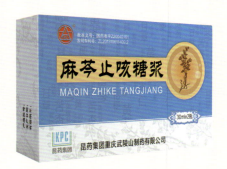

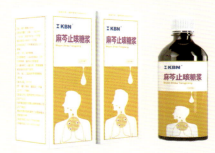

麻芩止咳糖浆，突出中医特色，衷中参西，适用于急支炎和慢支炎急性发作属于中医"寒包火"的咳嗽病人。

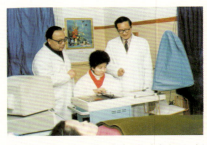

重庆医科大学附一院中医科主任马有度教授（右）、神内科主任董为伟教授（左），正在对失眠患者服用速效枣仁安神胶囊后做睡眠脑电图观察。

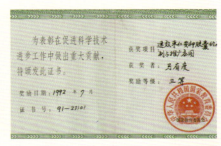

马有度教授主研的速效枣仁安神胶囊荣获国家教委科技进步奖。

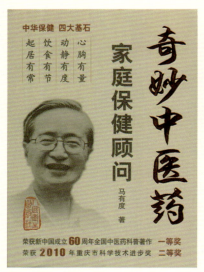

荣获新中国成立 60 周年全国中医药科普著作一等奖、2010 年重庆市科学技术进步奖二等奖

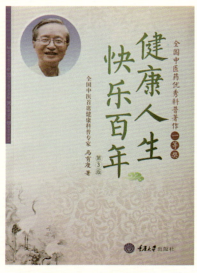

荣获全国中医药优秀科普著作一等奖、重庆市科技进步三等奖

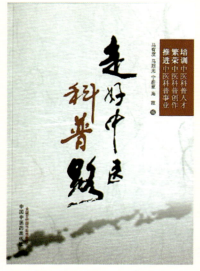

荣获世界华人优秀科普作品奖

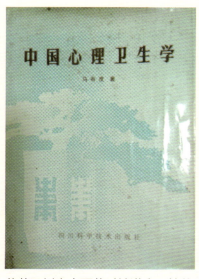

荣获四川省中医药科技进步二等奖

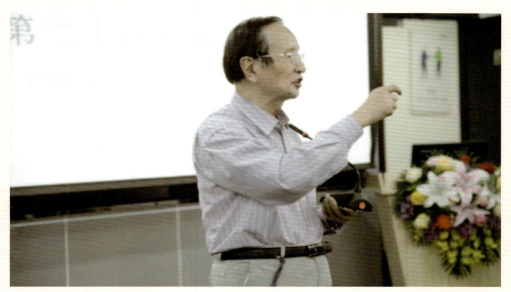

马有度教授正在给弟子讲授《中医人怎样写好中医文》。强调写文章要做到四真：真凭实据、真情实感、真知灼见、真才实学。好文章一定是一遍又一遍改出来的。

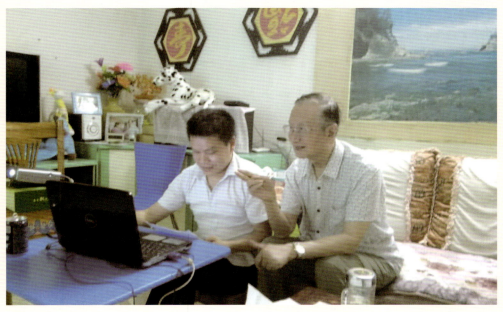

电脑助手谢大志（左）在马有度教授（右）家中辅佐马老改稿。

中医著作

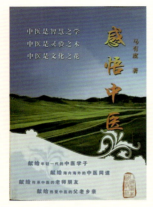
人民卫生出版社（一版）

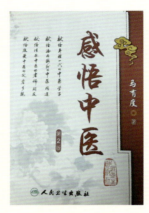
人民卫生出版社（二版）

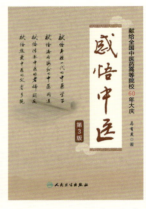
人民卫生出版社（三版）

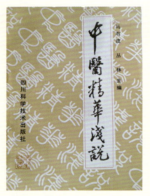
四川科学技术出版社

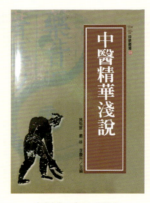
台湾知音出版社

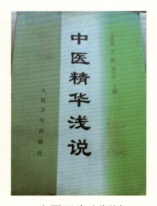
人民卫生出版社

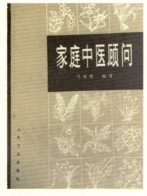
人民卫生出版社（一版）

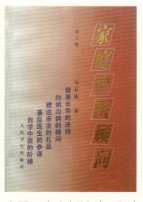
人民卫生出版社（二版）

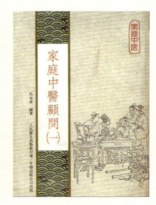
台湾牛顿出版社

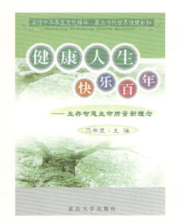

重庆大学出版社（一版）

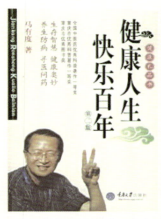

重庆大学出版社（二版）

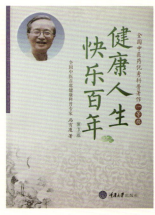

重庆大学出版社（三版）

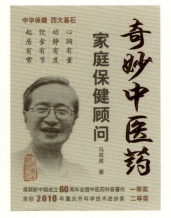

人民卫生出版社

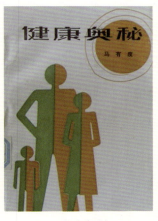

工人出版社

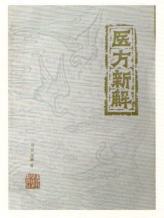

上海科学技术出版社（一版）

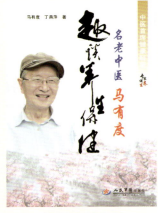

人民军医出版社

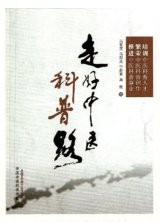

中国中医药出版社

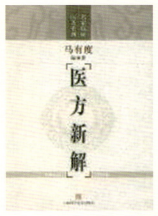

上海科学技术出版社（二版）

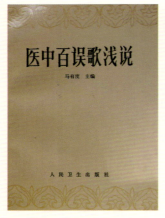
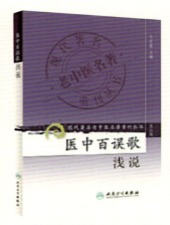
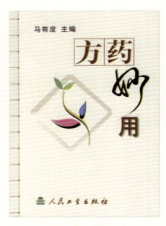

人民卫生出版社（一版）　　　人民卫生出版社（二版）　　　人民卫生出版社

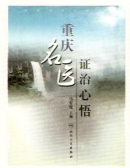
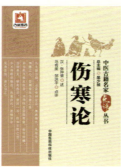
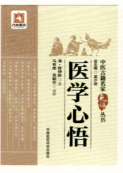
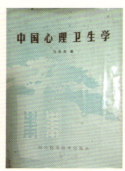

重庆出版社　　　中国医药科技出版社　　　中国医药科技出版社　　　四川科技出版社

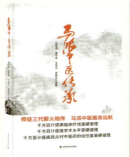
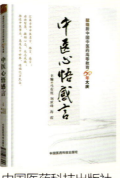
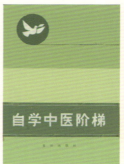
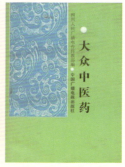

中国科学技术出版社　　中国医药科技出版社　　　重庆出版社　　　中国广播电视出版社

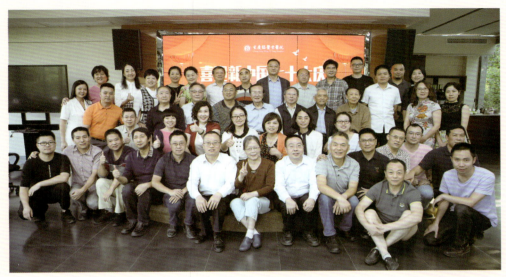

在马派中医传承三年庆典上，重庆市政府原副市长窦瑞华、重庆市中医管理局原局长吴昌培、重庆市民间管理局许显昌书记、重庆著名中医专家聂天义、冯涤尘、周天寒、李配富、叶秀英、黄兴谷、高昌慧、张安富与马派中医传承团队师生合影留念。

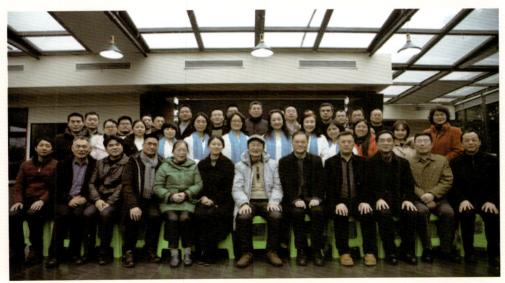

在马派中医传承三年庆典上，重庆市中医管理局刘璐副处长（左六）与马派中医传承团队合影留念。

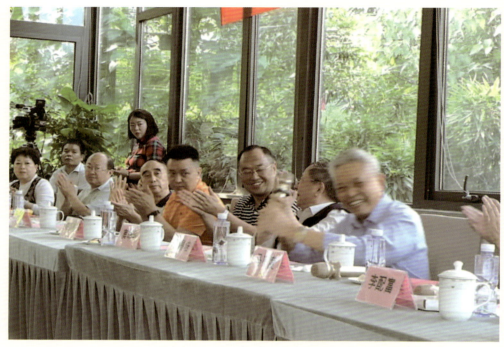

各位领导和专家学者光临马派中医传承三年庆，丰富多彩，气氛热烈。

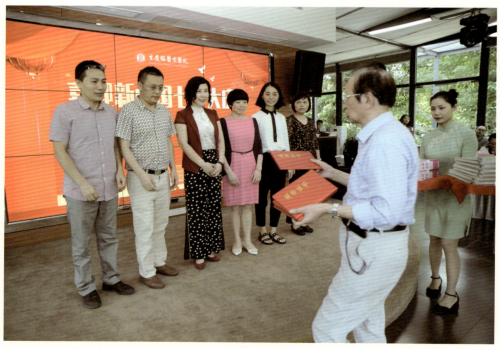

马有度教授在三年庆典上给弟子颁发获奖证书。

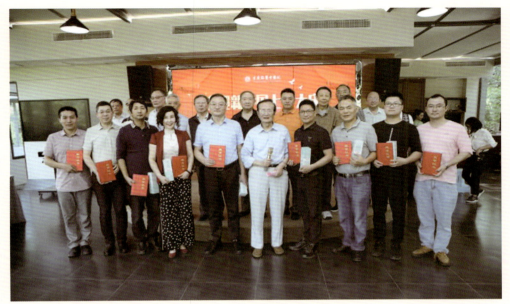

在传承室三年庆典上多名老学友获奖。从左至右：邹洪宇、任胜洪、黄学宽、何冠、毛得宏、马有度、吴朝华、李官鸿、吴光速、张雪锋。

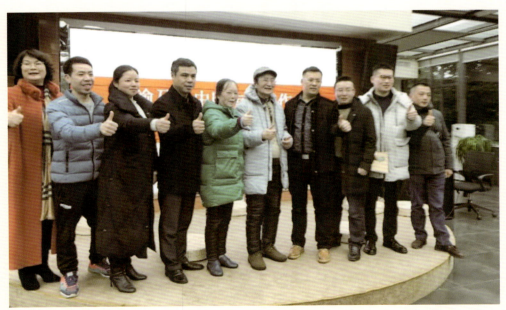

在三年庆典上又欢迎多名新学友加入团队，共计 38 名学友共同学习，互动交流。
从左至右：江琼、王朝健、陈晓英、冉传生、徐亚华、马有度、陈永亮、张华忠、周强、毛伟明。

人才摇篮
重庆市中医药学会是中医传承培养人才的摇篮
奉献、团结、奋进、实干

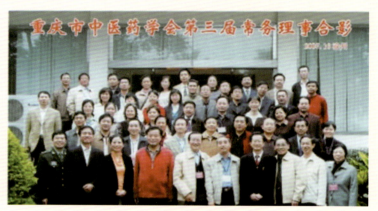

前排由左至右：杨国汉、张渝生、叶秀英、曾定伦、马有度、
周天寒、黄吉庆、王辉武、雷正荣、魏尔。

重庆市中医药学会
一手抓学术、一手抓市场、一手抓科研、一手抓科普

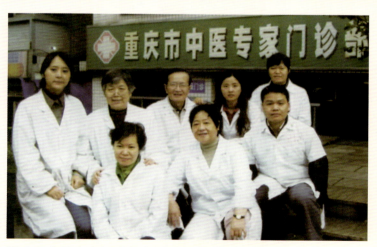

重庆市中医专家门诊部多次获市科协先进集体奖。
从左至右：程庆、邓超英、谭成碧、马有度、赖元琳、房有英、
谢大志、漆敏。

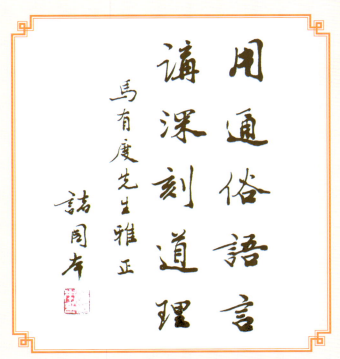

苦辛牛無涯 奔馳馬有度 識得箇中趣 百蔵如長途

用通俗語言 讲深刻道理

马有度先生雅正

诸国本题

国家中医药管理局原副局长诸国本题词

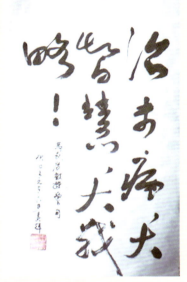

治未病，大智慧，大战略
（马有度词，王业辉书）

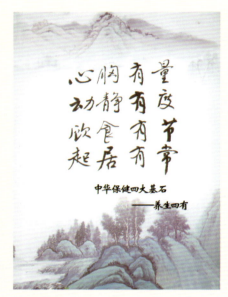

王辉武　书

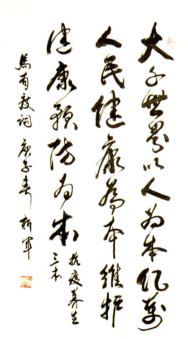

大千世界，以人为本；亿万人民，
健康为本；维护健康，预防为本
（马有度词，靳军书）

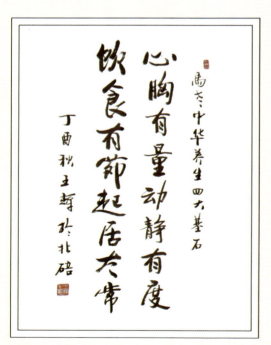

王辉　书

马派中医传薪

编 委 会

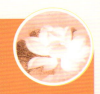

开 场 白

马派中医传薪

尊敬的中医同道朋友：您好！

当您第一眼见到这本《马派中医传薪》的时候，我们的缘分也就从此开始，作者和读者的心灵是相通的，相信您首先想知道这本书究竟有什么特色呢？

这是一本

中医师承、薪火相传、探索前行的书。

这是一本

感恩前辈、传授后学、继承创新的书。

这是一本

自信自强、群言讨论、互动交流的书。

这是一本

道术并重、切合实用、普及提高的书。

谨祝

事业有成，健康快乐！

编委会

2020 年 10 月

余 序
马派中医传承十项学术思想

　　我与马有度先生结缘始于 1986 年，在庆祝成都中医学院成立三十周年纪念大会上，先生作为学校首届毕业生代表六千余名校友讲话，他开口便说："谁不爱自己的母亲呢？谁不爱自己的母校呢？我爱母亲，我爱母校，我爱中医！"他发自肺腑的深情感言，立即赢得全场热烈掌声。彼时，先生已是颇有影响的中医知名专家，我则是初尝中医传承发展甘苦的青年教师，但正是这种对母校、对中医药事业的热爱与执着，使这位"小马哥"在我心中留下了极其深刻的印象，也使我们成为能"把酒话岐黄"的忘年之交。

　　拜读《马派中医传承》《马派中医传薪》这两部团队作品，感受最深的就是十项学术思想：

　　1. 防、治、养三结合的治未病与治已病思想。

　　2. 以"常体、寒体、热体、特敏体"为纲的中医体质新论。

　　3. 以"整体观念、天人合一；辨证论治、个体诊疗；治未病、防为先；治养结合、贯穿始终"为核心的中医四大特色论。

　　4. 突出问诊、结合现代影像及实验室检查的"问望闻切查"中医五诊法。

　　5. 以"卫护心神、顺时调神、养生养德、形神兼养、动静相宜、节欲守神"为特色的中医心理卫生论。

　　6. 以"传承创新和传播普及"为己任的中医科研科普并重论。

　　7. 以"心胸有量、动静有度、饮食有节、起居有常"为代表的中医养生四字论。

8. 围绕临床证治经验总结及辨治思路探讨的中医思维方法。

9. 以"三大战略八大战术"为导向的中医传承发展观。

10. 以"衷中是基、衷中参西"提高临床疗效为目标的钢杆中医成才论。

浓浓杏林情,拳拳中医心。回味全书,我再一次为老一辈中医人博极医源、心胸有量、睿智大度的修为气质所叹服,也真诚地希望一代一代的中医人能以"仁爱为魂、精诚为本、创新为要、能力为重",继续坚守着、执着着、奉献着、成就着,成为岐黄之术的践行者、智慧之学的传承者、文化之花的灌溉者!写到这里,我特别感慨:马派中医禀传承之道,创传承之路,示传承之范!

成都中医药大学校长、党委副书记

教育部中医药类教学指导委员会副主任委员　　余曙光

四川省科协副主席

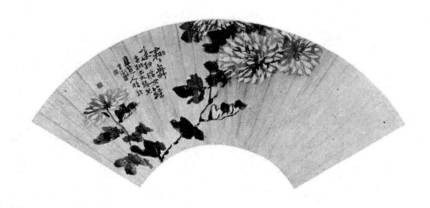

马 序

马派"三医"首倡"民医"

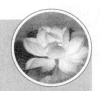

　　当代中医界，有一位年逾八旬的"钢杆中医"马有度教授，他是成都中医药大学首届毕业生，于今已潜心耕耘杏林60余载，为中医药的传承与发展殚精竭虑、呕心沥血、卓有建树。其研经典、精临床、普中医、传弟子，桃李芬芳，蜚声中外，誉满神州，洵实为"苍生大医"。

　　马老虽年逾八秩，却养生有成而"动作不衰"，更有一颗"年轻的心"，喜人称其为"小马哥"，至今仍一心为中医传承奔走，老骥伏枥，浑然忘我，焕发出不弱于年轻人的拼劲，成果频出，屡攀高峰。在"小马哥"的旗帜下，聚集了一批年轻有为的青壮年中医，在全面研究总结马有度教授学术思想及经验的基础上，形成了"马派中医"传承。令人欣慰的是，独具特色的"马派中医"在祖国神州大地已声名鹊起，众口称誉。

　　在马派中医研讨会上，亮出一幅"三医"匾牌："名医、明医、民医"，师生同台高呼："不仅要做知名度高的名医，而且要做深明医理的明医，尤其要做德高术精的民医。"我认为，这"三医"之说，是精诚大医的境界。"马派"特别强调"民医"，堪称学派核心，是马派中医的最大特色。为医之道，最大根基就是全心全意为人民。正如国医大师邓铁涛给有度教授题词所言："岐黄妙手为人民。"

　　中医自古即有"名医"与"明医"之辨，声名隆盛者为"名医"，既有声名，多能精于医术；"俱视独见，慧然独悟"者为"明医"，已由博返约，入医道之精微，见他医所未见，医术至深矣。然马老尚悟有"民医"者，心系苍生,全心为民,如华佗、扁鹊、孙思邈等诸前贤,堪称"苍生大医"。可见,"民医"非医德高尚,医术精深之"精诚"者,洵难达也,此诚医家所追求之至高目标。

马老认为中医对人类有五大贡献,"中医以哲理引领人生、以文化哺育心灵、以养生维护健康、以疗效取信天下、以康复服务万民",其落脚点在"民"。中医是人民之医、大众之医,服务人民、服务大众,"一切为了人民"是中医的初心和生命之源,是马有度教授投身中医矢志不渝的伟大情怀和坚定志向。"民医"一直是中医古贤谆谆教诲后人的医德之本,是中医的自我定位。从《黄帝内经》之"上以治民,下以治身,使百姓无病",到医圣张仲景的"上以疗君亲之疾,下以救贫贱之厄",再到药王孙思邈的"大医精诚",直至现代医学生入学时所宣誓的"医学生誓言",一切为民,一脉传承,实为中医立命之根。这种情怀,成为"马派传承"的核心理念。这种情怀,与马老牵萦一生,从出生一直到如今耄耋。

在"民医"情怀的激励下,马老积极进取,硕果累累,于1987年由讲师破格直接晋升为教授,获国务院特殊津贴;发明的新药复方枣仁胶囊、麻芩止咳糖浆,在临床上得到广泛应用;长期坚守中医临床,疗效显著,患者交口称赞,展示出一位心系人民大众的成功中医人之风采。他笔耕不辍,著作等身,不仅出版《感悟中医》《医方新解》《医中百误歌浅说》《自学中医阶梯》等学术专著,而且出版《家庭中医顾问》《奇妙中医药——家庭保健顾问》等中医科普著作。这些著作广为流传,影响力大,深受各界好评,为广大人民了解中医、提升健康水平作出了巨大贡献。"马派中医"以服务人民大众为行动准则。中医自古以来就是大众医学,大众的接受和认可,是中医活力源泉,更是中医虽几经动荡,仍能传承至今而不绝的根本秘诀。马老的眼光,早已洞烛,很早就认识到科普对夯实中医"民"之根基的巨大作用,投身科普几十载的"小马哥",坚持带领弟子将中医传播至大众,成为实至名归的中医科普领军人。马老曾特别强调传承中医要突出三个硬道理:"千方百计提高临床疗效是硬道理、千方百计提高学术水平是硬道理、千方百计提高民众对中医药的信任度是硬道理。"2009年,时任卫生部副部长、国家中医药管理局局长王国强为马老的《奇妙中医药家庭保健顾问》

一书作序，称赞他"以独到的视角、睿智的见解、深入浅出的表达方法，创作了多部深受群众欢迎的中医药科普作品"。为了培训中医科普人才、繁荣中医科普创作、推进中医科普事业，他领衔主编《走好中医科普路》一书，将众多中医科普名家感悟和科普活动风采展示给读者。将来自于大众的中医科学，以大众化的方式展现给大众。此书荣获"世界华人科普佳作奖"。马老不仅是国家师带徒导师，而且荣获全国科普先进工作者、全国首席中医健康科普专家称号。

"民医"揭示中医成才之路。中医学悠悠几千年历史长河中，一代又一代"大医"顺应时代、不断传承、不断创新，推动了中医的发展。"小马哥"在总结中医前贤成才之路时发现，从"名医""明医"直到"民医"，是中医成才的康庄大路。近些年，马老广收弟子，努力培养接班人，为中医传承注入新鲜血液和活力，正如马老所说"新一代的名老中医在领航，中壮年中医顶大梁，青年中医在成长"。

为何欲成"民医"须重养生？皆因医家自身的身体健康，乃至寿数的绵长，对医生职业而言，至关重要，更是合格"民医"的一项重要特征。"民医"要有高明的中医医技作为基础，因而需要经过长久的临床实践经验积累，要经过"名医""明医"的阶段。为医者若自身健康不佳，甚至早夭，何谈医术的积累和医技的高超！可以说，中医医师生命长久，才能有更大的机会成为"民医"，从而长久地为民众健康服务。"小马哥"正是深明养生对"民医"的关键作用，因而在其学术传承中，特别看重养生。马老本人既言之，更笃行之，方能以八旬高年，始终奋战在中医临床、科研、科普第一线，精力充沛地在各种学术活动中发表演讲，更可贵者，他的思维反应非常敏捷，这在同龄人中，是相当罕见的，其寿者风采，令人一见即不觉叹曰"中医者当如是也"。

业医为民的"民医"信念，是中医之魂，有了灵魂，"不忘初心，方得始终"。传承中医，必先铸就中医魂，加深中医情，让每一个中医牢固树立服务大众的"民医"情怀，成为"苍生大医"。

最近，马老和他的弟子们，经过多年研究和积累，在中医传承创新之路上再结硕果，继《马派中医传承》之后，又推出《马派中医传薪》一书，使"民医"之路更加宽阔，此诚"苍生大医"之典范。是书也，有"做人做医传薪"的"医德"之心，有"医论医话医案"的实践指引，有"科研科普传播"的"民医"之行，三部分相合，完整展示了"马派中医"的学术特色和成就，是"马派中医"的又一部核心传承力作。

成都中医药大学资深教授、博士研究生导师
全国中医药高等教育教学名师　马烈光
世界中医药学会联合会养生专委会会长

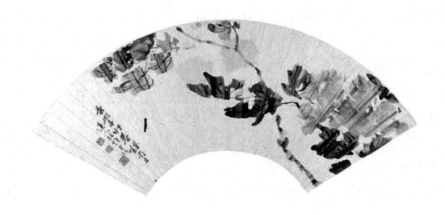

目 录

做人　做医　传薪

科研　科普　传播

做人　做医　传薪

三心 三情 三感恩

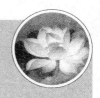

　　我以医为业，做医先做人，我八十三年的人生感悟，就是"三心三情三感恩"：

三　心

待人诚心

奉献爱心

保持童心

三　情

注重亲情

珍惜友情

享受爱情

三感恩

一感父母养育之恩

二感师长教诲之恩

三感朋友扶助之恩

　　　　　　　　　　　——八旬老翁小马哥有度

点评讨论

马老师人生感悟三心三情三感恩可谓精准！精妙！精心！精辟之言，言简意赅，道尽人间真善美！（毛得宏：重庆市名中医、重庆市永川区中医院院长、主任医师）

小马哥人生感悟是做人的标准。大家都能这样，这个社会也就和谐了。（马佳敏：中医爱好者）

三心三情三感恩，诚心爱心又童心，亲情友情与爱情，父母师长朋友恩。马老人生感悟多，唯此三"三"伴一生，阅尽人间真善美，活出心情葆青春。（刘元成：重庆市黔江区民族医院中医科主任、副主任医师）

做人的根基是真诚，行事的原则是感恩！小马哥用自己对人生的感悟，春风化雨，润物无声，教化我们如何做人做事！受教了！（陈永亮：重庆市忠县中医院副院长、主任医师）

豁达，通达，旷达——大彻大悟的小马哥！（张晖亚：重庆市江北区华新街小学教师、中医爱好者）

小马哥，铭记您的人生感悟"三心三情三感恩"，一生快乐又平安。（刘德霖：重庆市南岸区教委、中医爱好者）

人生感悟三心三情三感恩，身体力行不简单。我嫁中医她嫁我，夫唱妇随亲情见。修身齐家众赞赏，治病救人爱心献。若能效法小马哥，松龄鹤寿有何难？（林宏：出身中医世家的中医爱好者）

三心、三情、三感恩，谨遵妙言，伴随一生！（马红玲：中医爱好者）

马派中医传薪

一代传一代　一棒接一棒

习近平主席：传承精华，守正创新。

李克强总理：大力推动中医药人才培养。

孙春兰副总理：改革院校和师承教育。

师承教育是培养中医人才的传统模式。院校教育是培养中医人才的近代模式。师承教育，由来已久，有两种方式，一是家族师传方式，拜祖辈父辈中医为师；二是名医师传方式，拜当地或外地名医为师。师承教育，易得真传，尤其在中医临床经验方面更具优势，这是"经验方"模式。家族师传与名医师传培养的人才质量虽优，但批量小，数量不足，难以满足社会需求，有些家传师传老师又难以做到系统化教学传授。所以早在新中国成立之前，不少名医又热心于开办学校来培养人才，小规模的中医院校教育应运而生。而较大规模的现代中医院校教育，直到1956年才开始启动，周恩来总理亲自批示在北京、上海、广州、成都建立四所中医学院。

院校教育系统化，开出基础方，批量大是优势。师承教育个性化，开出经验方，批量小是劣势。

院校教育与师承教育结合，优势互补，是中医人才培养的最佳组合，是保证人才数量、提高人才质量的必由之路。

自1956年开办四所中医学院以来，从经验教训中悟出以上道理，终于在五十三年之后的2009年，《国务院关于扶持和促进中医药事业发展的意见》明确提出："探索不同层次、不同类别的师承教育模式，丰富中医人才培养方式和途径。"

以上是我对中医院校与师承教育要结合的一点感悟，下面我向大家汇报另一点感悟，难忘师恩，传授弟子，重点是讲我在师承教育中获益良多的师

4

承故事。

我在《马派中医传承》中专门写了一篇《做医先做人，感恩我良师》。缅怀恩师吴棹仙、中医泰斗任应秋、钢杆中医宦世安、忘年师友熊寥笙、医林高手陈源生、大家风范黄星垣。在这里，我还要特别感恩50年前在毕业实习中带教我的三位恩师：鄢莹光、徐友玲、陈枢燮。

一、怀念民间老师鄢莹光

在母校附属医院侍诊吴棹仙老师之后，我又到成都街道诊所跟师民间医生鄢莹光。鄢老师临床经验丰富，他传授给我的一首治牙痛的经验方，四味基础药：地骨皮、骨碎补、蜂房、石韦，屡用屡验。以此方为基础，我常加延胡、黄连、生石膏，疗效更佳。远在成都的鄢老师一有机会就推荐病人到重庆找我这位弟子看病，师生之情，令我动容。尤可贵者，鄢老师赠我的题词："不畏险阻，志在高山。"至今鼓励我，忠诚中医，克难前进。

二、精于辨证的徐友玲老师

我的毕业实习在重庆市第一、第二两所中医院，有幸跟师徐友玲。徐老师处方大多在十味药左右，人称"徐十味"，药味少而疗效好，全靠辨证精准。例如，他用黄连温胆汤治胆虚失眠证，应手取效。

在我年过四十又再次跟师友玲老师，这时他用药不再限于"徐十味"。我请问老师是何缘故，答曰，一是当今杂病兼症多些，二是药品质量有所下降。尽管有时徐老处方十五六味，但辨证精准，主次分明，至今是我临证的规范，谢我良师徐友玲。

三、处方示范的陈枢燮老师

1961年，我在重庆实习跟师陈老，在医德医术两个方面，我都受益多多。他的处方，不仅书法优美，而且字迹清晰，排列整齐，堪称典范。

时间过得真快，一晃眼50多年过去了，带教我的各位老师都先后仙逝，他们高尚的医德，精良的医术，传承中医的忠诚，关爱弟子的真情，至今仍然鲜活地呈现在眼前，使我享受老师传我、我传弟子、弟子再传、为民众健康服务的快乐!

各位同道,各位学友,我们要大声疾呼:为中医院校教育与师承教育紧密结合点赞!为中医师承教育叫好!

各位同道,各位学友,请大家分享我在《走好中医路》中写下的感悟:

我们坚信,一代传一代,一棒接一棒,一定会热情弘扬中医智慧之学,努力践行中医灵验之术,精心浇灌中医文化之花。我们坚信:中医之路,尽管坎坷不平,却无法阻挡中医人前进的步伐;挺起胸,昂起头,大步往前走,中医之路一定会越走越宽广!

(马有度,重庆医科大学教授,国家级师带徒导师,国务院特殊津贴专家)

点评讨论

中医薪火,贵在传承,尤其是师徒传承。马有度教授之所以能成为中医大家,与他谦虚好学,尊师重道,多位优秀中医前辈悉心传授不无关系。韩愈在师说中说,学必有师焉。马有度教授正是遵崇中医发展规律,走好师徒传承之道,从上一辈老中医手上接过接力棒,创办巴渝马派中医传承,让中医学术经验代代相传。(刘世峰:重庆市荣昌区人民医院中医科主任、重庆市中医药学会科普分会副主任委员)

马医生的老师——老一辈中医大师医术高超,医德高尚,德艺双馨,他们是中医界的中流砥柱。马老得其真传,如今他也成为杏林高手、中医传承的领军人物!钦佩马医生半个多世纪献身中医无怨无悔,耄耋之年还热情未减,还在为传承中医操心劳神! (张晖亚:重庆市江北区华新街小学教师、中医爱好者)

以院校教育为基础,以早跟师、多跟师、跟名师为培育特色;以早临床、多临床、勤临床为重要抓手;以用心临床、用心读书、用心体悟为成长阶梯。将理论与临床深度融合,一代传一代,一棒接一棒,培养造就众多深受患者喜爱的名医、明医、民医。大河奔流,千帆竞发,

生逢其时，精研岐黄，所有中医药人将携手并肩，共襄中医药发展的新时代！（陈永亮：重庆市忠县中医院副院长、主任医师）

用心学习，认真诠释，传承精华，小心论证，留存尚不理解的部分，不可随意否定；守正中医原本规律，坚守正确道路，求新，立新，实现创新！民族大业，任重道远，华夏子孙，重大使命，共同努力吧！（王辉武：全国名中医 重庆医科大学附属第二医院教授）

敬爱的马教授为我精心医治二十载。他医德高尚、医术精湛，令我感恩永远；他80岁高龄醉心传承，堪称中医"一代传一代、一棒接一棒"的典范！（刘德霖：重庆市南岸区教委、中医爱好者）

马有度教授无私奉献的中医师承老照片，值得珍藏！马教授中医师承教育方法令人敬佩！

老骥伏枥志千里，

无须扬鞭自奋蹄！

传承精华中医棒，

守正创新代代传！

——林宏（出身中医世家的中医爱好者）

对恩师的怀念，就是很好的传承，怀念师道师品，继承师学师说。跟师学师，念师传师，中医之不可缺也。感谢马老言传师教！马老，师之典范，徒之恩师！（李官鸿：重庆九龙坡区中医院副院长、主任医师）

中医本身的特点决定了其要走精品教育的路线，而院校教育只能让学生入门，且受当前课程设置西医和英语的比例过重，很难学到一些精深的中医学问，所以加强师承教育迫在眉睫。应该探索具有中医特色的医院临床管理体系，要改变现在中医病房"重西轻中"的现象。（张伟：成都中医药大学博士）

中医这项独门绝技，大多赖于师承相授，学中医就是要多拜名师，加上个人刻意揣摸，不断在临床中去体会、验证、总结，并加以创新提高，这才是掌握中医精髓和提高治病技能的正确途径。马先生乃一代名师、名医，他以自己的亲身经历、经验、体会，证明了中医师承的重要性、

马派中医传薪

我心目中的导航老师

"生是中医人，死是中医魂"，这是一代中医大师邓铁涛生前所撰对联，横批为"铁杆中医"。邓老仙逝后，作为缅怀邓老之挽联，再次宣示了邓老至死不渝的中医情怀，可谓与中医结成生死缘的命运共同体！实在感人至深，励志后辈！

邓老于我，结识有缘，影响极深，视为恩师。邓老在中医学术上的造诣自不待言，其酷爱中医、传承中医、发展中医的大智慧更是令人敬佩。他的题词："培养百万铁杆中医""中医学呼唤科普"的呼吁，实乃中医传承发展的时代号令，振聋发聩，催人奋进！也是激励我至今匍匐在中医传承路上的精神动力！

我与邓老结缘已有40余载，忆及与邓老的每一次相遇，都那么清晰；念及邓老的每一次教诲，都那么亲切。我不敢妄称是铁涛大师的弟子，既没有正式拜过师，也没有当面叩过头，更没有掌握邓老的真功夫。然而，多年以来，喜读他的文章，爱听他的讲话，他在我的心目之中，始终是我最为尊崇的导航老师！

记得初次见面，是1979年在重庆召开的《实用中医内科学》第一次编委会上。我们几位晚辈向他请教，自然都尊称他为"邓老"，他回答的第一句话就大出我们所料，他说："我不敢称'老'，我只是'老中轻'。"他见我们满脸疑惑，仍然微笑不语，从他的笑脸上我们恍然悟出铁涛老师的谦逊和风趣。与当时年事已高的李聪甫、黄文东、岳美中等老前辈相比，花甲之年的邓铁涛，自然只是"老中医中的年轻人"。

时间过得真快，一晃几十年过去了，当年的"老中轻"如今已"度百岁乃去"。值得庆幸的是，在他 90 岁高龄之际，我时常从电话中向邓老请教，听得出仍然是当年"老中轻"的味道，思路清晰，用语得当，实乃人老心不老。特别是谈到传承中医、发展中医的话题，更是充满精气神。

邓老对中医科普提出了自己的真知灼见。邓老认为，中医科普是中医文化传承发展的重要方式和有效途径。早在 1982 年，我编撰中医科普著作《家庭中医顾问》时，特请邓老审阅。邓老在书面回复中强调："以往在老百姓中都知道一些望闻问切的中医知识，懂得一些寒热虚实的中医道理，而当今大众特别是青少年对中医药学几乎是一无所知"，他特别强调："写好《家庭中医顾问》意义重大，要写得通俗易懂，让大众一看就明白"。邓老的勉励令我深受鼓舞，经过反复修改，该书于 1983 年由人民卫生出版社正式出版，受到读者广泛欢迎，多次获奖，并在海外广为传播。今天回想起来，更要感谢邓老的指导和鼓励。

1994 年，全国第四次中医药科普学术研讨会在成都召开，邓老为大会的题词特别精彩！他写道："我国中小学教材几乎没有为中医药学的有关知识奠基础，青少年对伟大的宝库缺少认识，要改变这一局面，唯靠科普矣！"他在题词的小号字之前特别写下"中医学呼唤科普"七个大字。当时我见到邓老的题词，立即拍案叫绝，感叹"发人深醒，何其妙也"！

几年后，在广州召开中华中医药学会常务理事会议时，我与邓老回忆此事，仍然感叹不已。在交谈中，邓老对我提出的"一手抓科研，一手抓科普"给予充分肯定和大力支持，这也是至今让我仍然执着于中医科普文化传播的力量源泉，更把它作为巴渝马派中医传承工作室教学的重要方针！

邓老一生致力于振兴中医，为中医发展奔走疾呼，提出培养百万铁杆中医的思路。为确保中医的政府管理职能，1990 年，邓老联合全国七位名中医上书中央，提出"国家中医药管理局的职能只能增加，不能削弱"，使得拟被精简的国家中医药管理局得以保留。"八老上书"成为现代中医发展史上的一段佳话。

邓老认为，中医振兴，关键在人，核心就在对中医的信心。有一次，我到广州登门拜访邓老，他特别告诉我他提出的中医"两论"：一是中医泡沫论，一是铁杆中医论。他说："中医有学士、硕士、博士乃至博士后，系列齐全，闹热得很，然而其中有些人缺乏中医自信，缺乏中医思维，缺乏中医特色，成不了真正的中医接班人，这表面的齐全热闹，却有泡沫中医的隐忧。"他特别强调，"培养笃信中医理论、强化中医思维的铁杆中医乃是中医振兴发展的当务之急"。那天也真巧，有人专程前来请邓老题词，他当即挥毫写下"培养百万铁杆中医"八个大字，在场同仁不禁拍手齐呼，一致叫好。

基于对中医人才培养的迫切期望，邓老于1995年设立邓铁涛奖学金；2017年，邓老和屠呦呦同获首届"北京中医药大学岐黄奖"，他将自己所获的百万奖金捐给广州中医药大学第一附属医院作为重症肌无力和心血管病的研究经费，其重视人才、培养人才的拳拳之心令人敬佩，令人感动。

邓老的中医人才观是针对当前中医发展困境的一计良策，为推动中医传承发展提供了一把钥匙，至今仍有重大的指导意义。正是在邓老"铁杆中医"思想的影响下，我更加坚定地信任中医，捍卫中医，深刻地领悟到：只有坚持中医的文化自信、理论自信、疗效自信和养生自信，才能炼铁成钢，培养出百万传承创新型钢杆中医，迎来中医振兴发展的灿烂明天。

我要特别感谢邓老在我行医50年的时候，用苍劲的毛笔字给我题写了七个大字："岐黄妙手为人民"，这是勉励我一定要做一个医德高尚、医术精湛、堂堂正正的中医，饱含邓老对我的殷切期望。我因此感悟到，我们每一个中医人，不仅要做一个知名度高的"名医"，而且要做一个深明医理的"明医"，尤其要做一个全心全意为人民服务的"民医"！

做中医人，说中医话，办中医事！邓老的铁杆中医观和中医科普观，无疑是当今这个时代中医人的认识自觉和行动自觉。我已然将邓老的精神和气质融入巴渝马派中医传承工作中。我们用醒目大字书写邓老的妙言："中医学的前途有如万里云天，远大光明，我们的责任，任重而道远。"并张贴在工作室的醒目处，时刻警醒工作室的每一位中医人。

人多才势重，质高才势强！邓老呼吁培养百万铁杆中医，是从中医大军的数量和质量两个方面提出的真知灼见,针对性强,意义重大。培养真爱中医,真学中医,真懂中医,真用中医,真传中医的铁杆中医,人才质量高,传承发展中医的力量大,这是中医人自信自强的关键!队伍质量要高,队伍的数量还要大,质高量大的中医队伍开拓奋进,中医药事业前途光明!

做传承、传播、传真、传精、传新的传人,做文化自信、理论自信、疗效自信、养生自信的"铁杆中医",我们要践行邓老中医传承发展理念,踏实奋进!我们坚信,在中医发展的历史长河中,一定会有更多志同道合的中医人,秉承"坚定、坚守、坚持、坚强"之秉性,磨炼出一代又一代"铁杆中医",并百炼成钢,锻造出更多的"钢杆中医"!

我们更坚信:邓老虽去,精神永存!

（马有度,重庆医科大学教授,国家级师带徒导师,国务院特殊津贴专家）

点评讨论

邓铁涛,中医"四家",即著名中医临床家、理论家、教育家、养生家。邓老从医八十载,其医技、医德、医风堪称楷模,一生为振兴中医而疾呼,为弘扬祖国医学而呐喊,深得医界同仁敬仰,确为广大中医人学习的榜样。（蒲昭和:中医科普作家、成都中医药大学副研究员）

马老这篇缅怀文章,情真意切感人深,切中时弊引征程,虽为缅怀邓老而作,实则是唤起中医人奋发图强的动员令。时不我待,不负春光,我们要用自己的实干、巧干,一步一个脚印开拓前行。（邹洪宇:重庆市九龙坡区中医院副主任医师）

马老行文,情真意切,字字情深,句句情暖,衷情中医,自强自信,谈古论今,多有创新,前师指引,今师训导,吾辈传人,勤勉笃行。（吴朝华:重庆市中医院主任医师、中华中医药学会科普分会常务委员）

马老师亲自撰文,一是缅怀铁涛大师,更重要的是鞭策我们后学。我们一定要做铁杆中医、钢杆中医!（黄学宽:重庆医科大学教授、博

做人 做医 传薪

11

士研究生导师）

　　这篇文章读来情真意切，小马哥与邓老的40年情谊跃然纸上，感人至深，久难释怀。我们为中医界失去了这样一位巨擘，痛心疾首，浩然长叹。邓老说，中医振兴，关键在人，核心就在对中医的信心。我对他提出的中医"两论"感受颇深：一是中医泡沫论，一是铁杆中医论。他说："中医有学士、硕士、博士乃至博士后，系列齐全，闹热得很，然而其中有些人缺乏中医自信，缺乏中医思维，缺乏中医特色，成不了真正的中医接班人，这表面的齐全热闹，却有泡沫中医的隐忧。"他特别强调，"培养笃信中医理论、强化中医思维的铁杆中医乃是中医振兴发展的当务之急"。邓老的精言妙语振聋发聩，警钟长鸣！（唐纲：《重庆与世界》杂志主编助理）

　　马老此文，缅怀邓老，字里行间，情真意切。教导我们做传承、传播、传真、传精、传新的"五传"传人，做文化自信、理论自信、疗效自信、养生自信的"铁杆中医""钢杆中医"，更要求我们践行邓老中医传承发展理念，踏实奋进！（邓秀琴：重庆市中西医结合康复医院科主任、主治医师）

　　中医学呼唤科普——这是邓老生前震撼寰宇的呼声，也是对中医人的期望。马老所著享誉海内外的中医科普导航书《家庭中医顾问》，邓老是主要审阅者之一；任老应秋先生在该书序言中称马老为我国中医药普及的热心家，如今马老不仅成为当之无愧的我国中医科普第一人，而且作为领军人还开辟了我国中医科普广阔而又灿烂的天地。每一个中医人应当倍加珍惜，倍加努力，像王国强局长在《走好中医科普路》序言中所期待的那样，成为为百姓播撒中医药种子的科普人，不辱使命，不忘邓老的重托，砥砺前行，不断奋进，让中医药在全世界发扬光大，造福每一个地球村人！（宁蔚夏：中西医结合科普作家、成都市第二人民医院副主任医师）

马派中医传薪

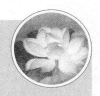

学会之缘　师生之情

1979年5月，中华全国中医学会第一次代表大会在北京隆重召开，至今已40年，当年的代表仍健在者寥寥无几。在中华中医药学会成立40周年之际，我专访了中华中医药学会创会代表、著名中医学家、恩师马有度教授。马老当即取出珍藏了40年的老照片，这是一张当年的小马向任应秋、方药中等老前辈请教后的合影留念照，让82岁的马老感慨万千！四十年，他是一位智者，一位奉献者，还是一位领军马，不忘初心，牢记使命，始终以发展中医药事业为己任，开创了全国中医药科普事业，并带动了重庆中医药事业的发展。我与马老结缘23载，也是全国老中医药专家马有度教授学术经验继承人。师徒情深，马老在学会工作的经历、对学会作出的贡献，以及对我的指导与教诲，一直激励着我为中医药事业孜孜以求，在传承中不断创新。

校庆结缘　圆梦重庆

在生命旅途中，遇见了马有度老师，确是我生命的情缘、事业的转折点。要说与马老的缘份，就得从20世纪90年代谈起。当时我还在成都中医药大学读书，最初对马老的了解，是从图书馆借阅其编著的《自学中医阶梯》《中医精华浅说》《家庭中医顾问》等著作中得到的。马老的文章短小精悍，有理有例，切合实用，至今对我的教学、临床和科研仍大有裨益，如治各类失眠，在辨证基础上加用马老创制的双藤双粉，往往效如桴鼓。直至1996年成都中医药大学40周年校庆之际，我作为《中医学与辩证法》杂志常务副主编，才有幸在学术报告厅聆听马有度教授为校庆所作的学术报告。为了杂志的发展，会后我专门拜访了马老，把《中医学与辩证法》杂志及我主编的《首届全国高等院校大学生中医药学术会论文集》献给马老，并征求他对杂志发展的建议。

为把杂志越办越好，在我的提议下，学校领导同意聘请全国著名中医学家陈可冀院士、邓铁涛教授、颜德馨教授、马有度教授、蔡玉泉教授担任我刊特约校外顾问。从此，我与马老的联系便越来越多了。

由于籍贯重庆，大学毕业时，很想为重庆父老乡亲服务，马老便极力向重庆各中医单位推荐，希望我能为家乡的中医药事业效力。由于我是当时广西中医学院领导点名接收的成都中医药大学毕业生，就业协议签得早，为了不影响学校以后毕业生的就业去向，母校不同意我悔约改派其他单位，而且还决定为我免去当时出省工作尚需缴纳的几千元出省费。情况如此，在征求马老意见后，考虑到母校的声誉和广西中医学院领导的重视，而且广西东临港澳台、背靠大西南、面向东南亚，是大西南最便捷的出海通道，有着良好的发展机遇与空间。就这样，我肩负着母校的重托和马老的厚望踏上了南下广西工作的历程。在广西，由于工作踏实认真，第二年春节学院党委书记便特派我回重庆、成都引进本科毕业生和研究生到广西工作。在每次探亲回家期间，我都得到了马老的悉心指导，就连广西中医学院派我前往北京中医药大学进修期间，也是在马老及其同学也是我的大学老师郭子光教授（2009年评为首届国医大师）的引荐下，我才有幸拜访在京的陈可冀院士、王琦教授等全国著名中医学家。2000年暑假，得知重庆即将组建中医药学院后，我的心早已飞回了重庆。在当时广西中医学院领导的再三挽留下，以至发来的调函超期近1月还未同意调动，直至2001年才得以调到如今工作的重庆医科大学中医药学院。

学会相伴　助我成长

重庆市中医药学会于1952年成立，是全国较早成立的中医药学会之一。1979年5月，马有度教授作为最年轻的几位代表之一，参加了中华全国中医学会第一次代表大会。1985年，马有度教授当选为重庆市中医药学会副会长，1989年任会长，连任四届，于2007年70岁时出任名誉会长。马会长倡导中医药学会是中医药学者之家，是中医药会员之家，提出"中医药学会是我家，传承创新靠大家"的办会理念，至今仍有现实指导意义。他与中医药学会结缘四十余年，与学会结成了命运共同体，对中医药学会感情最深，投入最多，当然收获也最多。马老认为，要让老百姓理解中医、相信中医，开创中医药科普教育必须先行，1992年便在重庆首创重庆中医学会科普委员会并任主任委员，1994年当选为中华中医药学会科普分会首届主任委员，并提出"一手抓学术，一手抓市场，一手抓科研，一手抓科普"的办会宗旨。这些理念在重庆乃至全国中医药科普界影响深远，并得以切实践行。

调回重庆工作后，马老随即带领我加入重庆市中医药学会，并担任中华中医药学会科普分会秘书，不仅参与了马老主编的学术专著《方药妙用》（我担任副主编，2003年9月人民卫生出版社出版，2005年荣获中华中医药学会科技进步奖），还参与了马老带领重庆市中医药学会组织的几次大型全国中医药学术会议。由于得到马会长等一批老专家的悉心指导，加之自己不断努力，教学、临床、科研等方面得到长足进步，组织能力和写作能力得以迅速提高。2002年当选为重庆市中医药学会理事，被评为重庆市首届优秀青年中医；2006年被评为全国首届中医药科普专家，同年主编的科普著作荣获重庆市第一届科学技术普及工作奖二等奖；2007年评为副教授，并当选为重庆市中医药学会常务理事；2009年被评为中华中医药学会先进会员，主编的另一部科普著作荣获中华人民共和国成立60周年中医药科普图书著作三等奖；2012年评为教授。为了更好地研究和运用名老中医经验，于2015年成立重庆市中医药学会名医经验研究专业委员会并任主任委员，目前已形成了系统的名老中医学术经验研究思路与方法。

除上述学术兼职外，现为重庆医科大学教授、中医内科学（中西医结合临床）博士研究生导师，同时兼任成都中医药大学重庆校友会常务理事，中华中医药学会名医学术研究分会常务委员，中国中医药信息研究会名医学术传承分会常务理事，世界中医药学会联合会妇科专业委员会理事，重庆市妇幼卫生学会中医妇幼专业委员会副主任委员等职，并先后主研国家、省市级科研课题20余项，主编、副主编或参编国家规划本科及研究生教材、专著30余部（其中主编10余部），发表SCI、CSCD、中文核心期刊论文60余篇，参加全国及国际学术研讨会30余次，擅长灵活运用中医理论诊治内、妇、儿、皮肤科病证。

回到重庆的十八年，如果没有学会相伴，没有马有度会长等一批著名中医专家的引领，我在中医药事业发展的道路上也不会有今天的顺利，当然也不可能练就扎实的中医基础和疗效较佳的临床技能。如今的我，愿与学会相伴成长，为中医药事业作出尽可能多的奉献。

榜样力量　后学效仿

四十年风雨兼程，四十年沧海桑田，四十年艰苦奋斗，马有度教授也由创会代表，到中华中医药学会理事、常务理事、科普分会创会主任委员，以及连任四届重庆市中医药学会会长，如今虽已82岁高龄，仍坚守中医临床第一线，并创建名老中医马有度教授传承工作室，创办巴渝马派中医传承微信公众号，为的就是传承、创新和发展中医，让中医后继有人。

岐黄之道，至精至微。作为新中国首届中医药院校毕业生，马老带着对中医药事业的深厚感情，始终以"传承中医精气神，传播人间真善美，造福民众康寿乐"为宗旨，在其担任重庆市中医药学会会长期间，尽力克难推进重庆市名中医评选和名中医的成长，为了重庆市中医药事业的发展，可谓殚精竭虑！尽管马有度教授很早便在事业上成就斐然，如1987年在重庆医科大学西医高手林立的人才环境里，直接由主治中医师破格晋升为主任中医师，是当时学校最年轻的教授，并获得国务院政府特殊津贴。其独著与主编的中医药著作，已达20余部，有的再版、三版，有的印刷已达12次之多，还多次荣获科技进步奖，并成功开发两个新药上市。如此丰硕的成果，加之高尚的医德、精湛的医术，早已名扬海内外，但重庆成为直辖市后于2000年评选首批"重庆市名中医"时，按当时政策规定，马有度教授因退休不能申报评选。马老作为评选重庆市名中医的倡导人，又担任重庆市第一、二、三届名中医的评委，并主编《重庆名医证治心悟》，而且担任四川省首届十大名中医的终审评委，然而在近年国医大师遴选中，终因他不是"重庆市名中医"而不能入围参评。

马老虽然失去了参加评选国医大师的机会，但马老淡定自如，一笑置之，且无怨无悔，在振兴中医的道路上一如既往，开拓前行。他还常告诫弟子们要低调做人，高调做事。低调做人，必须以淡泊名利的价值观为核心理念。著名中医学家、首届国医大师邓铁涛教授在马有度教授行医50年之际，特为其题词："半个世纪岐黄妙手为人民"。马老认为，作为一个中医人，不仅要做一个知名度高的"名医"，而且要做一个深明医理的"明医"，尤其要做一个全心全意为人民服务的"民医"！马老不竞逐荣势，淡泊名利，甘为人梯，几十年与中医药学会结缘，相伴成长，终成德艺双馨的苍生大医，一个始终坚守、弘扬岐黄之术的钢杆中医。浓浓杏林情，拳拳中医心，实乃中医后学效仿的榜样。2017年，考虑到重庆中医药事业急需传承和发展，马老在80岁高龄时接收我和邹洪宇师弟作为第六批全国老中医药专家学术经验继承人。我是中华中医药学会和重庆市中医药学会之一员，理应在传承、创新和发展中医药事业过程中努力耕耘，以恩师马老为标杆，与中医药学会相伴，成长。为中医药事业奋斗终生！

（黄学宽，重庆医科大学教授，博士研究生导师）

点评讨论

从《学会之缘 师生之情》中足以看出黄学宽教授一直跟随马老从事中医的教学、临床、科研、科普工作，是马老的得意高徒！他发自内心写出自己的真切感悟，情真意切，感人至深。（马肇禹：湖北省武汉市第九医院康复中心主任医师、中医科普作家）

以报告文学的形式，叙述的手法，通过"我"与马老相遇、相识、相学，勾勒出马有度教授浓浓杏林情、拳拳中医心；表达了学宽教授对中医的眷恋、热爱，对马老的爱戴、崇拜；暗含了中医有后、中医有望的自我激励。黄教授写得提气，写得深情！（李官鸿：重庆九龙坡区中医院副院长、主任医师）

学宽兄以个人的真实经历有感而发，勾画出马老与自己的浓浓师生情谊，呈现了两代中医人对中医药事业的无比热爱，并为中医药的传承传播付出了不懈的努力！（吴光速：重庆市九龙坡区吴泽生大环医术研究所所长）

马派中医传薪

做马老的科普徒弟是我一生的荣幸

　　春天是万物生发的季节，然而今年的春天，我却收获了金秋百谷归仓的喜悦。四川省科普作家协会成立四十周年纪念大会在四川省科技馆隆重召开，会场内外人头攒动，热闹非凡，接受了谷雨洗礼的各位代表，群情激昂，兴奋不已，衣服上的雨水，很快即被火热的气氛蒸发得荡然无存。

　　在这次庆祝会上，我被授予四川省科普作家协会成立四十周年杰出贡献奖章，欣喜之情自然难以言表。讲台上下，除了久别重逢老朋友的寒暄声外，最多的就是一浪高过一浪的感谢声，此起彼伏，直到散会还未停止。参会代表来自不同的学科领域，感谢的大多是参会的科普同道，此时，我情不自禁地想起了在我的专业学科科普领域最应该感谢的一个人，他的名字几乎与中医科普同义、我国中医科普领军人、重庆医科大学教授马有度。

　　1994年金秋，全国第四届中医药科普学术研讨会在蓉城召开，与此同时，中华中医药学会科普分会宣告正式成立。就在这次具有里程碑意义的会上，初出茅庐的我有幸结识了学识渊博、谦逊和蔼的马老。当时，我的《试论中医科普创作中西医结合的必要性》论文作了大会交流，在国内首次提出了中西医结合科普创作的观点，引起了与会者浓厚的兴趣，也引起了马老的高度关注。

　　会议休息间隙，我远远见马老向我这个方向疾走而来，当快走到我身旁我准备让步时，马老高喊了一声，别忙走，找的就是你。马老较详细地询问了我的情况后，亲切地握着我的手说，你的论文很有新意，你一定要进到学会里来。这次会议，我不但获得了中医药科普作品奖，而且还在马老的引荐下，成为了中华中医药学会科普分会的首届委员，开启了中医科普新征程。

　　1997年重庆建直辖市，马老一大早给我打来了电话，征求我的意见，想把我调到重庆，主抓科普分会的工作，并让我任选一家医院，他去帮我联系。由于我母亲患病较重，身边需要照顾，因此跟马老讲，"重庆我就不去了，但成渝两地很近，今后您有什么需要我干的，我召之即来，您尽管放心"。从此之后，我先后去重庆参加了四次不同会议，而且每次都没有辜负马老对我的期望，满载而归。

　　十几年前，重庆的中药报举行改版并增加保健周刊的会议，马老邀请我和其他三位成都的中医科普作家参加会议，我们应邀前行。没想到，就在我们安排好住宿，准备就餐时，马老跟我说，明天准备10分钟发言，代表中国中医科普作家。我忙答，"事先没有准备，这可怎么行"。马老讲，"没什么的，发言很简短，无须过多准备，你晚上思考思考就行了，就这么办"。我本想轻松美餐一顿，但心思早已全无，只好匆忙准备了两个备讲方案。

　　次日早晨，走进会场仔细一看，参会者以专家学者和其他一些同道为多，也包括重庆媒体。我走上讲台后，精神饱满而又生动活泼地谈起了中医科普的重要性以及我的一些创作体会，结果台下不停鼓掌。讲完后，当我走出会场时，两位专家紧紧地握住了我的手，一位说，你讲得太好了！另一位说，向你学习！紧接着，两位媒体记者伸手向我要讲稿，我连忙回答，对不起，我没有讲稿，是随口讲的，也没做什么准备。这两位记者感到有些意外地说，没有讲稿还能讲得这么好，能否再给我们讲一遍？我只好又复述了一遍，满足了他们采访要求。

　　2014年盛夏，海峡两岸四地中医药文化科普发展战略研讨会暨《走好中医科普路》首发式在重庆召开，我作为主编之一前去赴会。因路上看错了车次而改乘，结果在准备会快结束时才匆忙走进会场。马老见后，马上让我坐在他的身边，并让代表再等片刻听我发言。会后，中国中医药报刊登了我这篇《中医科普人的含义》的发言文章。

2014 年秋天，在中华中医药学会科普分会成立 20 周年之际，重庆举办全国中医药文化科普高级研修班，我应马老之邀，前去作学术讲座。上午，当我坐上座席之后，发现桌上的座牌与前不同，上面写着"著名中西医结合科普作家"。讲座完后，马老笑着问我，这个名称怎么样，对你合不合适？我高兴地回答，您以前曾称我为中医科普作家，还曾让我代表全国中医科普作家发过言，而今天这个名称，对我来说非常合适，我实际是搞中西医结合科普的，应该是名实相符。从此，我就成为了国内国家级学术讲座和大众传媒第一个和目前唯一一个中西医结合科普作家。

下午，我第一个演讲，考虑到听众刚吃完午饭有些困倦，便想办法调动大家的注意力，我先是拿出了被称为中医科普红宝书的马老的《家庭中医顾问》和王辉武老师的《四季保健》小册子，和马老等进行互动，然后又和下面听众进行互动，结果不断地响起掌声。最后，我还额外讲了如何向大众传媒投稿，并提供了二十几个报刊杂志投稿邮箱，以便听众趁热打铁，收获实效。研修班结束后，重庆中医药学会的一些老师，送给了我两个"太"字，一是太生动，二是太实用。

2018 年 10 月中旬，世界中医药学会联合会养生专业委员会第四届学术年会暨马派中医传承研讨会在重庆召开，我再次应马老之邀前去参会，完成了三个任务。第一，带去了 15 本《走好中医科普路》，由很难凑到一起的四位主编签名，送给了马老传承工作室和养生专委会的领导。第二，又是临阵受命，完成了《大国中医》摄制组的采访。第三，作学术讲座。

最初我坐在台下构思讲课内容，没想到要互动，因为怕时间不够。但看到马老在台上兴高采烈，侃侃而谈，并且出了两个题目，有奖问答，和台下进行互动，一下场面热闹了起来。这时心想，好，我也互动，再热闹一下。但又一想，马老是有奖互动，而我事先根本没有准备奖品，又该怎么互动？于是开始打消最初的念头。没想到的是，我答对了马老的一个问题，并领到了徐师母送给我的一个奖品，一下就有了底气，干，答对我的提问者，干脆就转送我刚领到的这个奖品。最后，尽管答对者没有收下这份奖品，但还是让会场又热闹了一番。看着我领回的一匹玩具小马，心里不住地想，这不是师徒之间心有灵犀，又是什么？

如果说马老是我国中医科普第一人，作为熟知马老在这一领域作为的我，做他的中医科普第一徒弟恐怕不会有人跟我争，做马老的中医科普徒弟是我一生的荣幸。马老为我国的中医科普事业呕心沥血，拼搏奋斗几十年，不仅是中医科普分会的创建者，还培养了一代又一代有所成就的新人。在中医科普创作形式上，马老进行过许多种探索，并且，每种都有他的独到见解。而在内容上，则是生动活泼，如行云流水，一片新意。特别值得称道的是，马老超凡的驾驭和提炼语言的能力，人见人赞，堪称一绝，难有人与之匹敌。

　　做事先做人，做人先感恩。今年适逢中华中医药学会科普分会成立25周年，马老为我国中医科普事业奋斗，可歌可泣，可敬可赞。这25年，从马老身上，无论做人，还是做事，我都学到了许许多多，感受良多，受益终身。吃水不忘挖井人，做马老的中医科普徒弟是我一生的荣幸。最后，再次向马老鞠躬致谢，还要感谢我国中医科普事业的幕后英雄徐亚华师母！

（宁蔚夏，成都市第二人民医院副主任医师，中西医结合科普作家）

点评讨论

　　读罢宁蔚夏"吃水不忘挖井人，做马老的科普徒弟是我一生的荣幸"感动之至，叹服之至，敬仰之至！故曰：学子不忘师之恩。没有中医的科普广为流传，哪有中医更好提高。闻道有先后，术业有专攻。师高才有弟子强。杏林科普有领军，有度马师第一人，师传爱徒宁蔚夏，发扬光大谱新篇！

——阎建国（老中医）

　　在中医科普路上结下的师徒情缘，娓娓道来，感人情怀。是导师的引领，成就了弟子的成功；是共同的追求，铸就了中医科普的繁荣，我为这段情真意切的师徒友谊而感动，为师徒二人的科普成就而感动！衷心祝愿师徒友情地久天长！

——吴朝华（重庆市中医院主任医师、中华中医药学会科普分会常务委员）

　　宁蔚夏与恩师马有度结缘多年，深受马老言传心授，栽培提携，取得令人称道的成绩。宁蔚夏此文言真意诚，师徒情谊跃然纸上，读之令人感动、美赞！

　　　　　　　　——蒲昭和（中医科普作家、成都中医药大学副研究员）

　　高喊中医要振兴，中医科普需先行。感谢科普排头兵，带动更多中医人。

　　　　　——刘元成（重庆市黔江区民族医院中医科主任、副主任医师）

　　中医的振兴首先是中医文化的振兴，这是中医人的共识。我的老同学马有度几十年来孜孜不倦地从事中医科普工作功不可没，小马哥加油！

　　　　　　　　　　　——叶成炳（西南医科大学教授）

马派中医传薪

中医薪火　贵在传承

　　著名中医学家马有度教授是特别坚信中医的"钢杆中医"，一生致力于中医传承创新，用他的话说就是："我爱上了中医，就嫁给了中医"。马老心系中医命运，心中始终装着百姓健康。他利用临床工作之余传承中医学术，不断从事科普创作。

　　2015年8月中旬，我接到马老短信，马老师邀请我参与《中医心悟感言》编辑出版工作。马老说："我与重庆中医界多位同道都合作出过书，还没有跟你合作过。"我思考了一天，写出几句心悟感言："发皇古义，传承中医；仰观俯察，以人为本；慎思明辨，博学笃行。"8月22日赴马老家中聆听马老讲授编辑该书程序、要点和要求。他强调说："不管是中医名家还是普通医生，一切以感言质量为标准，择优录用，尤其要注意发现和选录年轻人、新人的感言，为他们提供展示和交流的平台。"马老是这样说的，也是这样做的。比如南京中医药大学和重庆市中医院很多年轻人的心悟感言就收录其中。其中典型代表如浙江中医药大学研究生宋强和北京中医药大学东方学院的学生武聪。

该书在马老精心策划、悉心指导、精心选摘并亲自把关校对下，历时半年，三易其稿，终于在 2016 年 4 月由中国医药科技出版社出版发行，两次印刷共17 000 册，畅销海内外，引起巨大社会反响，深受读者好评。

《中医心悟感言》编撰成功，我感触颇深。马老人脉好，在其书征文过程中得到中医界各地人士积极响应和支持，如南京中医药大学、成都中医药大学、开封市中医院、重庆市中医院、重庆市江北区中医院等单位的师生员工积极响应，写出了一批有质量的心悟感言。

马老与著名中医学家张奇文是老朋友，在该书编辑过程中得到了张老的大力支持，特别安排弟子王默然、高秀兰选摘正在编辑出版的《名老中医之路续编》第四、第五辑中的精言妙语，使得《感言》内容更加充实，丰富多彩。

马老为人谦虚，善于倾听和采纳不同意见。如马老在该书前言初稿中写道，该书可供"中医药院校见习实习的学生、诊病处方的年轻中医和基层中医、带教学生处方用药的临床中医需要常用的医方和药对，把这两个板块放入书末，人手一册，便于查找，随时翻阅。"我认为《前言》的意思已经表达完整，如果再把这两个板块附在书末，又强调人手一册，可能会引起部分人误解。马老采纳了我的建议，把这两个板块直接与其他栏目并列，并删去人手一册的要求。

马老心胸有量，表现在待人接物，宽宏大度。在征文过程中，某一中医名人寄来一篇长文，当时我就想，这不是要大牌吗？明知感言体裁要求只言片语，短小精悍，却寄来如此长篇大论。反正合格稿件多的是，不选你的又如何？我是直性子，耿直人，于是就把这种想法向马老师说了。马老对我说，他的文章写得好，有真知灼见，让我来代他摘录吧。马老有度量，可见一斑。

马老心胸有量，还体现在视野宽广。他著书立说，喜欢网罗全国中医精英，比如他组织编撰的《中医精华浅说》《自学中医阶梯》，就汇集了众多老中青专家的佳作。他近年领衔主编的《走好中医科普路》，又汇集了全国 28 位中医科普名家，分别介绍自己科普创作的经验、方法和技巧。这些都是集体创作，广泛搜集中医精华，体现了群体智慧，反响大，效果好。

马老著书立说，编辑文字一丝不苟，"一毫有疑，则考校以求验"。《中医心悟感言》全书最后都由马老逐字逐句校对。他发现某字某句有疑点，发短信给我，我及时查证。比如《名老中医之路续编》第一辑中刘弼臣有一段话："清·陆九芸曾云：'读书而不临证，不可以为医，临证而不读书，亦不可以为医。'"马老就认为陆九芸的芸字应该是笔误，陆九芸当为陆九芝。于是经我查证，果然这段话出自清代名医陆九芝。

又如中医名家姜春华在《中国历代中医格言大观》序中写道："《内经》云：'得其要者，一言而终，不得其要，流散无穷。'"马老当时就感到不对劲。但是姜老毕竟是前辈中医名家，岂会轻易出错，或者出处另有版本。于是经过反复查证，最终认定姜老引文可能是笔误，正确的应该是："知其要者，一言而终，不知其要，流散无穷。"

关于《感言》中为什么要增设"医方一百"版块？马老说是有感于一次他因病住院，研究生学历的住院中医师连开个小柴胡汤都记不全。再有，高龄老中医、教师在带教过程中，可能会因年高记忆力减退，记不准方剂或许有之，如能一册在手，可供随时查阅。

马老十分欣赏《素问·至真要大论》篇中"知其要者，一言而终，不知其要，流散无穷"这句话所包含的理念。我们在编辑《感言》时，他曾经对我说："无论读书学习，还是做学问，都必须注重方式方法，都要善于把握要领，掌握关键要点。一部书虽然内容多，容量很大，真正用得着有实用价值的不一定很多，真正能够启迪心智指导临床的，或许就那么几句或几段话。"俗话说，真传一张纸，假传万卷书，这也许就是马老决心搜集古今中医名家、临床工作者、在校中医学子的独特心得，编辑《中医心悟感言》之初衷吧。

中医薪火，贵在传承。马老年届80岁高龄，著作丰硕，仍然开办民营中医传承工作室，带徒30多人，并且马不停蹄组织编撰《马派中医传承》《马派中医传薪》，推进国家健康大战略及《中医药法》落地，惠及当代中医人，功垂后世，马老用实际行动践行了他要做名医、明医、民医的宏愿与誓言。

（刘世峰，重庆市荣昌区人民医院中医科主任，重庆市中医药学会科普分会

副主任委员）

学好中医要敬、静、劲

《马派中医传承》是马有度教授与传承室众弟子共同编撰的，体现马派中医学术思想的一部著作，内容丰富，初读之后，感受到马老由懵懂少年到耄耋老年真诚爱中医的拳拳之心，感受到马老传承中医老当益壮的热忱。我也是一名在中医道路上蹒跚前进的中医人，细细品读全书，合书而思，如清泉滋润心田。心静啦！路阔啦！

学好中医要"敬"。本书开篇就是《做医先做人 感恩我良师》，文中记叙马老深情怀念老师吴棹仙、任应秋、宦世安、熊寥笙、陈源生、黄星垣、邓铁涛的故事，充分展现了马老感恩老师的心。"敬"也是中医人的自信之源，《钢杆中医是怎样炼成的》一文中，原重庆市中医管理局局长吴昌培称马有度教授为"钢杆中医"，体现了马老对中医的自信。当今部分中医，未得其术，疗效欠佳则，对中医不信，甚至用西医的观点否定中医，我痛之，恨之。中医是一门技术，也是一门艺术，是智慧之学，是灵验之术，是文化之花。凡我辈，要学好中医，必先存敬意，对先贤之敬，对老师之敬，对同行之敬，对患者之敬。不敬中医，不信中医，哪能提高自己？

学好中医要"静"。马老在"养生四有"中提出动静有度，现代多提倡生命在于运动，然中医养生不光讲动也要讲静，学习中医也要讲静。《多彩的三栖专家"小马哥"》一文中，马老一直把"宁静致远"作为心匾铭在脑中。学中医本身就是修身与修心的过程，一名合格的中医人要有健康的身体和心理，要有一颗"静"心，忘记名利，专心做学问，心无旁骛，才能站得高，走得远。

学好中医要有"劲"。"劲"包括"韧劲"与"巧劲"。学习中医，就是要有一种坚持的"韧劲"，《提高中医临床疗效十要》的第一要就讲读书方法，强调要有韧劲，要有咬定青山不放松的精神，要有曾国藩读书上句不通，不看下句；今日不通，明日再读；今年不通，明年再读的决心。当然不光要有韧劲，也要有巧劲，《研读伤寒悟八纲》就是用八纲的思维引领六经，以简驭繁，切合实用，这就是讲读书怎么用巧劲。

反复品读《马派中医传承》，我感悟最深的就是三个字：敬、静、劲。

（焦前川，重庆市黔江区中医院门诊部主任、副主任医师）

点评讨论

学好中医的三字诀，读来朗朗上口，耐人寻味，倍感亲切。三字可概括为一个中心两个基本点。敬是中心，做医先做人，做人先感恩，不仅是马老的深切体会和谆谆教诲，也是我做人的信条。不会感恩的人，既做不好人，更做不好医，大医精诚更无从谈起。静与劲，可以看作是学好中医的两个基本点，首先要静下心来，要有耐心，要坐得住，其次要心无旁骛，淡泊名利。文中强调的韧劲和巧劲，讲得非常透彻，可谓另一个基本点。静与劲，又恰似静与动，二者的结合将成为学好中医之根基。（宁蔚夏：中西医结合科普作家、成都市第二人民医院副主任医师）

文章写得好！可以看出对《马派中医传承》进行了认真的研读，研读后又认真消化思考，在此基础上提出了自己的感悟，文章用敬、静、劲三个字对马派传承的精要进行高度概括，给我们提供了一个新的视角来认识《马派中医传承》，文章有创新思维，观点也有独到之处，值得一读！（毛得宏：重庆市名中医、重庆市永川区中医院院长、主任医师）

学医之功在医外

加入名老中医马有度教授传承工作室，入其门墙已四年，确立为全国第六批师带徒正式师徒关系已三载，除每周三个半天的跟师临证、答疑解惑，每月一次的众弟子集中讲座授课、交流学习外，我还认真读了马老的众多著作，特别研读了近期出版的《马派中医传承》一书，在阅读中我有不少迷惑，归结起来有四：一是马老为何要在开讲第一课不讲他的学术思想和学术经验却先讲《做医与做人》？二是马老在第二课又讲《中医人要写中医文》，他为何特别强调学习领悟中华文化的重要性？三是马老作为享受国务院特殊津贴的专家，中医临床大家，已经著作等身，声名远播了，他却为何热衷于中医科普，反复强调中医科普的重要性，要求弟子们要科研、科普两手抓？四是马老低调做人，待人谦和，不争名利，甘当嫁衣，但在中医界却有他的一批追随者，在全国中医界也很有影响，这又是怎么做到的？

近来又读网上中医杂志《马派中医传承》微信公众号，其中推出天津中医药大学王士相教授"医为专门之学，故业贵专精，而欲深入理解，中医学术则功在医外"的中医心悟感言，以上迷惑，顿时明白开朗起来，王教授的心悟，正是我苦思寻求的答案啊，"学医之功在医外"这短短七个字，难道不是马老从医之路的真实写照吗？马老用其丰富的人生经历，完美地诠释和注解了这七个字的真谛。

一、欲成名医，先做明医，必通文史哲

只要是医者，都想成为名医。马老把苍生大医的发展道路总结为：有名之医，明理之医，人民之医，认为只有那些心中装着人民群众、深明医理的医生，才配得上名医之称。明代医家徐春甫《古今医统大全》有"精于医者

曰明医"之说。中医学博大精深，入门易，学精难，清代医家徐灵胎《医学源流论》又有"名医不可为"之说，认为："为医固难，而为名医尤难"。难在哪？难在学精，难在明理，张介宾更强调"万事不外乎理，而医之于理尤切"。

为医者怎样才能学精、明理呢？是在本专业内穷经皓首吗？答案显然不止如此，马老认为中医是"智慧之学、灵验之术、文化之花"，中医之理，博大精深，她蕴藏在中医经典著作、各家学说之中，她更深藏在中华文化之中，我们要想深明医理，就不能只精究医学经典著作、熟悉各家学说，更要把精力投入到对中华文化的学习中去，要广泛涉猎中华文化的文、史、哲，这些才是中医的文化之根，只有不断从中华母体文化中去获得生长发育的乳汁，中医的发展才能不失根、不丢魂。正如马老在《文化复兴 中医振兴》一文中所说："传统的中华文化以其广博、深厚、朴实、包容的特点，培育了中医文化之花；中华文化是中医之母，母肥儿才壮；中华文化是中医之根，根深叶才茂；我们从根本上着手，就是要浇水施肥，培育土生土长的中华文化，只有中华文化复兴，中医文化才能振兴。"无独有偶，国医大师路志正教导他的弟子时也说："学中医，得由浅入深慢慢来，学医之功在医外，不但要夯实中医基础，还要提高文化底蕴。"

为此，马老要求弟子们一定要争分夺秒，发奋读书，不仅要读课本专业书，还要读其他专业书，文史哲、数理化、天地生，各方面的书。鼓励弟子们到更为广泛的中华传统文化中去吸取营养。

二、欲成上医，先治未病，必重中医科普

"临床疗效是中医的生命力，多看病，就是对社会最大的贡献"，这是大多数医家的共同心声和共同的价值取向，这句话可取吗？马老认为，我们每一个人的精力都是有限的，但疾病却是无穷的，以有限的精力去治无穷的疾病，总不免会让人有本末倒置、奔错方向、力不从心、徒生无奈之感，这也是现代疾病越治越多、发病年龄越来越低、健康群体越来越少的原因。

如何正本清源？两千多年前《黄帝内经》就已提出"上医治未病，中医治欲病，下医治已病"，强调最高明的医生并不是擅长治病的人，而是能够预防疾病的人。由此可见，治已病是末，治未病才是本，我们只有回归到"防

28

重于治"的正确道路上来，才能真正让疾病越治越少，人们才能真正获得健康和长寿。

如何防？正如世界卫生组织所说，世界范围内的慢性病呈现井喷式上升，其中80%是由于不良的生活方式引起的。马老在20世纪80年代就敏锐地觉察到，作为中医人，我们有义务把中华民族文明与智慧结晶的中医药知识，特别是养生的知识传播给大家，不断地提高人民群众对健康知识的认知，只有把健康的生活方式化为大家的日常行为，才能真正减少疾病的发生。为此，他于1985年首倡建议成立"全国中医药科普分会"，1992年全国中医药科普委员会在重庆诞生，他出任主任委员。从此，他不顾"科普是小儿科，搞科普要断美好前程"的好心劝告，以极大的热情投身中医科普，意料之外却又在情理之中的是，马老不但没有因科普断送自己的美好前程，反而因热衷中医药科普而结出了丰硕成果，成为我国中医药科普的开拓者和领路人，成为我国中医药界鲜见的以科研成果和科普图书同时获得政府科技进步奖的科学大家。

三、欲成大医，先学做人，必重自身修养

马老极为推崇孙思邈的"大医精诚"，认为要成为大医：第一是精，要求医者要有精湛的医术，医道是"至精至微之事"，习医之人必须"博极医源，精勤不倦"。第二是诚，要求医者要有高尚的品德修养，以"见彼苦恼，若己有之"感同身受的心，大慈恻隐之心，进而发愿立誓"普救含灵之苦"，且不得"自逞俊快，邀射名誉"、"恃己所长，经略财物"。在"精"与"诚"二者中，马老更加强调"诚"，认为诚是进德、修身的前提，他在弟子拜师之后的第一件事就是叫弟子写"做医与做人"的随笔文章，要求以自己的真情实感谈自己将如何做人，如何做医。他在开班学习第一课不讲学术见解，不讲临床经验，却单单讲"做医先做人，感恩我良师"。马老用80年的人生经历，丰富的人生感悟告诉弟子，德为术先，做事先做人，做人先感恩。讲座中他用他与十位恩师的师生情，启迪弟子们要学会做善人，做感恩的人，只有做善人，有善心，多办善事，才能结善果，享善乐，只有懂得感恩的人，才可能得真知，术业才可能得精进。

马老作为中医大家，其成功的秘笈有很多，但我从马老身上体会得最深的一点就是：学医之功在医外。正因为马老重视医理、哲理、科理，视野开阔，没有把自己的视野局限在中医学的一个领域里，多方位涉猎，多学科发展，使其成为中医药队伍中的"多面手""大杂家"，这也成就了马老学术大家的地位。正因为马老重视中医科普，走了一条多数医者轻视而不愿走的路，却意外趟出了一条光明的中医科普之路，为传播中医药文化，促进人民群众的健康做出卓越的贡献。正因为马老重视德行操守的自我修养，把自己始终定位为人民之医，因善心而结善果，因助人而被他人助，因感恩他人反获更多的人感恩铭记，由此成就了这位名医、上医、大医，更成为弟子们毕生追求的标杆。

（邹洪宇，重庆市九龙坡区中医院副主任医师）

马派中医传薪

名医明医民医大家谈

不仅要做知名度高的名医，而且要做深明医理的明医，尤其要做全心为人民服务的民医，做一个德高术精、民众喜爱的民众之医，这就是精诚大医的最高境界。

名医、明医、民医这是马派中医传承的灵魂，欢迎大家写出精彩点评，展示精言妙语，互动交流，借此推动精诚大医代代成长，实现百万传承创新型钢杆中医大军的长远目标，民众幸甚，乐哉乐也！

（马有度，重庆医科大学教授，国家级师带徒导师，国务院特殊津贴专家）

点评讨论

马老说得好！以医为业，不仅要做知名度高的"名医"，而且要做深明医理、医术精湛的"明医"，更要做全心全意为民众解除疾苦的"民医"。这就是马老的境界！也是每个中医人不断追求、一辈子企及的目标。（蒲昭和：中医科普作家、成都中医药大学副研究员）

名医、明医、民医"三医"之说，接天接地接民意，既符合国家战略、行业现状，也可满足群众需求，不仅是马派中医传承的灵魂，也是我国中医药事业发展的人才标准。（海霞：中国中医药报社专刊部主任、中华中医药学会科普分会秘书长）

做一个知名度高、深明医理、全心为民的民医，这是一个医者的目标。名、明、民三者统一是最高境界，名医是外在表现，明医是路径，民医是归宿。马老将"民医"作为为医之宗，展现其真正的济世情怀，朴素内心，广博内涵，实乃医者典范，苍生大幸！（李官鸿：重庆九龙坡区中医院副院长、主任医师）

何为医？为何医？这是每个医者在选择以医为业之初就应该深思、慎思、冥思！马有度先生提出"三医"之说，视民医为医者之最高境界，实乃医者之出发点和落脚点，即全心为民解除痛苦，是医者的本分和天职，这是超越名与利之至高境界，是一种纯洁、纯粹和纯真！而要践行这一份纯洁、纯粹和纯真，学好本领，精悟医理，心明如镜，以明理之医方能圆民医之初心，而名医实乃民医明医的附庸之物，离开民医明医，自难成立，故只有全心为民，才有名分，只有晓明医理，才有实名,脱离民医明医何来名医。吾辈当谨言谨行谨思之！（吴朝华：重庆市中医院主任医师、中华中医药学会科普分会常务委员）

苍生大医三大境，马师引领马派倡，知名度高做名医，深明医理成明医，全心为民当民医，知名明理更爱民，德高术精名医魂。（阎建国：老中医）

作为一名医生，马教授的"三医"之说是我的追求目标。不仅要做一个精通文理、深明医理的明医；而且要做一个全心为民解除疾苦的民医；明医、民医都做到了，自然就会成为真正的名医。（张红：重庆市渝中区七星岗社区卫生服务中心主任医师）

今之明医，心存仁义，博览群书，精通道艺。洞晓阴阳，明知运气。辨药温凉，脉分表里。治用补泻，病审虚实。因病治方，对证投剂。妙法在心，活变不滞。不炫虚名，惟期博济。不计其功，不谋其利，不论贫富，施药一例。起死回生，恩同天地。如此名医，芳垂万世。——清·陈梦雷等（《古今图书集成医部全录》）

点评讨论

清代名医陈梦雷强调名医贵在成为明医，并对明医在医德医术的表现做了生动形象的描述，而名医与明医都应为全心为民众解除病痛的精诚之医，继承先贤的这类高见，更加坚定了我对名医明医民医的感悟，铁涛老师一句岐黄妙手为人民，更进一步使我悟出名医明医的本质特征就在全心全意为民众。我们为医的最高境界精诚大医，不仅是知名度高的名医，而且是深明医理的明医，尤其应该是以崇高的医德、精良的医术、全心全意为广大民众解除疾苦的民医。（马有度：国务院特殊津贴专家、国家级师带徒导师、重庆医科大学教授）

清·陈梦雷关于明医、名医的论述"今之明医，心存仁义……如此名医，芳垂万世"，与当代名医马老师的名医、明医、民医的观点惊人一致！值得我辈一生追寻。（毛得宏：重庆市名中医、重庆市永川区中医院院长、主任医师）

计较个人眼前利益者，必眼界不高，难成明白人。只有那些心怀苍生、心胸开阔、眼界高远的人，才能跳出利益诱惑的局限，明白医者的真正追求是什么，这是陈梦雷老先生为什么对仁义这么看重的原因。（邹洪宇：重庆市九龙坡区中医院副主任医师）

医生以名气大小作评议标准，其起始年代已不可考，但因实用而流传至今，所以有县级省级国家级名中医。对医者示进阶之梯，为患者指求诊之途，确实大开方便之门。清人陈梦雷因名求实，倡明医之议，一则以讥，责有名实不符而为医者；一则以讽，求能名实相符方为医者。意在医者当心明才不负身名。今人马老力挺民医之说，此中更有深意。医道者，仁术也，终究还是当以精诚为本。（杨国汉：陆军特色医学中心中医科主任、教授）

马派中医传薪

培养百万传承创新型钢杆中医

邓铁涛大师倡导铁杆中医，本意是强调坚定地相信中医，是用比喻来表达对中华民族优秀文化和本土医学的坚定自信，我赞赏铁涛老师的形象说法。

邓老呼吁：培养百万铁杆中医，是从中医大军的数量和质量两个方面提出的真知灼见，针对性强，意义重大。培养真爱中医，真学中医，真懂中医，真用中医，真传中医的铁杆中医，人才质量高，传承发展中医的力量大，这是中医人才自信自强的关键！队伍质量要高，队伍的数量还要大，质高量大的中医队伍，开拓奋进，中医药事业的前途一定更加光明！

中医旗手邓铁涛老师人虽仙逝，大医精诚的精神永存！邓老为中医药事业的传承发展奋斗终身，可尊，可敬，可歌，可泣！伟哉，一代宗师的离去，催促我们后辈，沿着邓老的脚步，更加奋勇前行。充分发挥铁涛大师的光和热，务实推进中医药宝库的传承，造福中华，造福全球！实践邓老的精言妙语：中医学的前途有如万里云天，远大光明，我们的责任，任重而道远！

邓老倡导铁杆中医，我们再炼铁成钢，誓做钢杆中医人，坚信，坚定，坚强，

做人 做医 传薪

33

坚硬！钢比铁更坚强，中医要自信，更要自强，提高治未病与治已病的水平，让老百姓更认知中医，接受中医，享受中医。习主席在致中国中医科学院的贺信中强调指出：希望广大中医药工作者，增强民族自信，勇攀医学高峰，深入发掘中医药宝库中的精华，切实把这一祖先留给我们的宝贵财富，继承好，发展好，利用好。落实习主席的号召，关键在中医药人才，数量要大，质量要高。大批坚定自信、奋发自强的钢杆中医人，一步一个脚印，一捧接一捧，开拓前行，就一定能加快推进中医药传承发展创新，造福中华儿女，惠及世界民众！

（马有度，重庆医科大学教授，国家级师带徒导师，国务院特殊津贴专家）

点评讨论

传承好中医，就是要学好、继承好传统的中医，多培养有中医思维的人。培养这类人才应当选择那些对中医有特殊感悟且热爱中医的人，应多鼓励自学、家传、跟师等学习方式，真正地传承好中医，使中医宝贵经验世代相传，让更多中医的绝招、绝活受益大众。（蒲昭和：中医科普作家、成都中医药大学副研究员）

在全面建设小康社会的新时代，中医在全民健康大工程中越发展示出其传统养生、防病治病的魅力，迸发出旺盛蓬勃的生命力！一大批有识之士更是把中医事业的传承与发展视为己任，为中医回归传承正途出谋划策，摇旗呐喊，并以实际行动传承中医，创新传承途径，令人敬佩！马派中医无疑是其中的代表，他们以自信、自强、自觉之精神不断抒写新一代中医人的大医情怀，践行中医人的责任担当，用实际行动为中医传承传播贡献马派力量，奉献马派智慧，是中医长征路上敢闯敢拼的"马家军"，是大时代弘扬中华文化的岐黄人！（吴朝华：重庆市中医院主任医师、中华中医药学会科普分会常务委员）

中医药植根于中国传统文化，要培养百万传承创新型钢杆中医，首先要培养中医发展的土壤，提高我国民众对于传统文化的认识，更要培养中医发展的核心——中医思维。不仅中医人必须坚持中医思维，而且要把这种思维方式普及给社会大众，以便他们更好地热爱中医、接受中医！（吴光速：重庆市九龙坡区吴泽生大环医术研究所所长）

"培养百万传承创新型钢杆中医"，是解决当前看病难，看病贵，看真中医更难的有效方法。培养真中医，铁杆中医，钢杆中医，扎根基层，治病救人，简便廉验，定受黎民百姓的欢迎，这是时代的呼唤！中医的根在民间，是民间医学，大众医学，草根医学。岳美中、李可先生的自学成才之路，给当代培养百万钢杆中医指明了方向！（林宏：出身中医世家的中医爱好者）

马派中医传薪

当代中医怎样立德、立功、立言？

"太上有立德，其次有立功，其次有立言，虽久不废，此之谓不朽。"三不朽，指立德、立功、立言。孔颖达疏："立德，谓创制垂法，博施济众；立功，谓拯厄除难，功济于时；立言，谓言得其要，理足可传。"（《左传·襄公二十四年》）

良医处世，不矜名，不计利，此其立德也；挽回造化，立起沉疴，此其立功也；阐发蕴奥，聿著方书，此其立言也。一艺而三善咸备，医道之有关于世，岂不重且大耶！（清·叶桂《临症指南医案》）

清代名医叶桂的"三立"之论，极为精辟。先说立德，最为关键，德为医之首；次说立功，为医之道，医术至关重要，术为医之基；再说立言，著文写书，既供当代医者品读，又供后世医者传承。做好"三立"，培养名医、明医、民医，既治未病，又治已病，防治养结合，幸莫大焉，造福中华，惠及世界。

当代中医人，有仁心，有善心，全心为民是根本，此为立德；当代中医人，治未病，治已病，奋斗终生永不停，此为立功；当代中医人，写文章，撰医著，代代相传事业兴，此为立言。

当代中医人，真正做好"三立"，功在当代，利在千秋！马有度读叶天士"三立"之论心悟有感。

（马有度，重庆医科大学教授，国家级师带徒导师，国务院特殊津贴专家）

点评讨论

立德、立功、立言，谓之三不朽！医者之立德，为济世仁怀之心，同情体恤之情；立功为力起沉疴，救危扶难；立言为著书立说，提掖后学，科普广授。（陈永亮：重庆市忠县中医院副院长、主任医师）

人生在世有三立，立德立功立言矣。立德为首身之本，德高术精医之旗。立功重在不为己，当期国家民族利。立言最难需谨慎，泽被后世不可欺。（王辉：重庆市北碚区中医院主任医师）

立德，诚信做人；立功，严谨做事；立言，传承文明。立德做人，是立功、立言的前提和基础。立功，是做事之方法。立言是立德、立功的延续和传承。立德、立功、立言，乃当代中医行为的思想准绳！（邓秀琴：重庆市中西医结合康复医院科主任、主治医师）

技在高，更在德，术在巧，更在仁。当代中医贵在怀仁心，行仁德、施仁术。马老毕生怀仁心、仁德、行仁技、仁术，治病救人，先为明医，誓为民医，成为名医，立德立功立言，我辈之楷模也！（何冠：重庆市中西医结合康复医院业务院长、主任医师）

民医者，全心为民，不计名利，是为"立德"；明医者，深明医理，济世活人，是为"立功"；名医者，著书撰文，授技育人，是为"立言"。（吴光速：重庆市九龙坡区吴泽生大环医术研究所所长）

德为医之首，谨遵马老教导，做医先做人，作为一个医者，首先要有良好的医德，对来求救者，不论贵贱贫富，长幼妍媸，怨亲善友，华夷愚智，均应一视同仁，用心为他们诊治；其次是术为医之基，应勤学苦练，博采众长，用精湛的医术解除患者疾苦；最后我们还应将治病、防病、养生、育人的好经验、创新点，加以整理、发表、传承、传播，努力做一名合格的名医、明医、民医！（黄宗菊：重庆市江北区中医院科主任、主任医师）

国医大师刘敏如在带教时，对青年中医的一番教导，由青年中医黎崇裕先生记录如下：一定要记住做事先做人。古语有云："太上有立德，其次有立功，其次有立言，谓之三不朽。"立德，即树立高尚的道德，也就是要先学会做人，要尊师重教，对于病人来诊不可拒，亦不可包揽，如果自己解决不了的疾患，可推荐给同行的专家处理；立功，即为国为民建立功绩，作为中医的一份子，最大的贡献就是学好中医，解除患者的痛苦，做一个对社会有贡献的人；立言，即提出具有真知灼见的言论，要敢于发出自己的声音，但不可夺他人之功。（谢大志摘录）

"三立"之论，简单说，就是做人、做事、做学问。就中医从业者来说，"立德"就是要有济世活人、积德行善之心，对病人谦逊、仁爱、善良、耐心，切勿夸饰自傲、计求利益。"立功"，就要利用自己所学医术服务大众，你的医术能让病人立起沉疴，早日康复，就是"立功"。至于"立言"，著书立说，可将有价值的东西传承下去，受益后人。但真正可以"立说"的，恐怕并不多见。为出书而出书，或出书为博取虚名，这就不足为取了，也有违"立德"。（蒲昭和：中医科普作家、成都中医药大学副研究员）

读今日话题立德、立功、立言，有以下三点感受：其一，未病已病两手治，防治养三结合，是最先进的医疗保健模式。未病、已病是内经提出来的，更有不治已病治未病之说。目前，我国卫生工作的大政方针已经从以治病为中心转变为以人民健康为中心，既要救死扶伤，更要促进健康，此为医学的终极目标。其二，马老一生践行防治养三结合，与我国国情紧密相连。因此在国内应该大力推广马老这一学术思想，使其尽快成为现实。其三，在科普立言方面，无疑马老又是一面旗帜。他是我国中医药健康养生文化"双创"的杰出代表，他的许许多多健康和养生格言，家喻户晓，脍炙人口，深受老百姓喜爱，既丰富了中医立言的内容，更为古为今用的中医人树立了学习的榜样。（宁蔚夏：中西医结合科普作家，成都市第二人民医院副主任医师）

马派中医　走进永川　践行"五传"

"传承、传播、传真、传精、传新"是巴渝马派中医一贯遵循的传承理念。本着"传承中医精气神，传播人间真善美，造福民众康寿乐"的传承宗旨，以"学习交流、服务百姓"为出发点，3月31日，在马有度教授的带领下，23位马派传承弟子来到重庆市永川区中医院，开展义诊咨询和中医传承学术交流，为传承室第23次面授传承交流活动增添了新内容，注入了新活力。

现场义诊　践行传真

雨后的永川，空气格外清新。永川区中医院的门诊大厅，人头攒动，事先得知巴渝马派中医的名师高徒将来院义诊，心切的患者早已在义诊现场排起了长队，有的患者甚至举着吊瓶急切地等候，双眼露出期待的眼神。10余位具有高级职称的马派传承弟子身着白大褂，准时落座义诊。义诊专家涵盖中医肺病、心病、脾胃病、脑病等内科及骨科、妇科、康复、针灸等专科名家。马老在考察了医院的专科建设和整体发展后，亲临义诊现场，为执着等候的患者诊病。只见马老沉心定气，神情和蔼，问诊简练，处方书写规范洒脱，清晰明了，还不时侧过身来，面对随诊弟子讲解诊病要点。马老夫人徐亚华老师一如既往地守候在马老身旁，协助马老应诊，不时轻言细语地回答患者的疑问，呈现出一幅夫唱妇随的和谐画面。几位传承弟子围在马老身后，凝神定志，聚精会神，学习观摩马老诊病。一位患者为了能得到马老的面诊，专程从潼南赶来，当他拿着马老的处方时很开心地说："马老慈眉善目，和蔼可亲，三言两语就能解答病人疑惑，就诊过程很轻松很享受。"半天的义诊在忙碌、有序中不知不觉就结束了，时间虽然短暂，但马派传承师徒们对患者的真情仁心却绵长久远，马老对弟子言传身教的真诚真心和真材实料亦彰显无遗，代代流传，是为传真也。

师徒同台　践行传承

简单的午餐后，名老中医马有度教授传承工作室第 23 次面授传承交流活动于 13 时 30 分在永川区中医院学术厅准时开始。传承交流活动由永川区中医院科教科科长、硕士研究生李国俊主持。马老及三位弟子分别做学术传承交流。马老率先登上讲台，以《自信自强推进中医药大发展 》为题，系统阐述了马老对中医传承与发展的宏观思考和独到见解；弟子吴朝华交流的题目是《多彩马派中医传承》，较为全面地介绍了巴渝马派中医传承的创立、理念、特色和成果；弟子王辉带来了他学习研究重庆市名中医傅灿鎏学术经验的最新成果《傅灿鎏学术思想》简介；弟子黄学宽分享了自己多年来的临证经验与感悟。在形式上，导师和弟子同台演讲，导师引领在前，弟子跟随其后；在内容上，既有对中医文化特征的整体认识和传承发展的策略建议，也有学习理论、感悟临证的经验总结；既有传承室弟子自身的学习收获，也有传承室外名医名师的学术思想研究和传递，充分体现了巴渝马派传承"师传弟子，弟子互传，弟子传师，同道互传"的传承训导，是为传承也。

面向基层　践行传播

巴渝马派中医传承走进永川是传承室成立两年来，首次走出传承室课堂，直接面向基层大众的又一次积极探索。在永川区中医院的现场义诊和咨询活动，巴渝马派中医的师徒们不仅给基层患者送去了治病良方，传递了赤诚爱心，也传播了传统中医文化，展示了中医魅力。随后举行的传承室第 23 次面授传承学术交流活动更是吸引了 300 多位中青年专业人士到现场学习交流，从青春洋溢的青年医生到经验丰富的中年学者，从临床医疗的专业人员到行政后勤的管理人员，他们带着满眼的期待，聆听了巴渝马派中医导师及弟子学习传承中医的感悟，纷纷表示颇有收获，受益匪浅，是为传播也。

精耕细作　践行传精

巴渝马派中医导师马有度教授一贯以办事认真、作风严谨而受众人敬重，他常说："世界上怕就怕认真二字，共产党就最讲认真。"他要求传承室弟子在学术上做到"去粗取精，去伪存真"；在治学上做到"精勤治学，精益求精"；在写作上做到"精简精练，言简意赅"。马老的演讲主题——"自信自强推进中医药大发展"，以简练鲜明的观点表达了一代中医名师对中医文化的挚爱、自信和期望，用"坚定自信，奋发自强，推进中医药大发展"喊出了新时代中医人传承中医、发展中医的信心和激情；弟子吴朝华以细腻的观察和体悟，用"智者、医者、仁者、行者、师者、乐者"六个关键词勾画了一代杏林名人——马有度教授的立体形象，从巴渝马派中医之诞生、传承之策略、传承之特色、传承之形式、传承之成绩和传承之未来等六个方面，阐述了巴渝马派中医的成长历程；弟子王辉虚心虔诚，兼收并蓄，对名医傅灿鎏的学术思想概括精练准确，富有特色；弟子黄学宽善于思考，融会贯通，在教学和临证中细心领悟，对传统中医理论和历代医家经验反复琢磨，历 10 余年思索凝练终成特色中医学术著作《中医理论新解与临证妙用》，令人期待，是为传精也。

观点新颖　践行传新

创新是推动人类文明前进的动力。马老一生勤勉躬耕，殚精竭虑，用创新思维寻求中医传承发展之路。马老高度重视创新，把创新作为传承室"五传"理念的重要组成部分，贯穿于中医传承活动的全过程。在《自信自强推动中医药大发展》的演讲报告中，马老力倡中医理论自信、文化自信、疗效自信和养生自信，提出中医发展三大战略八大战术，积极推广以心胸有量、动静有度、饮食有节、起居有常为核心的"四有"中医养生理念，是其探索中医发展、大胆创新思考而产生的具有高度前瞻性的新观念、新论点。在互联网快速发展的新时代，马老还开创了互联网＋中医传承新模式，通过创立马派中医传承微信公众号开展中医传承工作，将封闭式传承改为开放式传承，将传承室内部交流拓展为内外交流，将传承与传播有机结合，实乃中医传承方式与时俱进的创新之举。和着共建人类命运共同体的时代节拍，马老适时提出共建中医命运共同体新思想，是为新时期新形势下中医建设发展发出的新呐喊。在马老创新思维和创新举措的影响和鼓励下，传承室弟子们潜心领悟，努力创新，每有收获。马老偕弟子邹洪宇，共同完成《伤寒论点评》，已正式出版发行，该书以曾任重庆市中医学会秘书长的著名中医学家任应秋编注的宋刻伤寒论为底本，用八纲论伤寒的新观点进行点评，在认真继承的基础上加以创新，受到好评。本室弟子王辉主任医师作为第二主编即将推出《傅灿鎏学术思想》，马老为该书作序，对该书传承创新名老中医学术思想和临床经验给予高度评价。弟子黄学宽独自撰写的学术专著《中医理论新解与临证妙用》以新颖的论点和独到的用药构成其鲜明特色，为中医同道同仁学习运用中医传统理论和方法打开了一扇新窗口，开辟了一条新路径，是为创新也。

国运昌则事业旺！在全面建成小康社会的伟大征程中，中医药事业已汇入健康中国的国家战略，作为中医文化的拥趸者和传承者，巴渝马派中医将继续秉承传承、传播、传真、传精、传新的"五传"理念，用踏实的脚步、诚恳的劳动，践行传承宗旨，为保护好、传承好、利用好中医药，为开拓中医事业的美好明天而努力前行！

（吴朝华，重庆市中医院主任医师，中华中医药学会科普分会常务委员）

点评讨论

马派传承团队深入基层，为人民群众排忧解难，接地气，很好！中医之根在基层，中医专家经常下基层，让老百姓有更多获得感，扩大中医影响力。这一举措应该得到政府部门支持。（刘世峰：重庆市荣昌区人民医院中医科主任、重庆市中医药学会科普分会副主任委员）

中医药的传承、创新不是口号，需要脚踏实地的践行者。八十二岁的小马哥应是全国中医药人的标杆，马老作出了表率，后来者应层出不穷，祖国的中医药事业一定会繁荣昌盛！（姜碧清：重庆合道堂中医馆总经理）

马派中医传薪

独特的中医传承活动

秋风送爽，硕果飘香。2018年10月20日，注定是个收获的日子，马派中医传承学术研讨会及新书《马派中医传承》首发式在重庆长城宾馆隆重举行。来自全国内地和港澳台地区及海外的中医同道500余人欢聚一堂，共同见证"马派中医传承"创立2周年来所取得的成果，共同探讨中医传承与发展新思路，为中医传承发展新时代增添了一抹亮丽的色彩，为健康中国建设点燃了一束绚烂烟花，为中医文化传承讲述了一个个精彩的故事。

欢迎仪式　展示马派神韵

十月的重庆，秋意正浓，凉风习习。而长城宾馆的学术大厅却热气腾腾，座无虚席，连厅内过道都坐满了人。在主持人热情洋溢的声音中，马有度教授传承工作室的弟子们身穿统一的中式对襟，手持鲜花，精神饱满地走上主席台，马有度教授身着红色唐装，神采奕奕站在弟子中间，用高亢嘹亮的声音带领众弟子致欢迎辞："欢迎欢迎，热烈欢迎"表达了弟子们的热忱之心，"真实汇报、真诚请教、真心感谢"道出了弟子们诚恳之情，"传承中医精气神、传播人间真善美、造福民众康寿乐"的宗旨和"传承、传播、传真、传精、传新"的理念展示了弟子们的抱负和态度，把具有"智慧之学、灵验之术、文化之花"特质的中医药"传承好、发展好、利用好"宣示了弟子们的自信和决心，做"有名之医、明理之医、人民之医"则传达了弟子们的理想和心声。马有度教授高度精练的八句欢迎辞，徒弟们激情迸发的八次叠句重复，让马派中医传承独有的务实、认真、快乐的精气神，在一瞬间展露无遗。那简短明快、昂扬向上的欢迎仪式，不仅给严肃的学术会议揭开帷幕，更如一缕清风给大会营造了轻松和谐、融洽愉悦的氛围。

弟子汇报　勾画马老形象

正如欢迎辞中所说的那样，马有度教授的弟子们以谦逊诚恳的态度向与会嘉宾和代表真实地汇报了两年来传承工作室开展的工作，分享了弟子们的所学、所悟、所获，描绘了弟子们心中的导师形象。弟子何冠以"小马哥，大传承"为题，介绍了马有度教授主要学术著作和科研成果，阐述了马有度教授为传承工作制定的宗旨、目标、理念和方法，展示了马派中医传承有序；弟子邹洪宇重点汇报了马有度教授关于中医四大特色的独到见解和论述；弟子李官鸿主要汇报了马有度教授关于中医发展的战略战术观；弟子吴光速侧重从科研科普并重的角度展现马有度教授对科研科普的创新思维和独特视角；弟子黄学宽从临床角度汇报了马老治疗脾胃病的经验和特点；弟子吴朝华则以较翔实的资料和切身的领悟，从马派中医传承之诞生、导师之画像、传承之策略、传承之特色、传承之形式、传承之成绩和传承之未来等七个方面，系统地展示了马派中医传承的整体思路，其对马有度教授是"医者、智者、仁者、行者、师者、乐者"的描述立体而生动，贴切而全面。马老睿智大度、挚爱事业、虚怀若谷、乐观豁达、甘于奉献的品质和修为跃然纸上，感人至深。

"大咖"现场演讲　精彩纷呈

作为一个纯民办性质的中医传承学术大会，诸多嘉宾和领导出席并讲话，是本次大会的一大亮点。成都中医药大学党委书记刘毅对马派中医传承研讨会的隆重召开表示热烈祝贺，希望马老能够培养出更多优秀的中医人才。重庆医科大学党委书记陈蓉认为，"马派中医传承对中医师承教育起到了很好的示范作用，是对院校培养的有效补充"。国家中医药管理局三位原副局长李振吉、李大宁和吴刚均到会祝贺，李振吉在讲话中充分肯定马派中医的"学习性传承，研究性传承，发展性传承"模式值得推广，吴刚称赞"马有度教授为中医传承发展付出了很多心血，做出了很多贡献，马派中医传承培养了很多优秀中医人才，值得钦佩"；三位国家中医药管理局的老领导同时到会，实是对民办中医传承工作的极大支持。重庆市人民政府原副市长窦瑞华在讲话中赞叹道："马派中医传承团队和谐、团结、齐心，方向明确，攻坚克难，定有所成，希深入研究，充分发挥马派中医的特色和优势。"重庆市人大副主任杜黎明在大会总结时指出，"本着对中医传承的高度责任，80岁高龄的马教授用毕生所学倾囊相授，其传承宗旨有高度，传承理念有深度，传承方式有创新，希望继续秉持传承、传播、传真、传精、传新理念，积累经验，为中医传承开创一条时代之路"。国医大师刘敏如专门拍摄视频对大会的召开表示祝贺；《中国中医药报》专刊部主任海霞教授、中华中医药学会科普专委会副主任委员邓玉霞、著名中西医结合科普作家宁蔚夏、澳门中医促进会副会长李学君及太极集团副总经理金思岑等参加会议并做主题发言；世界中医联合会养生专委会会长、成都中医药大学博士研究生导师马烈光教授在报告中引《素问》之语，盛赞马有度教授"华叶递荣，声实相副"。北京中医药大学中医药文化研究与传播中心主任毛嘉陵教授把马派中医的特色概括为五大特点：一是强调人生与事业相结合；二是强调治未病与治已病相结合；三是强调身体与生存环境相结合；四是强调四诊与现代检查相结合；五是强调学术与科普创作相结合。他特别指出马有度教授对中医的情怀、信仰、追求和精神，值得中医人好好学习。

新书面世　立马抢购一空

《马派中医传承》由马有度教授和弟子们共同编撰、中国科学技术出版社出版发行。专著集中反映了马有度教授的学术思想、临证经验及其在中医理论创新和传承发展方面的积极探索。全书展示做医与做人、医论与医话、传承与创新、科研与科普、评书与评人五大板块。书中既有弟子们撰写的论文，又有马老的亲笔寄语，还有传承室外专家学者的论述，是集学术思想与人文修养、中医传承与创新思维于一体的综合性医学著作。专著封面印有"师徒三代薪火相传，马派中医踏浪远航"，体现了"师传弟子、弟子互传、弟子传师、同道相传"的传承新理念；"千方百计提高临床疗效是硬道理，千方百计提高学术水平是硬道理，千方百计提高民众对中医药的信任度是硬道理"，反映了马派中医的坚定、自信和期待。

新书首发式一经推出，就受到与会者的喜爱追崇，出版社王久红副编审当场与新书购买代表签订购书协议，现场读者购书踊跃，首次印刷3000册当日抢购一空，根据新预订的购书数量，出版社当即表示积极组织第二次印刷。会后，手捧新书的参会者更是围着马有度教授在新书上签名留念。在电子书盛行、纸质书滞销的当下，新书购销盛况空前，令人振奋。

老骥伏枥　始终统揽全局

马有度教授传承工作室自2016年10月成立以来，马老就全身心投入到中医传承教育活动中，从确立传承宗旨与理念、制定传承目标与任务、创新传承方式与路径、营造传承空间与氛围，无不浸透着马老的心血和智慧。马老亲自拟订学习计划，坚持每月主题面授，点评弟子发言，主持马派传承公众号栏目设置，组织发布优选文章，发动线上线下互动交流，可谓既是策划者，又是执行者，其敬业勤奋之作风、高瞻远瞩之眼界，令人感动，令人景仰。为了保证《马派中医传承》一书的编撰质量，马老根据每个弟子的特长，分别命题，个别指导，亲自修改，反复斟酌，终于以内容丰富、文字简练、立意新颖、排版精美的特点呈现在读者面前，个中心血难以言表。为了马派传承学术研讨会和《马派中医传承》新书发布会的顺利召开，马老更是不顾82岁高龄，多次召集全室弟子开会讨论，制定会议方案，联系参会嘉宾，落实会务接待，把控会场细节，每每在深夜或凌晨四五点钟给弟子发微信，商量或指导工作，可谓殚精竭虑，呕心沥血。为了与参会者加强交流，马老还亲自披挂上阵，以"中医养生大众化"为题，分享了马老所悟之养生理念、知识和方法，马老诙谐的演讲、机敏的反应，引起现场听众的阵阵笑声，马老设置的随机问答互动环节，更是活跃了会场气氛，马老夫人徐亚华老师还为回答正确者赠送了纪念品，马老的"五乐"养生方法自然地融入大会现场，大会气氛轻松热烈，令人难以忘怀。

有目共睹　称赞成绩斐然

马有度教授传承工作室自成立之初，就遵循"真爱、真学、真懂、真用、真传"的准则，特别强调认真的学习传承态度。在线下传承活动中，坚持每月定时面授，严格考勤，当面点评，肯定优点，指出不足；论文撰写要求围绕主题，打开思路，鼓励创新，精益求精。线上传承，力求"马派传承精气神"微信群坦诚交流，积极发言，建言献策，各抒己见；"马派传承公众号"力求栏目新颖，特色突出，便捷实用，加强互动。同时，要求弟子兼顾学习传承与日常工作、临床科研与教学科普两不误，把传承之所学所悟应用到实践工作中，做到学用结合，学以致用。经过两年的努力，马派传承的特色品牌基本形成，人才培养初见成效，阶段建设取得成果。

踏浪前行　任重道远

潮涌渝州辟蹊径，劈波斩浪任我行。在决胜全面建设小康社会、努力实现中华民族伟大复兴的当下，作为中华文明重要组成部分的中医药正迎来文化复兴的春天。马派中医传承紧跟时代步伐，顺应时代需求，以高度的使命感和责任心，以严谨认真、勇于创新的执着和勇气，积极探索中医传承之路，为中医的传承发展贡献自己的智慧和力量，为传统医药服务人民健康大业积累新的经验和方法，把健康中国建设推向新高度！

（吴朝华，重庆市中医院主任医师，中华中医药学会科普分会常务委员）

点评讨论

马派中医传承学术会议盛况空前，吴朝华主任医师写得全面，文采飞扬！（李艳景：重庆市垫江县中医院副主任医师）

耄耋之年，精神矍铄，运筹帷幄，统揽全局。新书出版，集思广益，引人入胜，有口皆碑。马派传承，聚沙成塔，同心协力，光耀山城。传承活动，盛会空前，精英荟萃，笑逐开颜。（马红玲：中医爱好者）

　　小马哥马老您好！祝贺巴渝马派中医学派诞生。这是中医界的大事。马派中医医学底蕴深厚，影响巨大。1995年我到台湾大学参加学术研讨会，看到当地报纸转发您的医学文章。祝马派旗帜高高飘扬，推进中医事业不断前进！（钱超尘：北京中医药大学教授）

　　衷心祝愿马派传承在互联网时代，走向全国、走出国门，越做越大、越做越强。（马肇禹：湖北省武汉市第九医院康复中心主任医师、中医科普作家）

马派中医传薪

生动活泼的中医传承庆典

　　2019年9月28日，名老中医马有度教授传承工作室成立三周年总结座谈会在闻康集团多功能厅举行。重庆市原副市长窦瑞华、重庆市中医药管理局原局长吴昌培、重庆市民政局社会组织综合党委专职副书记许显昌、闻康集团董事长郑早明、重庆市中医药学会原会长周天寒及市内知名中医药专家应邀出席了会议；学员家属、中医传承研习爱好者参会；重庆电视台、重庆晨报、医药导报等媒体记者到现场采访报道。

老当益壮小马哥　全程主持精气足

　　由马派中医传承室导师马有度教授全程主持的座谈会现场简洁而热闹。马老一马当先，首先用简洁明了的文字、丰富多彩的图片和生动风趣的语言，系统地回顾了"马派中医传承"成立三年以来的系列活动，重申了传承室的宗旨、理念和目标，展示了传承室所取得的成绩，对传承室的未来进行了规划，给人们呈现出一个真实、团结、勤奋、向上的中医文化传承创新团队形象。

为了鼓励传承室全体学员，感谢给予传承室支持的领导、专家及学员家人，工作室设置了传承学习三年全勤奖、优秀论文讲座奖、最佳学习团队奖、组织活动奖、最佳热心服务奖、跟师侍诊奖、马派中医公众号特别贡献奖、公众号阅读分享和留言点评奖，以及室外学员热心列席学习奖等，与会的领导和中医药专家为获奖者颁奖，全程充满了欢乐祥和、催人向上的浓厚氛围。

图文并茂展形象 三年耕耘成果丰

马有度教授对传承室成立三年来的回顾和总结令人印象深刻，每一张图片都记录着传承室成长的脚印："传承中医精气神、传播人间真善美、造福民众康寿乐"是传承室不变的宗旨；"传承、传播、传真、传精、传新"是传承室与时俱进的传承理念；"出成果、出人才、出特色、出品牌"传递出传承室的目标和信心。从成立之时的筹备会到每一次集中面授传承，从传承室一周岁到两周岁生日总结纪念活动，从论文论著的出版发行到马派中医传承全国学术研讨会，从市内集中面授学习到区县基层的交流畅游，一张张图片串连起传承室全体师徒学习交流的身影和故事，承载着师徒们热爱中医、传承国粹的热忱和执着。

三年来，传承室持续开展集中传承面授活动30余次，进行半年或周年阶段性工作总结4次，发起、主办和协办中医传承互联网＋高峰论坛、马派中医传承学术研讨暨新书发行等全国性学术会议2次，出版中医学术著作两部，巴渝马派中医公众号关注用户数超过6000，发表原创文章近300篇。

学员发言动真情 不忘初心踏征程

在5分钟的学员谈心交流环节，参会学员分享了自己在过去三年学习中的收获和感想。传承室室长毛得宏率先发言，他说：三年的传承学习，最大的收获不只是得到了马老临证治疗的一方一法，而更多的是马老热衷中医事业、执着中医传承、无私扶持后辈的大爱情怀和淡泊名利的高尚情操，是马老的德行激励他在繁忙的行政事务之余坚持中医门诊、坚持每月集中面授学习，这一切都是源于导师的榜样力量。吴朝华室长用三个关键词表达了自己的心声：一是感谢，感谢马老的无私大爱，让中医后生有重新浸染传统文化、感受大师风采的机会；二是感动，每每收到马老在凌晨4时、5时发出的传承学习意见或安排时，心里无不为之感动，马老82岁高龄为传承中医如此操劳，我们有什么理由不加倍努力、奋起直追；三是行动，导师引领在前，晚生更当努力，希望与传承室学员们一起，立即行动起来，为实现传承目标任务而不断奋斗。王辉最大的感触是：马老给弟子们上的第一堂课是"做医与做人"，提出"名医、明医、民医"的为医之道，让我们明白了"德为医之首，术为医之基"的深刻道理。彭支莲感慨地说：马老在教给我们如何做学问的同时，也教给我们热爱家人、相濡以沫、关爱扶持的做人道理。李官鸿、黄学宽、何冠、邹洪宇等学员一致表示将在未来的传承学习中更加珍惜，更加努力，不负导师的殷切期望，不负自己的求学初心。

专家评论精彩呈　情真意切寄厚望

　　出席会议的领导和专家对传承室三年总结座谈会的务实作风纷纷表示赞赏，对传承室所取得的成绩和产生的影响表示充分肯定。国务院特殊津贴专家冯涤尘对马有度教授在传播中医文化、促进中医传承的坚持和坚守表示敬佩，视为中医人的榜样，愿与马老一起前行，共同做好中医传承。重庆市名中医聂天义盛赞马老是马派中医传承的领军马，80年来马不停蹄，80年后快马加鞭，马老首创民办中医传承工作室、首开中医传承微信公众号，定会马到成功。重庆市中医管理局原局长吴昌培感叹：马老的汇报真切生动，与会人员的发言令人感动，称赞马老是钢杆中医，祝愿传承室一路披荆斩棘、高歌猛进、硕果累累。重庆市政府原副市长窦瑞华在讲话中表示：每一次参加马派传承室的活动都深受熏陶、激励和感动，马派传承有特色、有活力、有热情，十分难得一见，可喜可贺，可期可待，希望成长为中医传承的一面旗帜。闻康集团董事长郑早明在讲话中表示：马派中医传承成绩斐然，令人期待，令人鼓舞。

　　重庆市民政局社会组织综合党委专职副书记许显昌发言道：在新中国成

立七十年华诞之际，有幸参加马派中医传承三年探索庆典座谈会，倍感荣幸，献上一首打油诗，表达对小马哥马老义薄云天、诲人不倦精神的崇高敬意。

马老才德皆翘楚，名震杏林属凤毛。

悬壶济世行仁术，德馨博学技精妙。

耄耋再开传承室，弘扬中医倍操劳。

可惜本人无机缘，拜在门下着青袍。

幸得夫人随师尊，不憾余生永自豪。

桃李天下自成蹊，岐黄妙手永年少。

祝愿马派中医传承，一马当先，群马向前，万马奔腾，马到成功！

领导和专家同仁的发言令人鼓舞。马老代表传承室对各位领导和专家的赞扬和鼓励表示衷心感谢，号召全体学员以此为起点，再接再厉，不忘初心，在做好本职工作的同时，继续开展好传承活动，积极撰写《马派中医传薪》论文，争取保质保量完成传承计划，回报领导专家的厚望，回报社会民众的期待。

随后，马派传承室的学员们分别向出席座谈会的领导、专家和支持传承工作的学员家人代表敬献鲜花，赠送纪念品，对他们的关心、支持和爱护表示真诚感谢。

马派中医传承三周年总结座谈会在领导、专家及学员的大团圆合影中定格，圆满结束。

（吴朝华，重庆市中医院主任医师，中华中医药学会科普分会常务委员）

点评讨论

伟哉岐黄学，

壮哉马派人！

不负新时代，

贵在精气神。

——窦瑞华（重庆市原副市长、政协副主席）

真棒！马老还是那么热情洋溢，精气神十足。祝马派中医传承越来越红火！（海霞：中国中医药报社专刊部主任、中华中医药学会科普分会秘书长）

在喜庆建国七十周年之际，荣幸应邀参加马派中医传承三年庆典。对马派中医传承工作取得的丰硕成果表示热烈祝贺，对工作室全体师生的精气神深表敬佩。为此，特写小诗一首以表赞美之情！

马派传承工作室，

硕果累累创佳绩；

教书育人无止境，

传经布道堪称奇；

老骥伏枥志千里，

马老争先齐奋蹄；

名师高徒同发奋，

中医振兴定可期。

——黄兴谷（重庆市名中医、重庆市渝中区中医院原院长、主任医师）

2019年9月28日下午，我应邀参加马派传承三年庆典。三年来在马老的引领下，在众弟子的努力下，传承室成绩显著，硕果累累，人才辈出。特写小诗一首，点赞祝贺！

祖国华诞70年，

马派传承3周年。

一马当先举旗帜，

众马奔腾马蹄欢。

倾囊相授众爱徒，

德术双馨人才出。

传承中医精气神，

铸就巴渝国医魂。

三年操劳结硕果，

继往开来笑开颜。

——叶秀英（重庆市名中医、重庆市江北区中医院主任医师）

加入马派中医传承，倍感荣幸，收获良多。三年来，学到了怎样做人、怎样做医、怎样对待事业、怎样对待患者、怎样将振兴中医事业与振兴中华有机结合。值此中华人民共和国成立七十周年之际，我们热血沸腾，下定决心，在实现中国梦的伟大征途中，踏踏实实，做出一名中医人应有的贡献。（何冠：重庆市中西医结合康复医院业务院长、主任医师）

感恩马派中医公众号推送的文章，我坚持每天学习，收获满满，应用于临床，疗效提高。老师们辛苦了！感恩马老及所有老师！传承中医，任重道远！路漫漫其修远兮，吾将上下而求索！（阳蓉辉：重庆市中西医结合康复医院副主任医师）

在中华人民共和国七十周年庆、马派中医三年庆之际，有幸成为目前马派最后一名弟子，乃人生一大幸事。学习老师做医做人的品德，学习老师辨证论治的丰富经验。做一个真正的中医人、做一个美好的中医梦！（胡春蓉：重庆市第九人民医院风湿免疫科/心身医学科/中西医结合科主任 主任医师）

一晃三年过去

留下深深的足迹

中医传承，生生不息

有爱有诚，惠国惠民

——汪思言（资深媒体人）

师者，人生之大宝

一、师者，所以传道授业解惑也，传道是最高层次的师承学习

拜师马老，学习中医已经 3 年，每月 1 次的传承活动按期举办。马老虽已 82 岁高龄，每次传承活动总是亲历亲为，学习的内容、学习的方式都亲自设计，亲自指导。是什么一直在激励马老？马老的动力到底是什么？我一直在思考这个问题。马老的第一讲就讲《做医先做人，感恩我良师》，接下来就讲《中医的特色和优势》《中医人写好中医文》。继而，再讲《怎样提高中医疗效》，传授临床经验。我寻思跟师马老 3 年来我们到底学到了什么？细细想来我认为马老教给我们更多的是方法，而不只是方术，首先是讲"道"的层面而不只是讲"术"的层面，而"道"这个层面的学习，比"术"这个层面会高出更多，这就是为什么马派中医传承工作室越来越有魅力，越来越有吸引力的原因吧。

记得马老在传承室第一次讲座，讲的就是《做医先做人——感恩我良师》。马老讲到他在学医过程中先后跟师吴棹仙、鄢莹光、熊寥笙、陈源生、陈枢燮、徐有玲，又向黄星垣、宦世安、任应秋、方药中、凌一揆、邓铁涛等名师请教。有些老师名气很大，有的老师身在基层默默无闻，而这些老师都给他留下深刻的印象。他们高尚的人格、精湛的医术、渊博的知识，都使马老获益良多，马老特别强调为人的重要性。马老第一讲就讲这个题目意在要让我们这些弟子明白，"做好人"是"做好医"的前提。他说："德为医之首，术为医之基。"也就是强调有德方有术，德高术更精。因此，马老高屋建瓴，他传承的首先是做人与做医的道理。做人不行，即使医术再高也难成精诚大医。马老通过自己的亲身经历来讲这个道理，特别引起大家的共鸣。当前社会上部分人功

利心比较严重，少数医生也经受不住金钱的诱惑，变成所谓的"商医"，在做人这个层面就难言高尚，当然难成大医。马老用心良苦，宛若"随风潜入夜，润物细无声"。他就是这样既大声疾呼做医先做人，又介绍德艺双馨的大医典型，潜移默化地引导弟子奔向精诚大医的征程。

通过三年中医传承，大家深深体会到82岁高龄的马老，发自内心对中医矢志不移的热爱，对中医事业孜孜不倦地追求，对中医学术严谨求实，对自己严格自律，对弟子甘为人梯，对家人相濡以沫。这些都在马派中医传承的过程中细润无声地影响着我们，这是特别需要大家好好学习的，从这个层面上讲，马老是真正的传道者。

二、师者，人生之大宝也，弟子要做名医，也要做明医、更要做民医

读经典、跟名师、勤临证、有专攻是学好中医的四大环节，而跟名师又是其中至关重要的一环。有幸跟师马老学习中医实在是人生之大幸。马老教导我们不仅要做知名度高的名医，更要做深明医理的明医，尤其要做全心为民的民医。名医、明医、民医可以说是为医三重境界。做知名度高的名医难、做深明医理的明医更难，要做全心为民的民医，更是难上难。要求我们必须要有崇高的人格品质，扎根于内心深处的为民情怀，更要有那种"先天下之忧而忧，后天下之乐而乐"的超凡的思想境界。为医不易，为好医更难，有像马老这样的大医做指导实在是我辈的幸运。

三、师者，教之以事而喻诸德也，弟子当以立德、立功、立言为人生追求目标

古往今来，但凡为师者，都要注重德才兼备，不仅要传授弟子"谋事之才"，更要传授弟子"立世之德"。马老教导我们，人生在世要"三立"，也就是要立德、立功、立言。他说："当代中医人，有仁心，有善心，全心为民是根本，此为立德；当代中医人，治未病，治已病，奋斗终生永不停息，此为立功；当代中医人，写文章，写医著，代代相传，此为立言。"马老说，唯有淡泊名利，方能宁静致远，但是我们也要有中医人的责任感和使命感。中医在当前虽然迎来了天时

地利人和的大好时机，但是中医在传承过程中存在的问题还是不少，习近平总书记对中医药工作的最新指示就是"传承精华、守正创新"。因此，通过"三立"来振奋中医人的士气，要提升国民对中医药的认知度和信任度，要提高中医药在大健康时代的参与度，要为大健康时代做出我们中医人自己的贡献。马老要求我们，既要树立高尚的医德，为国家的大健康事业立功，又要不断学习，写出更多优质的文章，流传后世，让我们的后代也能从中受益，让中医药能够一代一代传下去，行稳致远。

马老带领我们学习中医，就如在茫茫大海中行进的航船一样，在艰难的航行中一下子看到了彼岸的信号灯，它瞬间就照亮了我们前进的方向，带给我们光明和希望。我常常感叹每参加一次马老组织的传承活动，仿佛就像又进了一次中医学习的加油站，马老身上蕴藏的精气神常常能为我们学好中医注入无穷的能量和力量。

为了表达对马老师的感激之情，总结马派传承学习的收获，拟小诗一首以记之。

马老今年八十多，传道授业又解惑。
做人尤须诚与信，为医重在先立德。
精研岐黄医理明，扶危救困医术精。
医遍天下人无病，全心为民留汗青。
人生在世有三立，立德立功立言今。
立德为首身之本，为人处世此为基。
立功重在不为己，当期国家民族利。
立言最难须谨慎，泽被后世不可欺。

（王辉，重庆市北碚区中医院主任医师）

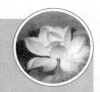

马派中医传薪

一马当先　三年奋进

在举国上下热烈欢庆新中国成立七十周年的大喜日子里，参加马派中医传承三周年庆典，十分荣幸！对马派中医传承室三年来取得的丰硕成果，表示热烈的祝贺！对今后必将获得的更大成就，充满期待！为此，谨献小诗一首：

马派传承三周年

弘扬岐黄业不凡

高歌欢庆新时代

不忘初心更向前

今天身临马派中医传承活动的现场，我有感而发，想就马派之"马"为题，谈谈马派的领军之"马"。

记得有一首歌唱道"马儿啊，你慢些走"，马派领军之"马"，可不是那贪婪景色而慢慢踱步缓行的马。马老师对中医事业的追求，从未停止过前进的步伐，正所谓"马不停蹄"。近年来，为了更宽领域、更快速度弘扬中医学，他为中医传播插上高科技翅膀，开辟巴渝马派中医传承微信公众号，现已有正式关注户七千余户，对中医之振兴正是"快马加鞭"！马老师以中医科普的领先、突出的成就，荣获首席中医科普专家，中国中医科普第一人，称得上"一马当先"。

凡是马老师要办之事，能办之事，在他的主持、策划、实施之下，都会取得圆满成功。去年，在渝举行的马派中医传承学术研讨会，在马老师精心组织下，会议规模之空前，参会层次之高端，会议收获之丰硕，会议影响之深远，在学术界留下了深刻的印象和难以抹去的记忆！这正是"马到成功"！

马老师还是"黄河大合唱"中"风在吼，马在叫"之能"叫"之"马"！记得，当年方舟子在舆论界散布对中医的许多诽谤性言论，对中医产生了很坏的影响。当他来到山城重庆，马老师即带领重庆市中医药学会的专家，与之进行公开的辩论。在交锋中，马老师挺身而出，义正言辞驳斥了方舟子的谬论，勇敢地捍卫了中医阵地。

马老师更是"识途"之"老马"。他深知中医药事业振兴的关键在于加强党对中医的领导。因此，在当年重庆市中医管理局被撤销之后，他大声疾呼要恢复和重建重庆市中医管理局，并对此作出了不懈的努力。他对传承室的学友们提出"做医先做人"，要做"名医、明医、民医"，为学友们指出了成功之道。

现在，马老师已是耄耋之年，仍为中医事业的振兴乐此不疲，马老师真是"志在千里"而"伏枥"之"老马"。

马老师为什么会成为杏林原野一匹高大的"骏马"呢？

首先，马老师的人生，确立了高调做事、低调做人的人生观；厚德博学、宽人严己的价值观；谨慎处事、妥善应变的行为观。马老师的立身之道，为他的事业成功铺平了道路，奠定了基础，提供了保障！

其次，在党的教育、引领下，在专业生涯的锤炼之中，马老师矢志不渝地恪守自己对中医的理论自信、疗效自信、文化自信、道路自信的牢固信念；坚定不移地选择了对中医"忠诚、担当、传承、弘扬"的正确道路；坚持不懈地维护中医的科研、科普阵地。因此，马老师在中医的理论创新、临床诊疗、方药研究、科普开发、发展战略等诸多领域都取得了显著的成就，逐步形成了自己特有的以科研、科普为抓手的"两科"弘扬中医的学术风格，受到了学术界的广泛关注和普遍赞赏！

马派中医是我市中医界的一朵奇葩。我们希望其不仅要植根巴渝大地，更要走向大西南、走向全中国，跻身中医各家学派的行列，并与各学派交往、交流、交融，在相助、相生、相长中，共掀中医药学术万马奔腾、欣欣向荣的昌盛繁荣，为中华优秀传统文化的弘扬，为中华民族伟大复兴，作出更大的贡献。

（聂天义，重庆市名中医，重庆市涪陵区中医院原院长，主任医师）

反响热烈的中医师承教育论坛暨
跟师经验交流会

中医应该如何"传承精华，守正创新"？中医院校教育与师承教育如何紧密结合？

2019 年 11 月 10 日，由成都中医药大学、四川省中医药教育促进会主办，名老中医马有度教授传承工作室、长寿区中医院承办的中医师承教育论坛暨跟师经验交流会在重庆市长寿区碧桂园凤凰酒店隆重召开。全国知名中医药专家和市内外各医疗、教育、科研单位的 507 名中医同道受邀出席。长寿区中医院龚致平院长宣布大会开幕，全场立即响起热烈的掌声。这是一场高水平的中医师承教育与跟师经验交流会，来自全国的知名中医药专家们就如何传承精华、守正创新，如何促进院校教育与师承教育紧密结合进行了深入研讨，反响强烈。

与会专家都是中医界的翘楚。成都中医药大学党委副书记、博士研究生导师沈涛教授，国务院特殊津贴专家、国家级师带徒导师、重庆医科大学马有度教授，世界中医药学会联合会养生专委会会长、全国中医药高等教育教学名师马烈光教授，世界中医药学会联合会治未病专委会会长、南京中医药大学原党委书记、博士研究生导师陈涤平教授，国医大师刘敏如女科医系研究院副院长、广州中医药大学王凯博士等光临会议，并发表演讲。

长寿区副区长张昌红在欢迎辞中指出，传承创新发展中医药是新时代中国特色社会主义事业的重要内容，对于弘扬中华优秀传统文化、增强民族自信和文化自信，促进文明互鉴和民心相通具有重要意义，期待本次会议的召开能助推中医事业传承发展。

国家中医药管理局原副局长诸国本先生专门发来贺词并为会议亲书一幅

书法作品"用通俗语言讲深刻道理"。重庆医科大学原党委书记、重庆市民政局常务副局长陈蓉也专门发来贺词。

本次会议举办了一场高水平的中医师承教育论坛。沈涛教授的《中医教育的回归与变革》，马有度教授的《一代传一代，一棒接一棒——难忘师恩，传授弟子》，马烈光教授的《〈黄帝内经〉"师传"之要》，陈涤平教授的《坚持守正传承，创新师承教育》，王凯博士的《中医情怀，传承创新》等专题讲座，精彩纷呈。各位专家从不同角度阐述中医师承教育对中医药发展的重要意义，不仅要研究传统经典，还要开拓创新，展现新风采，融入新时代。各位专家们高水平的演讲时时语惊四座，会场掌声阵阵。

在中医师承经验交流专题研讨会上，重庆市中西医结合康复医院业务院长何冠主任医师的《巴渝马派传承三年探索》，重庆市北碚区中医院王辉主任医师的《参加马派中医传承学习有感》，重庆医科大学中医药学院黄学宽教授的《马有度教授治咳经验与跟师感悟》，重庆市名中医、永川区中医院阳正国主任医师的《马有度教授妙用龙胆泻肝汤临床经验分享》，重庆三峡中心医院牟方政主任的《传道授业育英才》，重庆三峡中心医院副主任中医师郑祥本的《渝东郑氏中医家学传承》，燕青门正骨疗法代表性传承人朱怀宇的《燕青门正骨派传承与发展》，重庆市中医药学会科普专委会委员宋强的《中医师承——中医学习的入门和进阶》等专题交流发言都很精彩，涉及面广，既有理论探讨，又有实践感悟，还有经验交流，令人如沐雨露，如饮甘泉。

这次会议，恰逢全国中医药发展大会之后召开，受到媒体的高度关注，《中国中医药报》《医药导报》《重庆晨报》《重庆与世界杂志》及重庆电视二台的记者们纷纷前来采访，第一时间向海内外传播。

（龚致平，重庆市长寿区中医院院长，主任医师；唐纲，《重庆与世界》杂志

主编助理）

点评讨论

"传承"二字意义深远，既要有前辈的倾囊相授，又要后辈弟子的勤勉继承，感恩中医先辈们一代传一代，一棒接一棒的传承，愿中医药这一璀璨的瑰宝在我们的手中完整地接过来，传下去！（董彩凤：重庆市长寿区中医院副主任医师）

传承中医，是在继承的基础上发展中医。继承中医，必须继承中医精华，继承中医就要不偏离中医轨道，只有创新中医，中医才能发展。中医西化，偏离了继承创新中医的轨道，危害匪浅。

传承发展中医，需要更多像马有度教授这样的活动家、领头人，需要各级领导的支持，更需要大量"热血中医""铁杆中医"，尤其是年轻人的积极参与，才能推动中医药事业向前发展。（刘世峰：重庆市荣昌区人民医院中医科主任、重庆市中医药学会科普分会副主任委员）

中医药学是中华文明瑰宝，凝聚着中华民族的健康理念和实践经验，遵循中医药发展规律，一手抓院校教育夯基础，一手抓师承教育实经验。马派传承堪称"传承精华，守正创新"之楷模！（高昌慧：重庆市渝中医院原院长、主任医师）

院校教育打基础，师承教育上台阶，院校教育与师承教育紧密结合，必将为新时代的中医教育培育出大有可为的中医人才，影响深远！（邓秀琴：重庆市中西医结合康复医院科主任、主治医师）

> 院校教育广而众，
>
> 师承教育精而深，
>
> 两者结合互为用，
>
> 人才辈出中医兴！

—— （黄兴谷：重庆市名中医、重庆市渝中区中医院原院长、主任医师）

巴渝马派中医传承永远在路上

在这个潮流涌动、浮躁多变的年代，有这样一群人，他们热爱中医学，执着中医传承，志在服务百姓。共同的志向将他们凝聚到一起，他们传承学习，相互鼓励，对外交流，共同提高；他们用四年时光书写了一个个中医文化传承的精彩故事，为民办中医传承探索了一条创新之路，受到国内外同道的赞誉，他们就是——巴渝马派中医传承（简称：马派中医传承）大家庭。

回顾过去，展望未来，让我们重温马派中医传承故事，扬帆再出发。

诞生

新时代催生新事物。

随着全面建成小康社会和健康中国战略的全面实施，中医药迎来全面发展的新机遇，中医药也承载着人们更多、更高、更精、更地道的需求和责任，中医药更需要大批能承载如此使命的中医人！

一群热爱中医、渴望成长、志在弘扬中医药精神的中青年中医，勇敢而热切地盼望有德行、有技艺的导师指引！

时势需要引领人，时代呼唤中医人。

在这群中青年中医的期盼和呼唤中，一位耄耋老人放下安适生活，以对中医的挚爱和担当，率领着这群中医后辈，开启了民办中医传承创新模式。他，就是用一生热情拥抱中医、用一生智慧耕耘中医、有钢杆中医美誉的当代中医名人——马有度教授！

历史从来不会忘记甘于奉献的人。在 2016 年 10 月 9 日这一天，名老中医马有度教授传承工作室应运而生，马老在 80 岁高龄再度出发，带领着首批17 名弟子踏上了研习中医、传承中医、造福百姓的新征程，在中医传承的历史中刻下了"巴渝马派中医传承"的名字。

理念

锻造队伍,理念先行。理念是航向,是指南针,良好的理念是事业成功的基础和保障。巴渝马派中医传承导师马有度教授一贯奉行求真务实的作风,在与弟子毛得宏、吴朝华、王俊商讨筹备传承室之初,马老特别强调传承活动一定要脚踏实地,多做实事,切忌浮夸,要静下心来学习、领悟、传承、提高,通过传承,让所有学员确有收获,从而达到培养薪火相传、德高术精、全心为民的"名医、明医、民医"的目的。在充分征求传承室学员意见基础上,马老以宏大的思想和情怀为传承室树立了"传承中医精气神,传播人间真善美,造福民众康寿乐"的传承宗旨,坚持立足中医的主体发展思路,确立了"传承、传播、传真、传精、传新"和"真爱、真学、真懂、真用、真传"的传承理念,倡行"踏实做事,不走过场,务求实效,争出成果"的传承学风,要求传承室学员传承学习和本职工作两不误,做到"一手抓临床,一手抓教学,一手抓科研,一手抓科普",努力锻炼和提升"思维决策能力、口头表达能力、书面写作能力、动手操作能力",从"学习传承,研究传承,发展传承"三个层面,真正把传承室打造成"传承中医的培训班、传承中医的交流班、传承中医的研究班、传承中医的提高班和传承中医的创新班",力争实现"出成果,出人才,出特色,出品牌"的传承目标。

马老的传承规划,立足中医根本,"三大宗旨"立意高远,"五传""五真"理念新颖,传承学风低调务实,能力建设清晰明了,"五班"特色层次鲜明,"四出"目标定位准确,思路之新、格局之大,实乃中医民办师徒传承之创新标杆。

特色

基于马派中医传承的独特理念,贯穿于马派中医传承的特色主要体现为"新"和"实"。

"新",即创新、新颖。**一是**纯民办性质的非盈利性传承。传承室导师组织开展传承教学、带徒临诊、著书立说、宣传讲座、义诊指导等不取分文,学员参加学习交流不交任何费用；**二是**打破师授徒学的传统模式，倡导"师传弟子，弟子互传，弟子传师，内外相传"的传承模式，既有导师主讲，又有弟子发言，既有命题讲授，又有自由选题，既有导师点评，又有弟子互评，既有师徒交流，又有室外同道列席和讲授，营造出互动和谐、平等活跃的沙龙氛围；**三是**传承内容不拘一格，注重德行与技艺相结合，遵从"名医、明医、民医"的德术修养；**四是**传承形式多样，将传统教学与互联网相结合，开设了马派传承公众号及马派中医精气神微信群，从封闭式传承改为开放式传承，既有线下师徒之间面对面传承交流，又有线上中医文化传承传播，打造成立体开放的传承网络。

"实"，即求实、务实。**一是**传承目标切合实际。在全面完成传承学习计划的同时，传承室导师及弟子共同完成了 4 部中医专著编撰出版，传承队伍逐渐壮大，马派中医传承品牌影响力日益扩大，"出成果，出人才，出特色，出品牌"传承目标正逐步实现；**二是**传承学风求真踏实。马老确定的"五传""五真"传承理念已经深入人心，不仅在工作学习中要做到"五传""五真"，更要求在著书立说中做到"真凭实据、真材实料、真情实感、真知灼见"；**三是**传承纪律严格落实。为了确保传承活动的有效开展，马老要求在学习交流上平等自由、快乐和谐，在传承纪律上严格认真、规范自律，提出不迟到、不早退、不缺席、不分心"四不"要求，对个别确实因工作原因经常不能按时参加传承活动的学员，同意其自动退出传承室；**四是**传承活动务求实效。每次传承活动均提前安排，确定主题，既有导师面授、命题主讲，又有自由选题、导师点评，既有临诊带教、个别辅导，又有专题写作、集体讨论，重大活动更是精心策划，主题鲜明，广泛动员，注重细节，事后总结，不断提升传承活动质量和实际效果。

成绩

宝剑锋从磨砺出，梅花香自苦寒来。在马老的精心浇灌下，在学员的共同努力下，在同道同仁的支持下，马派中医传承从小到大，一路成长，形成了面授学习、书本学习、网络学习的传承特色，获得同道认同，民众喜爱，取得了令人欣慰的成绩。

一是品牌建设基本形成。自传承室创立四年来，马派中医传承以其定位民办性、学员自发性、教学严谨性、目标明确性、形式多样性、网上开放性等特点产生了广泛影响，其创立的马派传承公众号以新颖特色的栏目、丰富多彩的内容、指导性和实用性强的特点深受喜爱，全国内地及港澳地区遍及244个城市的专业人士和普通读者给予了广泛关注。公众号创刊以来，共开设《钢杆中医》《中医阶梯》《中华医话》《心悟感言》《养生保健》《群言堂》等11个专栏，共发布文章及感悟1000余篇，关注用户达7000余户，累计阅读总量达134万余次，累计阅读80余万人，分享次数9.5万余次，分享人数5.5万余人。特别是在新冠肺炎流行期间，公众号推出了以中医专家抗疫养生防病原创文章和群言堂讨论为主的一套组合拳，及时为处于瘟疫恐惧中的人们提供中医抗疫方法，《中国中医药报》《家庭医生报》《医药导报》《重庆与世界》杂志等媒体纷纷进行了报道，人民网、光明网、新浪、腾讯、搜狐、爱国网、喜马拉雅、麻辣社区等网站及国家中医药管理局官方微信、军体生活微信及池州区政府官方微信等政府职能部门纷纷转发马派传承公众号中医抗疫文章，进一步扩大了马派中医传承的影响。

二是人才培养初见成效。中医传承的主体是人，其本质就是要培养中医药人才。传承室成立4年来，传承队伍逐步壮大，经三次扩充，学员队伍由创立之初的17名扩大到38名。其中有国务院政府特殊津贴专家3人，第六批国家级师带徒导师2人，第六批国家级师带徒学员2人，博士研究生导师1人，硕士生导师3人，1人进入国家优秀青年中医培养计划，重庆市创新领军人才1人，市级名中医3人，区级名中医8人。有3人分别兼任全国中医眼耳口鼻分会副主委、全国中医药科普分会常委、全国名医学术经验专委会常委；1人兼任重庆市中医药学会副会长、4人兼任重庆市中医药学会七个专委会主任委员；担任中医及中西医结合医院正副院长8人；专业职称正高17人，副高14人。

三是阶段建设取得成果。按照"出成果，出人才，出特色，出品牌"的目标，传承室在马老的亲自部署和带动下，一步一个脚印，逐年落实计划，取得了一系列成绩。4年来，传承室持续开展集中传承面授活动30余次，视频传承交流2次，团队和学员深入区县开展传承活动10余次，进行年度或周期阶段性工作总结 7 次。传承室率先发起、主办和协办了中医传承互联网＋高峰论坛、马派中医传承学术研讨会暨新书发行仪式、中医师承教育论坛及经验交流会、重养生、治未病、防瘟疫研讨会等全国性学术会议 4 次。马老著作《健康人生快乐百年》第三版入选国家新闻出版广电总局 2017 年向全国老年人推荐的优秀出版物。马老与弟子邹洪宇共同主编的中医古籍名家点评丛书《伤寒论点评》、与弟子吴朝华共同主编的《医学心悟点评》及传承室全体师徒团队编撰的《马派中医传承》《马派中医传薪》等 4 部中医专著先后出版。传承室学员还积极带头主持或参与多项各级中医科研课题，撰写论文、科普文章及感悟 200 余篇，还参与制定的中医临床诊疗方案、院内制剂等成果得以推广应用。

感恩

　　莫道前路无知己，同仁帮衬助我行。马派中医传承一路走来，得到社会各界同道的大力支持，始得一帆风顺，稳步前行。闻康集团全程为传承室免费提供传承活动场所，陪伴和见证传承室一路成长。传承室每一次重大活动都有各级领导和中医同仁的站台和鼓励，更不乏全国各地专家学者的激励。

　　我们不曾忘记在传承室创建筹备会上，聂天义、冯涤尘、李配富、黄兴谷等中医老专家的期望，不曾忘记在马派中医传承室成立大会上两位国医大师石学敏院士和刘敏如教授亲临现场致贺，不曾忘记在马派中医传承学术研讨会及《马派中医传承》新书首发式上重庆市人大副主任杜黎明、重庆市政协原副主席窦瑞华等领导的关心寄语，不曾忘记原国家中医药管理局三位副局长李振吉、李大宁、吴刚在这次会上给予的共同勉励，不曾忘记《中国中医药报》王淑军总编、海霞主任等媒体同仁和中华中医药学会秘书长曹正逵的肯定，不曾忘记成都中医药大学党委书记刘毅、重庆医科大学党委书记程蓉的慷慨演讲，不曾忘记世中联养生专委会会长、成都中医药大学马烈光教授和世中联治未病专委会会长、南京中医药大学陈涤平教授、北京中医药大学中医文化传播中心主任毛嘉陵教授精彩的学术报告。我们要感谢重庆市卫健委主任兼中医局长黄明会、中医处长张永贵、副处长刘璐的关心。我们要感谢市中医局首任局长吴昌培、市民间组织党委专职副书记许其昌、市科协学术部原副部长杨凤玉的热情支持。我们要感谢市内外中医专家马烈光、张之文、郑家本、刘正才、宁蔚夏、蒲昭和、马肇禹、朱桂祯、李学君、王凯、周天寒、刘立华、杨国汉、邓玉霞、刘世锋、刘元成的惠赐佳作、精彩点评。

这些期望、鼓励、赞誉和美好的瞬间已然记录在马派中医传承的历史中：原重庆市副市长窦瑞华充分肯定传承室有民办特色和优势，认为办好了一点不亚于公办，强调关键是"神"和"本"，不在"形"和"标"；成都中医药大学余曙光校长为《马派中医传承》作序，盛赞"马老精言，指引方向"，并为之"感恩、感悟、感动"；原国家中医药管理局副局长诸国本为中医师承教育论坛及经验交流会发来贺信、题词，并为新书《马派中医传薪》题写书名；吉林省中医药学会朱桂祯秘书长感叹马派中医传承不拘一格，勇于创新，令人震撼，致敬马老；澳门中医药文化研究促进会副会长李学君教授衷心祝愿马派中医传承越办越好，受益千家万户，并向世界华人中医论坛积极推送，在海外广为传播……

众人划桨开大船。四年来，马派中医传承犹如汪洋中的一叶小舟，乘风破浪，勇敢前行，每一个前进的脚步，都离不开社会各界的助推，每一点微薄的成绩，都凝聚着众多同仁的激励。感恩领导、前辈、同行们一路的陪伴与呵护，感恩四年的守望与扶助！回首过去，我们心怀感激，无怨无悔，收获颇多；展望未来，我们反躬自省，查找差距，充满自信！我们将继续奉行传承传播、造福民众的宗旨，以"五真"之心行"五传"之实，在中医传承的道路上继续探索，力争出更多的成果、更多的人才，以鲜明的特色和独特的品牌，回报社会，服务大众，切实为传承传播中医文化、护佑百姓生命健康做出马派中医传承的贡献！

（吴朝华，重庆市中医院主任医师，中华中医药学会科普分会常务委员；何冠，

重庆市中西医结合康复医院业务院长，主任医师）

马派中医传承特色

马派中医五大特色

1. 强调人生与事业相结合，追求中医人生
2. 强调治未病与治已病相结合，追求临床战略
3. 强调身体与生存环境相结合，追求整体思维
4. 强调四诊与现代检查相结合，追求与时俱进
5. 强调学术与科普创作相结合，追求文化传播

——毛嘉陵：北京中医药大学中医药文化研究与传播中心主任

马派中医六大特色

1. 淳学风，衷中医

2. 重科普，惠众生

3. 抓科研，结硕果

4. 师名家，传薪火

5. 重临床，精技艺

6. 擅立言，勤笔耕

——马烈光：世界中医药学会联合会养生专委会会长、全国中医药高等教育

教学名师、博士研究生导师

马派中医"八有"

1. 有领军人物

2. 有文化底蕴

3. 有传承创新

4. 有人文精神

5. 有团队意识

6. 有导向引领

7. 有责任担当

8. 有粉丝群体

——马肇禹：湖北省武汉市第九医院康复中心主任医师 中医科普作家

马派中医十大学术思想

1. 防、治、养三结合的治未病与治已病思想。

2. 以"常体、寒体、热体、特敏体"为纲的中医体质新论。

3. 以"整体观念、天人合一，辨证论治、个体诊疗，治未病、防为先，治养结合、贯穿始终"为核心的中医四大特色论。

4. 突出问诊、结合现代影像及实验室检查的"问望闻切查"中医五诊法。

5. 以"卫护心神、顺时调神、养生养德、形神兼养、静动相宜、节欲守神"为特色的中医心理卫生论。

6. 以"传承创新和传播普及"为己任的中医科研科普并重论。

7. 以"心胸有量、动静有度、饮食有节、起居有常"为代表的中医养生四字论。

8. 围绕临床证治经验总结及辨治思路探讨的中医思维方法。

9. 以"三大战略八大战术"为导向的中医传承发展观。

10. 以"衷中是基、衷中参西"提高临床疗效为目标的钢杆中医成才论。

——余曙光：成都中医药大学校长、教授、博士研究生导师

巴渝马派中医传承的现代特色

中医流派源远流长，在传承中无不体现出时代的特征，并打下时代的烙印。巴渝马派中医诞生于现代，仿古而不泥古，与现代自然环境和社会环境紧密结合，并融入其中，具有十分鲜明的特色和新意。

1.对中医传承模式进行了创新，前无古人，全面而又独特。主要体现在：第一，开创现代中医传承民办的先河，体现了中医的民办特色，有很强的自主性；第二，在民办的基础上，融入了公办的内容，将现代仅有的两种传承方式有机结合，具有更大的灵活性；第三，传承室提出的"传承、传播、传精、传新、传真"，从根本上打破了自古中医单传的思维模式，是中医学的一大进步；第四，室外专家制度的建立，又开创了一个中医传承的探索，也是中医开放性传承的一大体现。上述四点，非常新颖，非常前卫，不仅确保了传承工作的顺利开展，而且全面开花，四处报捷。

　　2.将中医传承与互联网紧密结合，实现了中医传承的信息化和现代化。传承工作室内部建立了精气神微信群，不仅进行室内传承工作的交流，而且还和室外专家互动，大大促进了传承工作的开展。在出徒方面不仅数量多，而且质量高，成效非常显著，充分显示了中医信息化的优越性。

　　3.在中医信息化的基础上，建立了互联网传承阵地，将传承成果广为传播。传承工作室不仅是房屋的概念，也是网上的概念，马派中医以此为依托，开设了微信公众号，建立了自己的传承和传播阵地，以网上中医杂志、线上中医科普的形式，向海内外传播。社会效益非常明显，影响深远。

　　4.马派中医学术思想具有鲜明的时代气息，给中医学术发展赋予了新的内容。马派中医不仅与现代自然环境和社会环境紧密结合，而且还和人民群众的医疗保健需求以及医疗市场的迅速发展紧密结合，提出了许多令人耳目一新的学术思想，非常符合实际，非常贴近老百姓的生活，为中医学术和事业的发展注入了新的活力。

（宁蔚夏，成都市第二人民医院副主任医师，中西医结合科普作家）

做人　做医　传薪

69

点评讨论

巴渝马派中医传承厚植于民间，以"传承中医精气神，传播人间真善美，造福民众康寿乐"为宗旨，将传统的中医养生文化变成人人可读可懂的"现代话"，让每一位读者受益、学者受益、患者受益！（陈永亮：重庆市忠县中医院副院长、主任医师）

马派中医传承，星星之火可以燎原，马派风格必将影响中医后学！（叶秀英：重庆市名中医、重庆市江北区中医院主任医师）

巴渝马派中医，将人的体质辨识继承创新性地分为四大类：常体、寒体、热体、特敏体，不仅高度浓缩了经典的体质辨识论，而且对中医的实践提供了更便捷的武器。祝巴渝马派中医随着时间的推移，不断发扬光大！（艾克玲：主任医师）

中医药文化是中华民族优秀传统文化的重要组成部分。常言道：高手在民间。马派中医传承工作室深植民间，使中医养生不再"居庙堂之远"，而是"飞入寻常百姓家"。马派中医传承创造了中医药文化发展的"现代话"。在中医西化严峻的现实面前，马派中医传承像一把利刃，劈开了一条独具魅力的中医复兴之路，增强了我们的中医药文化自信，民族自信。（秦小凯：四川传媒大学编导）

新年第一天，中国中医药标志性领军团队之一的"马派中医"新姿出浴，内中收录了诸多名家大家之论，也收录了我们团队"小不点"秦小凯的后生之言——难得难得！（徐荐：四川传媒大学教授）

马派中医传薪

铁拳回击　奋发自强大家谈

马派中医传承刊出《打响中医保卫战——重庆中医药界"炮轰方舟子"》，目前有 1712 人阅读，31 人点评。最先转发为好大夫个人网，继而是爱国网，818 人点赞，接着是今日头条，3.2 万人读，1168 条评论，643 人次点赞。这件陈年往事，至今仍受关注，意义在于弘扬正能量，扫除抹黑中医的谬论，中医界要自信自强，国医大师干祖望说得好："铁拳回击，奋发自强！"

点评讨论

唐纲先生，当年是《重庆晚报》的年轻记者，全程参加了重庆中医团队批判方舟子的电视辩论，他写得真实，写得生动，今天读来，真如身临那场中医保卫战！还会鼓舞中医界自信自强，事实胜于雄辩，中医是智慧之学，中医是灵验之术，中医是文化之花！我们既要务实、传承、发展、创新中医药，惠及中华儿女，造福世界民众！也要旗帜鲜明地批判抹黑中医瑰宝的假恶丑言行！

正气存内，邪不可干！练好内功，身强体壮，铁拳回击，扶正祛邪，中医瑰宝发扬光大。请大家对怎样奋发自强，深入思考，想出措施，提出方案，群策群力，开拓前行，尤其要从自己做起，中医幸甚，惠及中华儿女，造福世界民众！（马有度）

13 年前这场电视公开辩论，可说在中医发展史上是罕有的。我们为重庆中医界驳斥方舟子攻击中医的言辞、坚定捍卫中医的决心点赞！近百年来，否定中医的论调从未消停过，反对中医的人也不少，这客观存在也不重要。但丁在《神曲》中有一句名言"走自己的路，让别人去说吧"。面对非议，中医唯有自强，实实在在地走好传承、创新、发展之路，这才是中医立足之根本。

学好中医要有对中医正确的价值观。无论是初学中医者，还是青中年中医从业者，一定要有"四自"精神。一是自信：就是要相信中医，对其要有足够信心，决不能动摇，这是学好中医的前提。二是自立：学中医有一定外部条件，但更多还得靠自己，多向名师学习又要各自多揣摩，不断提升自己，有本事才能"立得起"。三是自强：就是要求不断精研理论，多多实践，内功练好了，自己就强大，别人才会尊重你，也会更相信中医。四是自谦：中医博大精深，学习永远在路上，不要稍有成就四处炫耀或抵毁他人。谦逊使人进步，中医人自谦是一种姿态，也是一种好的医德。（蒲昭和，成都中医药大学副研究员，科普作家）

保卫战获得圆满成功，值得时常拿出来进行宣传，起到教育作用，加强记忆，警钟长鸣！据悉马有度教授和漆秘书长专程去南京中医药大学拜访著名中医学家干祖望教授。干教授得知将在重庆召开批方"废医验药"谬论辩论会，干老特别高兴，当即挥笔写下八个大字："铁拳回击，奋发自强"。由此可知，方舟子的"废医验药"不得人心。（马肇禹，武汉第九医院主任医师）

读了以马有度教授为首的重庆中医界，在十几年前，义正严辞，激辩洋奴方舟子，捍卫中医的历史记录，感慨万千！什么中医不科学，一派胡言！能治好病就是科学，实践是检验真理的唯一标准。方舟子以中医药未做双盲随机对照临床试验为由，否定中医的科学性，方舟子根本未学过西医和中医，压根儿不懂医学。西医已有数百年历史，双盲随机试验是最近二三十年才提出和使用的研究方法，在这种方法提出之前，西医也是根据病人的临床疗效选择药物的，照他的逻辑，西医过去数百年也是不科学的，也应该否定了？哪有这种混账逻辑？方舟子抹黑中医，推销祸国殃民的美国转基因，卖国贼的嘴脸暴露无遗，被国人所唾弃。（罗永艾，重庆医科大学附一院教授、博士研究生导师）

方舟子这只过街老鼠已龟缩到了国外，但污黑中医者还大有人在！

我辈务须继续努力，发展提高中医，以无可辩驳的事实让中医黑们哑口失声！（黄兴谷，渝中区中医院原院长，重庆市名中医）

方舟子是洋博士，数典忘祖。中医药博大精深，并非目前科技水平所能解释。马有度教授团队痛斥方舟子，弘扬中医学术中医文化，教育了方舟子，打击方舟子嚣张气焰，人民群众拍手称快。中医中药比如方剂藿香正气散、补中益气汤、六味地黄汤等，千百年来临床反复使用验之有效，用现代科学药物分析是没有办法找出他们的有效成分，不能就此否定中医中药。（刘世峰，重庆市荣昌区人民医院副主任医师）

马有度教授是重庆市率先领衔打响保卫中医战第一人！是重庆捍卫中医一面旗帜！马老功不可没，宝刀不老，力胜黄忠，生命不息，战斗不止！我们要继续在马老师带领下，打好中医保卫战！扶中医之正气，祛黑中医邪恶！守国医之正本，创医验之高新而共同努力！（阎建国，老中医）

重温 2007 年 4 月重庆市以马有度教授为首的十几位中医药专家，为捍卫中医，与方舟子之流在重庆电视台（龙门阵）现场直播节目中，"炮轰"方舟子，以中医药几千年来为中华民族繁衍昌盛保驾护航，在历代防疫抗疫中的巨大贡献的历史事实，以及在现代中医治好西医治不好的疾病，让方舟子反中医的流言蜚语、污蔑诽谤无处藏身！大快人心！为马有度教授等十多位代表在辩论中体现的勇气和智慧点赞！体现了传统中医的精气神！正气存内，邪不可干！令人敬佩！

方舟子们反中医不得人心，就像过街老鼠，人人喊打！马教授劳苦功高，是中医药界第一个团队炮轰方舟子们反中医，抹黑中医瑰宝的丑恶行径！令人敬佩！建议把这条 2007 年影像资料推广给中华中医药论坛，因为当年国人好多没有看过，让 14 亿国人看看！保护中医，刻不容缓！重庆中医药专家捍卫中医保卫战将载入中医药发展史册，流芳千古！（林宏，民间中医，出生于福建中医世家）

向马有度教授和广大中医药工作者致敬，爱我中华，爱我中医；中医是智慧之学，中医是灵验之术，中医是文化之花。绝不是方舟子说的中医只是文化，用量杯来量中医的"阴阳五行""四气五味"整体观念可笑之极，斯人未学过中医，自然就不懂中医，还用"废医验药"来否定和污蔑中医，典型传统文化的败类，激起民愤只为沽名，可笑！可悲！走好中医传承路，造福桑梓休管他。（王凯，广州中医药大学博士）

十多年的历史证明：重庆市中医药界在马有度会长率领下，在重庆电视台《龙门阵》栏目演播厅，在全国第一个与方舟子"废医验药"谬论进行的辩论中，马有度会长彰显出捍卫国粹中医药、热爱中医药的胆识。今天的中医药事业发展与传承，得到了党和政府的高度重视，制定和出台了一系列发展和传承中医药的方针和政策，用好中医药为人民健康服务，就是我们中医药人士的使命与担当。（陈茂长，重庆酉阳县中医院原副院长）

重庆中医药人士团结一致，共同维护中医药的尊严，富有激情，体现了中医人的高度责任心和勇气，是笃信传统中医文化的一股清流，在一片质疑和喧嚣中，发出了中医人的时代强音！（吴朝华，重庆市中医院主任医师）

批方舟子之流

假洋鬼子方舟子，辱没祖宗不知耻。

过街老鼠遭唾骂，崇洋媚外乱心智。

里应外合害国人，转基因毒成事实。

跳梁小丑装打假，祸乱中华在随时！

各个领域装专家，信口雌黄断死生。

中医流传几千年，何德何能妄论之！

——广信堂中医馆

医论 医话 医案

三条道路三种前途大家谈

　　"传承精华，守正创新"，这一重要指示在全国中医药大会上正式发布后，《人民日报》连续发表五篇评论员文章。首篇题为《遵循规律，让中医药根深叶茂》，文中特别强调指出：中医西化，特色弱化，必然失去自我。这是事关伟大的中医药瑰宝的生死存亡，如何传承创新发展的大事，这是务必坚守之根本，切不可等闲视之。我们一定要在业内外认真讨论，取得共识，真正把祖先留给我们的宝贵财富传承好、发展好、利用好，造福中华儿女，惠及世界民众！

　　如何传承发扬中医国宝，是传承发扬中华优秀文化，维护亿万民众健康的大事，怎样走好中医路，急待深入研讨。多年以来，向中医前辈请教，向广大民众问招，与中医同道探讨，我认为中医之路有三条：

　　　　中医西化，死路一条；

　　　　中医僵化，半死半活；

　　　　中医进化，生机勃勃。

　　中医西化，由来已久，而今已呈蔓延之势，涉及中医医疗、中医教学、中医科研、中医科普、中医管理。中医西化，危害极大，失去本根，必死无疑，事关中医国宝的生死存亡，务必引起党政领导的高度重视，务必唤醒全国中医药界的高度警惕,务必争取亿万民众的高度支持。上下联动，统一认识，群策群力，下大决心，花大力气，望闻问切，摸清情况，辨证论治，对症下药，采取切实有力的刚性举措，拨乱反正。

　　在大力纠偏，防止中医西化的基础上，再进一步研讨如何避免固步自封，防止中医僵化。尤其要进一步研讨如何面对当今老百姓对中医药的需求，如何面对当今疾病谱的变化，如何面对当今现代科学的新进展。中医药的传承创新发展既要保持中医特色，发挥中医优势，又要衷中参西，西为中用，沿着中医自身发展的规律，与时俱进，推动中医进化，真正走上一条传承国宝、发展中医的光明大道，国家幸甚，民族幸甚，功莫大焉，功在当代，利在千秋！

（马有度，重庆医科大学教授，国家级师带徒导师，国务院特殊津贴专家）

点评讨论

中医西化，遗害日久，实际等于在扼杀中医，应当坚决反对；中医僵化，固步自封，易使中医堕入不求上进之路，生存也难，理当及时纠正。中医唯有"进化"，才能自求生存，不断发展，这也是中医守正创新的正确之路。马先生所言中医"三条道路，三种前途"，说得客观、说得中肯，令人深思，也值得相关决策者参考。（蒲昭和：中医科普作家、成都中医药大学副研究员）

道路决定命运，选择哪条路，必然导出哪条路的结果，这是方向问题，是大问题，方向错了，满盘皆错。中医界真的有必要认真思考，广泛讨论，形成共识，传承发展好中医药学，我们到底该走哪条路？吾师马有度八三高龄，仍不改初心，视振兴中医为己任，忧心中医前途命运，为之鼓与呼，这种精神感召后学，激励我等前行、攀登。（邹洪宇：重庆市九龙坡区中医院副主任医师）

中医西化，死路一条；中医僵化，半死半活；中医进化，生机勃勃。马有度教授这三句话非常经典，而且我记得是很多年前就提出来了。这三句话充满真知灼见，切中时弊。中医出现今天不如人意现状的要害就在中医西化，就在中医西化的人，醒醒吧！

做中医要耐得住寂寞，潜心钻研中医学术，走好中医师承路，不畏浮云遮望眼，事物发展必然是大浪淘沙，是金子才会发光，是金子

总要发光，黄沙淘尽始见金。（刘世峰：重庆市荣昌区人民医院中医科主任、重庆市中医药学会科普分会副主任委员）

"传承精华，守正创新"，全国中医药大会上这一重要指示为中医药的前途指明了方向。

马有度教授强调：中医西化，死路一条；中医僵化，半死半活；中医进化，生机勃勃。

防止中医西化，必须走好中医传承之路。中医是祖国医学的瑰宝，贵在传承，传承是中医药发展的根基，在传承中创新才能生机勃勃。

师承教育是中医传承必不可少的重要环节，是继承和抢救名老中医学术经验的重要手段，是培养造就新一代中医人的重要途径。研读经典，打好基础，多跟师，多临床。培养中医思维，用中医思维武装头脑，继承老一辈名师的学术经验最为关键。

在跟师中学习，在临床中体会、揣摩、总结，掌握中医精髓，提高疗效，将中华传统文化之花，尽力弘扬光大。（毛伟明：重庆市忠县白石镇两河卫生院主治医师）

中医西化，死路一条；中医僵化，半死半活；中医进化，生机勃勃。马老的精辟论断为中医教育的发展指明方向。中医的教育有他自身的发展规律，不能完全模仿西医学的教育模式，更不能完全按照西医的思维去学中医，院校教育和师承教育两架马车都要并驾齐驱，相辅相成。

中医院校教育，了解中医基础知识，学好经典，打好基础；中医师承教育，让我们多跟名师，继承老一辈中医老师的临床经验。掌握中医精髓，培养中医思维。两种教育模式各具特点，相辅相成。传承精华，守正创新，我辈当不懈努力，为中医药事业的发展添砖加瓦！（周强：重庆市荣昌区人民医院副主任医师）

中医药学根植于中国传统文化之上，其指导理论和思维方式与西方文化指导的西医药学根本不同，所以可以断言：中医西化，死路一条。事物的发展规律是从低级向高级，螺旋式发展的，中医在《黄帝内经》《难经》指导下，从汉代《伤寒杂病论》到金元四大家、再到明清温病学说，都是中医的创新发展，为中医学增添新的活力使其生机蓬勃。所以中医一直都不是固步自封、僵化不前的，因此至今中医学依然大放光彩。作为现代中医人，我们要跟随中医发展的足迹、规律，在坚守中医理论特色的基础上，利用现代科学技术加以创新、发展。马老在多年前提出的"三条道路，三种前途"的论断，正与当前中医药大会提出的中医药要"传承精华、守正创新"不谋而合。（王朝健：重庆市忠县石宝镇咸隆卫生院医师）

马有度教授对中医《三条道路、三种前途》的论述深刻，是发展中医的高屋建瓴，顶层指南，应当大力宣传！我认为，中医怎样才能按自身的规律发展呢？还有绕不过的一道坎，那就是中西医不同灵魂的思维模式是什么？不同基石的科学内涵是什么？这些不同是什么原因产生的？中西医相互是否可以替融？只有把这道坎弄清楚了，中医才能找到正确的发展途径，才能在现代科学时代走向真正健康发展的正确轨道，才能再现辉煌的未来！否则，中医还将进一步萎缩，中医还要进一步西化，"传承精华、守正创新"的英明指示，难以正确贯彻，落地见效！这是我个人不成熟的感悟，但望医界，尤其是中医界的同仁们能引起高度共鸣，认真思考！（李配富：重庆市名中医、重庆肿瘤医院主任医师）

马老三条道路，三种前途的高论，我耳熟能详，《中国中医药报》专刊部主任、中华中医药学会科普分会秘书长海霞曾专文剖析。三句话是一个整体，不可割裂，最终落实到中医进化这句话，也就是马老讲过的中医大众化、中医现代化、中医产业化和中医全球化。此外，对待传统文化的态度，我们历来主张的是传承扬弃，而非全盘继承；对待科学的态度，历来的观点是去伪存真，去粗取精，传承精华，守正创新。只有遵循这一原则，才能大踏步地让中医进化！（宁蔚夏：中西医结合科普作家、成都市第二人民医院副主任医师）

马老师所倡中医进化，实质就是守正创新。中医学术所包涵的思想、理论、技术等是自成一体而生机勃勃的，历久不衰，应时济用，正因有其不朽的内核。整体恒动观，辨证施治法，创新之际宜坚守者亦在于此。尊重中医学术发展的自身规律，不急于求成，也不因循守旧，在完整掌握其行之有效的理法方药的基础上、在因应当下救死扶伤和养生保健的实践中，改进、修正、融会、扬弃，是增强中医学术张力与活力的必由之路。（杨国汉：陆军特色医学中心中医科主任、教授）

中医，国之瑰宝，几千年来，护我中华繁衍昌盛。近年来，因西化僵化，阻碍传承，影响发展。马有度教授等中医前贤痛心疾首，多方奔走疾呼，现迎来国家中医药大会，"传承精华，守正创新"，中医发展迎来春天，吾辈中医更需"读经典，跟名师，做临床"，坚守中医思维，传承创新，为百姓健康，调剂汤药，施针布灸。（舟传生：重庆市万州区人民医院副主任医师）

传承智慧之学　让中医生机勃勃

习近平总书记对中医药工作作出重要指示，要遵循中医药发展规律，传承精华，守正创新，加快推进中医药现代化、产业化。

怎样理解传承精华？对待任何事物，取其精华，去其糟粕，都是理所当然，对待中医药学这门古代科学，去粗取精，传承精华，也是理所当然。传承精华，就是要传其精髓，传其华美。传承其智慧之学，传承其灵验之术，传承其文化之花。

怎样理解守正创新？守正一词，出自唐代韩愈大师所言："荀卿守正，大论是弘"。其意是说战国荀况一生坚守孔子开创的儒学正道，将其弘扬光大。

对于源自《黄帝内经》的古代中医药学，当然必须坚守自身独具的特色优势，将其富于哲理医理的中医思维智慧，将其防治养结合的灵验之术，将其中华传统文化之花，尽力弘扬光大，这才是必须坚守的中医发展之正道。决不能反其道而行之，走向以西律中的歪道。中医西化，死路一条。

任何事物，都必须与时俱进，中医药学，当然也应与时俱进。如果固步自封，不思进取，必然阻碍发展。中医僵化，半死半活。

古老的中医药学，历经几千年的演变发展，已经成为现代的中医药学，理应吸纳新的经验，新的成果，遵循自身发展的规律，不断创新，奋力前进，才能前途光明。中医进化，生机勃勃。

概而言之，中医西化，死路一条；中医僵化，半死半活；中医进化，生机勃勃。

我们坚持传承精华，坚守正道，不断创新，生机勃勃的中医药学，就会万古常青，屹立世界医林，造福中华儿女，惠及世界人民！

（马有度，重庆医科大学教授，国家级师带徒导师，国务院特殊津贴专家）

点评讨论

"传承精华，守正创新"确实是中医继承之道，中医发展之路，中医弘扬之要！传精华，去糟粕，守正道，避邪路，创新理论，创新技术，创新教育，创新管理。（毛得宏：重庆市名中医、重庆市永川区中医院院长、主任医师）

"传承精华，守正创新"。院校教育与师承教育完美融合，院校教育强基础，师承教育重临床，优势互补，院校的红花开得旺，师承的硕果更壮实！（陈永华：重庆市黔江区中医院副院长、主任医师）

守正创新的守正，既有守根本，又有守正道之意，另外还有一层意思。正与歪、正与邪是相对的。抹黑中医、歪曲中医的歪门邪道不仅严重损害了中医的形象,阻碍了中医的发展。中医科普有两个神圣使命,一是传播科学,二是捍卫科学,每个中医人都有责任在坚守正道的同时,勇往直前,向这些形形色色的邪气、歪气、不正之气进行斗争,弘扬正气,捍卫中医的尊严,使中医不因此而失真,不因此而造假,这样中医传承创新才能坚守正道,根深叶茂,发扬光大。(宁蔚夏:中西医结合科普作家、成都市第二人民医院副主任医师)

就中医而言,"传承精华",就是要把祖国医药学中的独特理论、治病经验或技能,包括人文思想等继承和发扬下来,也有对中医要有"去粗取精、去伪存真"的意思;"守正创新",是要求发展中医应遵循其自身发展规律,以中医理论、中医思维为根基,这叫"守正",在此前提下去创新,可以利用现代科技、互联网、人工智能等,使中医药事业和产业高质量不断发展,进而推动走向世界。走好"传承精华,守正创新"之路,踏实推进各项相关工作,中医药的发展将会越来越有希望,不仅可服务社会、造福百姓,而且还很有可能成为今后国家经济发展的一个"新的增长点"。最近国家出台的《关于促进中医药传承创新发展的意见》文件,其意义重大,影响深远!(蒲昭和:中医科普作家、成都中医药大学副研究员)

马派中医传薪

十大对策推进中医药大发展

两场旷世瘟疫——非典和新冠肺炎,给21世纪的人们带来严重威胁,当人们陷入疫病的危险和困惑中时,中医药以独特的抗疫思想和应对方法,从治疗、预防、养生等多层面给人们送去抗疫法宝,提升抗疫能力,增强抗疫信心，让世人再次见证了中医药的神奇和伟大！

时间是历史最好的见证者！中医药学历经几千年流传至今，依然以自己独特的理论体系和确切疗效服务患者，是华夏民族拥有完全自主知识产权的生命健康之学，被誉为"智慧之学，灵验之术，文化之花"。

站在历史潮头，踏着改革浪涛，在中华民族伟大复兴的战略机遇期，中医药迎来了大发展的新机遇。新时代的中医人更要审时度势，把握时机，坚持"理论自信，文化自信，疗效自信，养生自信"，勇于担当，立即行动，从以下十个方面推动中医药大发展：

一、大战略

战略是谋划事业的基础，良好的战略是事业成功的保障。所谓大战略就是要从全局出发，着眼长远，充分考量历史积淀、现有基础和未来需求，力求做到起点高、视野阔，具有前瞻性、指导性和可操作性。2016年，国务院出台了《中医药发展战略规划纲要（2016—2030年）》，明确了未来15年中医药发展的指导思想、基本原则和发展目标，从切实提高中医医疗服务能力、大力发展中医养生保健服务、扎实推进中医药继承、着力推进中医药创新、全面提升中药产业发展水平、大力弘扬中医药文化、积极推动中医药海外发展等七个方面，制定了24项工作任务，内容丰富，涵盖面广，从全方位规划了中医药前景，实乃新时期中医药发展之大战略，已然构成全面建成小康社会、推进健康中国建设国家战略的有机组成部分。

二、大规划

战略的实施要靠具体的规划，只有将战略目标和任务具体化、分解化、步骤化、细致化，战略才能落地生根，变成现实，反之则成为空中楼阁，犹如镜中花水中月，可望而不可即，以致失信于民，贻害百姓。

大战略当然要有与之配套的大规划，既要有中长期规划，又要有短期规划，每个规划要落实到具体的项目、地区、人员、资金、时限等。中央行政机构要指导地方政府及机构在国家中医药发展战略规划的框架下制定符合地方实际、具有地方特色的中医药发展规划；各级政府及中医行政机关要逐层分解目标任务，统筹管理，各有侧重，加强协调，督办落实，严格考核；地方各级政府、机关和中医机构要认真领会国家中医药发展战略，广泛组织，积极发动，充分调动各级中医医疗、教学、科研机构和中医医疗设备、中药企业及中医药社团、民间组织等积极性，主动申报中医药发展国家项目，设立地方项目，做到有计划、有步骤、有重点、有协调、有合作地开展实施，确保战略目标落到实处，收到成效，把蓝图变成现实，造福人民，造福社会。

三、大传承

传承是中医药流传至今的基础，传承方式决定传承效果。数千年的中国文化史无疑也是一部中医药传承史。全面建成小康社会、两个一百年的奋斗目标为 14 亿华夏儿女勾画了美好未来，人类命运共同体更把中国与世界紧密结合，开放的世界为中医药服务全人类提供了更多的机会和途径，也给中医药传承提出更高的要求。大传承就是为适应时代之需的最佳应答。所谓大传承应该是全方位传承、立体传承和开放传承。就传承的内容而言，既要有传统经典理论和治疗方法的传承，又要有当代中医药学术成果和诊疗经验的传承，既要有中医医疗科研机构的科研成果传承，又要有民间特色诊疗技术挖掘传承；就传承的方式而言，既要有院校教学传承，又要有师徒亲授传承，既要有官方师徒传承，又要有民办师徒传承，既要有传统讲授侍诊传承，又要充分利用互联网技术开展线上传承；就传承的范围而言，既要在中医药系统内部传承，又要鼓励系统外的非专业机构和人士开展中医药理论、诊疗技术、药物种植、中医文化等研究和探索，打开闭环，形成开放传承。

四、大创新

创新是人类社会进步的原动力，中医药发展史就是在创新中不断前进。从《黄帝内经》《伤寒论》到《温病条辨》，从《神农本草经》《本草纲目》到青蒿素，无不凝聚着历代中医药人的创新智慧。在知识更新、信息爆炸的新时代，各行各业创新频出，新旧更替层出不穷，推动了社会大发展。中医药作为中国文化之瑰宝，理应融入当今时代的创新洪流，在人类健康保健工程中发挥中医智慧，做出中医贡献！

大时代有大战略、大规划，要付诸落实就要大创新。这种创新是全方位的，包括政策创新、管理创新、理论创新、教育创新、药物创新、诊疗方法创新和服务模式创新等。《中医药法》是中医药发展最大的法律和政策保障，在法律框架下应该出台更加细致的细则；在管理上应结合中医药诊治特点出台更多的鼓励措施；理论创新应根据现代疾病普和生活方式的改变，主动发现和创建与之相适应的认知理论，以更好地指导临床实践；教育创新在院校、师承等常规教育的基础上，可充分利用互联网实行无门槛网络教学，每个人都可以自由选修网上中医课程，并开设结业考试，考试合格后可自选导师跟师实习，考核合格可从事中医相应行业；药物创新应借助现代科学技术，研发治疗指向和疗效均明确的新药；诊疗方法创新应在保持传统中医特色治疗的同时，不断开发新技术，加强标准化建设，力求做到疗效确切、便于掌握、易于推广；服务模式创新应在现有医院、诊所和坐堂等基础上，紧密结合网络技术，开发人工智能软件，实施网上智能诊疗，将线上线下诊病结合起来，让中医药服务可及性更接地气。

五、大队伍

中医药学是人们在生活生产实践中发现和发明的伟大宝库，中医药的传承和发展当然离不开人，离不开中医药传承队伍，大传承、大发展就需要大队伍。当今的中国以 14 亿人口成为世界第一人口大国，全球化把世界人民组成一个命运共同体，中医药为更多国家的人们所认识和接受，中医药服务的人群也更多更广，更多更大的需求也需要更多更大的中医药队伍，这是时代的选择，历史的必然。这支队伍既包括教学传承队伍、临床服务队伍、科研科普队伍、医药企业队伍、文化传播队伍等，又包括了解中医、信任中医和接受中医的粉丝队伍。根据未来中医药服务的人群数量和范围来看，教学传承队伍的规模和数量有待扩大，不仅要立足国内，加大院校数量和规模，还要面向世界，走出国门，开办中医药教育培训机构；既可官方投入建设教育设施，也应鼓励私人投资医学教育机构。师承教育坚持官方民办双管齐下，鼓励有经验有资历的中医药从业人员开展师徒传承。临床服务队伍在扩充中医药专业人员队伍的同时，要提高服务能力建设，把鼓励中医药人员开办诊所、多点执业落到实处，积极推广网络线上诊疗，扩大服务范围。科研队伍在充实力量的基础上，鼓励现代科技人员参与中医药科研工作，从不同的视角、用不同的方法开展中医药科研，期待有更多的创新和突破。科普队伍是中医药的短板，应鼓励更多的中医药专业人员开展中医药科普，科普工作的内容、时限和作品应纳入职称评定。医药企业的规模和数量有待提升，还缺少创新实力的一流企业。文化传播队伍应更为宽泛，除中医专业人员外，还应包括中医药科普社团、中小学中医药文化课老师、媒体从业人员和社区健康保健宣教者等，形成多层次、多行业、多学科、多网络的中医药传承发展队伍，真正做到数量大、规模大、能量大、贡献大！

六、大名家

此处所谓"名家"是指在某个领域造诣高深、成效卓著的知名专家或学者，而非先秦时期"诸子百家"的"名家"学派。大名家，其成就更大，名气和影响力当然更大。

中医药发展史上自然不缺大名家，从扁鹊、华佗到张仲景，从金元四大家到温病大家叶天士、吴鞠通，再到当今的吴棹仙、任应秋、邓铁涛等，其学识造诣、理论建树和临证疗效无不影响深远，令人景仰。当今时代，人口爆增、环境污染、生产生活方式转变和疾病谱的改变，对健康保健提出了更多更高的要求，需要有更多的中医大家在传统中医理论基础上有新的突破，在医疗保健和疾病治疗上有新的建树，时代需要更多的中医大名家。

中医大名家应该具备深耕中医、德术双优、确有专长、真材实料、甘于奉献、名副其实的特质，在中医理论创新、临证救治疗效等方面有独到之处，对中医传承发展有推动作用，对健康保健和疾病防治有指导意义，深受同行认可和患者喜爱。近年来，国家启动了中医国医大师、国家级名中医等荣誉称号的评选，其中不乏德高望重、确有成就的大名家，一定程度上起到了激励引领、提振士气的作用，也扩大了中医名家的影响力。但总体上看，国医大师和名中医的影响力还不够，还缺少推动中医药发展的理论创新，缺乏针对特定病种、疗效卓著的治疗方法和药方药剂，名师名医的评价机制和程序有待规范完善。

时代呼唤大名家，民众需要大名家。人们不断增长的健康保健和防病治病需求为大名家的成长创造了广阔空间，也提出了更高的要求，各级政府和中医行政部门要及时出台完善大名家的培育机制，鼓励中医专业人士创新思维，寻求突破，多出成果，共同营造"求真、求实、求新"的学术和人文氛围，锻造出一批中医大名家，带领中医行业为百姓提供观念更新、效果更好、操作更易的养生防病治病服务，为人类健康事业做出中医贡献。

七、大联盟

现代社会是一个知识关联、技术交叉、行业渗透的社会，互联网络和现代交通拉近了人们的距离，协同协作成为推动各行各业发展的大趋势，中医药自然也不能把自己置身事外，构建中医命运共同体、促进中医药全产业链大联盟是中医药创新发展的必然选择。

中医药涉及社会生活生产的方方面面，文化传承与院校教育相关，防病治病与生命健康相关，诊疗技术与科技创新相关，药物来源与农林牧渔相关，方药制剂与科研企业相关，宣传推广与媒体网络相关，凡此总总，不胜枚举，无疑为中医药大联盟提供了更多可能，展示了更大空间。

中医药发展大联盟可从以下几个方面拓展：一是教学传承联盟。各中医药院校应充分发挥各自优势，加强院校间合作，建设优势强势学科，开展人才联合培养。二是临床体系联盟。各级中医临床医疗机构在目前医联体的基础上，进一步细化合作项目，共享特色诊疗技术和优势病种诊疗方案，全面提升临床疗效。三是科研开发联盟。以科研机构为主体，联合院校、医院、企业等，组织开展针对慢病防治等大型研究，为慢病防治提供确有效果的中医药防治方案。四是学科交叉联盟。包括深化中西医结合、用现代科学技术研究开发中医药诊疗新技术新剂型、用互联网技术研发中医人工智能诊疗系统等。五是国内国际联盟。积极走出国门，在中医诊疗、药物制剂、人才培养、文化传播等方面开展深度合作。

八、大产品

中医药以维护健康、驱除病痛、延年益寿为出发点和落脚点。随着生活水平的提高，人们对中医药健康产品提出了更高的要求，更为我们创建更多更好的中医药健康产品提供了良好的机会，有利于形成中医药养生防病治病全产业链。

所谓大产品，是指确有疗效、方便实用、广为接受、便于推广的与中医防病治病和健康保健相关的产品。中医药健康大产品内涵丰富，从广义来讲，既有指导人们开展临证医疗的诊疗规范、技术指导等软件产品，又有诊疗仪器、药品制剂等硬件产品。中医药行业应根据现代疾病谱的变化，结合人们生活方式的改变，重点针对重大疑难疾病、重大传染病及慢性疾病的防治组织开展具有前瞻性针对性的研究和产品开发。具体来说主要包括重大慢性疾病的防治方案、诊疗规范和操作技术，形成统一标准，以便临床专业人员使用推广；具有中医特色的诊疗仪器、设备和工具等；研发疗效确切的中药新药和方便服用的新剂型；系统研发具有指导意义、且简单易行的中医养生防病方案、手册及教学视频；结合人们的生活习惯，研发有中医药保健功能的家居生活用品；推动中医药健康养老服务，打造一批具有中医药特色的医养结合机构；加快中医药文化产业发展，创作一批体现中医药文化传承的影视文学作品和文创产品；同时还要加强中医医疗机构的规划建设，完善服务设施，提升服务能力，为老百姓提供更加舒适贴心的中医药服务。

中医药来自于人们的生活和生产实践，又反馈生活，融入生活，与人们的生活密切相关。只有研发系统全面立体的中医药医疗保健产品，让中医药产品走进百姓生活的方方面面，切实改善百姓的健康生活品质，才能构建中医药作用大、疗效大、用途大、影响大的大产品形象，促进中医药健康发展。

九、大市场

随着物质文化生活水平的不断提升，人们的健康保健意识也不断增强，越来越多的人认识到健康是生活品质的决定性因素。中医药作为大健康产品，以其与民众生活的天然亲和力，必将迎来蓬勃发展的大市场。

中医药大市场业态丰富，涵盖面广，从服务功能来看，包括中医教育传承市场、医疗救治市场、养生保健市场、文化旅游市场、文化产品市场、医养结合市场等；从服务途径来看，有线下实体服务和线上网络服务，其中线上网络服务有待进一步开发和完善；从服务地域来看，有国内市场和国际市场；从服务范围来看，中医药基本可以覆盖从孕期保健到生老病死的全生命周期，覆盖从饮食疗法、化妆美容、养生康复、情志调养等全方位生活。

面对广阔的市场前景，中医药主管部门要适时出台指导性文件和政策，鼓励中医药从业机构解放思想，拓展市场，积极做好市场细分，准确定位，根据人们不断变化的需求，提供适销对路的中医药产品，满足人们对健康保健和防病治病的需求，在促进中医药大发展的同时，把中医药产业打造成新的经济增长点。

十、大传播

千百年来中医药一直护佑着中华民族的繁衍成长，受到越来越多人们的喜爱，在新冠肺肆虐期间，更显示了其强大的生命力。但其"整体观念、天人合一，辨证论治、个体诊疗，治未病，防为先，治养结合、贯彻始终"的理论内核和丰富的养生防病治病理念却不为大众了解，在当今这个信息频出、鱼目混杂的年代，不时有玷污中医之举，中医人理应给大众展示一个真实全面的形象，需要花大力气开展大传播。

大传播一定要做到"多途径，多层面，广覆盖"，从学校到社会，从海内到海外，力求家喻户晓，深入人心！

中医药传播应采取"政府主导、机构参与、全民互动"的原则，以中医药科普工作为桥梁，将学校教育、社区讲座、媒体传播有机结合，注意用通俗语言讲述深奥医理，倡导"讲好中医中药生动故事，表述中医中药现代话语"，让老百姓听得懂、听得进、好接受、好使用。

在传播媒介上，将传统纸质媒体、现代广播电视及互联网有机结合，组织策划出版一批中医药科普读物、连环画等；广播电视的中医药养生保健节目要提档升级，突显中医文化氛围；互联网络中医药栏目要加强监管，突出公益化、专业化、平民化、简单化、安全化，便于学习、理解、掌握和运用。

在网络传播上，马派中医传承室在这方面做了有益尝试，其公众号《马派中医传承》定位为"网上中医杂志，线上中医科普"，自 2017 年上线以来，推出了大量中医原创文章，以其纯公益性受到业内外人士肯定。

在加强中医药文化传播的同时，要积极推进中医中药传播学研究，将中国传媒大学重点创新项目《中医传播学研究》落地，先出《中医传播学导论》，继出《中医传播学各论》，使中医传播达到简单务实、方便易行、有效有益的目的。

交好接力棒，走好中医路。

相信一代又一代中医人，一定会接好上一棒，交好下一棒，挺起胸膛，昂首阔步，坚定地走下去，中医之路就一定会越走越宽广，中医大发展就一定会实现！

（马有度，重庆医科大学教授，国家级师带徒导师，国务院特殊津贴专家；
吴朝华，重庆市中医院主任医师，中华中医药学会科普分会常务委员）

马派中医传薪

坚决贯彻预防为主方针
献上八条务实对策

早在春秋战国时期，《黄帝内经》就强调三个字："治未病"。唐代的《千金方》，更直白的强调四个字："预防诸病"。新中国成立之初，党和政府就高度重视"预防诸病"。1949 年，在卫生工作总方针中，就明确指出："预防为主，卫生工作的重点放在保证生产建设和国防"。1950 年，卫生工作三大方针为：面向工农兵，预防为主，团结中西医。1952 年，又增加一条卫生工作与群众运动相结合，形成卫生工作四大方针。这卫生工作的三大方针、四大方针，再二再三的强调"预防为主"是极为重要的工作方针！在这四大方针的指导下，预防工作成绩显著，爱国卫生运动蓬勃开展，天花、鼠疫、伤寒等烈性传染病和血吸虫病基本消灭，结核病发病率明显下降。

然而，令人遗憾的是，长期以来，并未强有力地践行"预防为主"这项具有重大战略意义的方针，而是以治疗为主，重治轻防，导致的结果是慢性病越治病人越多，医院人满为患，看病难的呼声不断。由于重治轻防，给疫病大开方便之门，导致疫病流行，危害民众生命健康，危害社会经济发展，痛定思痛，经验要总结，教训要吸取，尽快纠正重治轻防的失误，构建预防为主的防治养三结合大战略体系。

新冠大疫，在党中央的坚强领导下，全民动员，充分发挥社会主义制度优势，抗疫精神深入人心，迅速控制疫情，堪称世界典范。另一方面，这次新冠肺炎大流行，我们付出了惨重代价，理应痛定思痛，吸取教训，务实推进卫生健康事业的各项改革。为了坚决贯彻预防为主方针，在此献上八条务实对策。

第一条对策。加强预防为主的法制建设。①在《宪法》中，加入预防为主的条文。②修订传染病防治法，强化预防为主战略，细化落实措施。③制定慢性病防治法。急性传染病要预防为主，慢性病也要预防为主。把健康中国战略写进宪法，把预防为主方针写进《宪法》。

第二条对策。开展预防为主的全民健康教育。让治未病、重预防的思想观念，家喻户晓，深入人心！既要普及西方健康四大基石（合理膳食、适量运动、戒烟限酒、心理平衡），更要普及东方养生保健四大基石（心胸有量、动静有度、饮食有节、起居有常）。

第三条对策。明确规定，各级卫生健康委员会的首要任务是预防，预防急性传染病，预防各种慢性病，在政绩考核中，预防工作居首，奖罚要分明，失职要问责！各级一把手，都是第一责任人。

第四条对策。完善国家及各地疾控中心体系。①提升疾控中心地位，赋予相应权力，改变其只是调研、科研、咨询的现状。②疾控中心要配备西医中医两类专业人士，构建有中国特色的中西医结合的疾控模式。

第五条对策。大力加强城乡基层卫生机构建设。①明确其主要任务就是预防，预防传染病，预防慢性病。②配备中医西医及疾控专业人员，实行防治养三结合的运行机制。③为调动基层卫生机构人员的积极性，在职称评定、工资待遇要适当关照。

第六条对策。要充分发挥民间力量、社会组织在防治养三结合中的作用，在社区要发挥好业主委员会和志愿者服务队的作用。

第七条对策。在医疗体制改革中，要纠正医疗机构市场化的错误，重新找回公立医院社会效益定性定位，既要尽力救死扶伤，又要坚决贯彻预防为主，实行防治养三结合的运行机制。要做到这一重大善举，要加大对各级公立医院的足额财政补助，保证医护人员合理的工资收入，切实改变医院领导及员工被迫盘算每月每年的钱财收入，而是安心地为民众健康服务，从而为改善医患关系打好基础。

第八条对策。要大力表彰奖励从事治未病事业的"上工"医务人员，要设立上工预防奖，从而在全社会形成健康中国预防为主的社会氛围，上工光荣，上工自豪，国家昌盛，民众幸福！

（马有度，重庆医科大学教授，国家级师带徒导师，国务院特殊津贴专家）

点评讨论

马老在痛定思痛，总结新冠肺炎经验教训之后，提出坚决贯彻预防为主方针的八条献策，意义重大而又深远，其中包括两个层面：

第一，我国是世界预防医学的先驱，治未病在世界医学之林独树一帜，起到了引领的作用。然而，进入20世纪以后，我国的慢病正呈井喷之势，就是因为我国的医生大多只治不防，结果疾病越治越多，防不胜防，医生越治越忙，遇上"非典""新冠肺炎"等新发传染病更是忙上加忙，这一教训极其惨痛。

第二，就国家宏观和微观的管理和治理而言，什么最重要？当然是预防为主最重要，包括所有领域和工作范围，要放在各项工作的首位，这样才能把各项工作的关口前移，防微杜渐，防患于未然，杜绝各种隐患，把工作做得更好。把"防火"看得比"救火"更为重要。

马老提出把预防为主写入《宪法》，符合我国医药卫生和国家管理治理的国情和民情，堪称高屋建瓴。（宁蔚夏：中西医结合科普作家、成都市第二人民医院副主任医师）

马老提出的八大对策令人振奋，具有极大的建设性和突破常规思维的开创性。马老30余年前就提出"治未病，重预防"的大战略。今逢民族危难时刻，又殚精竭虑，再次强调坚决贯彻预防为主方针的八条务实对策。为国家繁荣、民族兴盛而鼓与呼，体现了中医养生科普大家的大情怀，必将受到党和国家的重视，受到中医同仁的拥护，为推动健康中国、实现民族伟大复兴做出新贡献！（吴朝华：重庆市中医院主任医师、中华中医药学会科普分会常务委员）

预防为主，中西并治，共克时艰，国泰民安。此乃仁者智者之共识，重治轻防，教训不少，亡羊补牢，为提高全民健康素质，期望出台更多、更好之良策。（晓宇）

预防为主避瘟疫，马老八策计谋出。

战略战术皆可用，如能实施民之福。（毛得宏：重庆市名中医、重庆市永川区中医院院长、主任医师）

马教授在全国即将取得全民抗疫大战决定性胜利前夜，忧国忧民，提出做好防治养三结合，维护人民群众大健康的八条建议是非常及时的，是中国医学"上工治未病"在现代社会生活条件下的具体应用与实践！马有度教授痛定思痛，总结经验教训提建议，造福黎民百姓，功在当代，利在千秋！（林宏：出身中医世家的中医爱好者）

马有度教授根据近年来我国疾病的流行状况，特别是去冬今春新冠肺炎的流行和防治工作的经验教训，提出了构建"防治养三结合"防控机制的设想，并为之提出了切实可行的八项对策。这些构想和对策，不仅完全符合我国党和政府"预防为主，中西医结合"的卫生工作方针，而且特别强调因有中医药的参与而更具中国特色，使我国的预防保健机制更加完善和高效，能够为我国的医疗卫生预防保健工作提供更加可靠的保证。为我国人民的健康素质和健康中国的建设带来更加可喜的变化。鉴于此，对马教授提出的构想和建议，我们高度赞赏，期待马教授的构想和建议能早日实现！（黄兴谷：重庆市名中医、重庆市渝中区中医院原院长、主任医师）

马有度教授推出的八条对策，条条精辟，全面周到，是为国家防病防疫献的良策。解放前各种传染病流行，严重危害人民健康，党和国家制定了预防为主的方针，采取了各种有效措施，取得了巨大成就，有的传染病（天花）绝迹，不少传染病（麻疹，痢疾，伤寒，结核病，肝炎等）发病率大幅下降。但也有缺陷和短板，比如治末病，从有关部门到普通百姓，预防为主的意识不强，重治轻防，最终酿成大疫，如2003年的非典和这次新冠肺炎，就是惨痛的教训。马教授的八条对策从国家立法，卫生行政部门立职，完善防疫机构和基层医疗卫生建设，人民大众防病防疫科普宣教等，都提出了具体可行的建议，若能采纳，付诸实践，必将造福于人民，造福于国家。（罗永艾：重庆医科大学附属第一医院呼吸科原主任、教授、博士研究生导师）

此次新冠肺炎暴发，给国家政治、经济，以及人民生命财产等方面，造成的损失惨烈，教训深刻。由此再次告诫大家：要想国泰民安，在健康问题上一定要时时牢记"预防为主"的思想。

讲"预防为主"，光有观念还不行，重要的是要坚决把相关措施落到实处，不能只呼口号，流于形式。马先生对预防为主提出"八条务实对策"，内容可说是条条具体，句句实在，对今后的疾病防控工作有积极指导意义，值得国家及各地卫健部门的决策参考。（蒲昭和：中医科普作家、成都中医药大学副研究员）

马老师站位高，忧国忧民，高瞻远瞩，创造性的提出八大建议，直针时弊，直达病所，既有高屋建瓴的顶层设计又有解决问题的具体措施，可操作性强，尤其强调以预防为主的全民健康教育，更是具有

马派中医传薪

极高的现实意义。

　　老百姓是疾病预防的主体，全球此次抗疫经历也充分说明了这一点。中国百姓自觉响应国家的号召，积极用实际行动抗疫，短期内就取得了阶段性的巨大胜利；反观西方一些国家，由于民众对疾病危害性认识不足，没有充分调动普通民众的抗疫内在动力，导致民众主动抗疫的能动性不强，疫情肆掠，短期内即达到不可控的地步。

　　人民是历史的主人，社会的主人，是疾病预防的主体，只有广泛深入的对全民开展健康科普教育，让他们的健康意识增强，防病意识增强，才能在人类与疾病作长期斗争的战场上立于不败之地，人类的繁衍才能生生不息。

　　在健康科普教育领域，马老师是旗帜、是干将，他一直践行着"以预防为主的全民健康科普教育"理念，不遗余力开展健康养生科普宣传，著书立说惠及万千百姓，可谓功在当代，利在千秋！（陈永华：重庆市黔江区中医院副院长、主任医师）

　　治未病，古已有之，预防为主，一脉相承，问题出在现行管理体制和激励机制，有些专业机构做与不做、做好做坏，绩效一样，出了问题，没人负责，我认为这才是症结所在。（龚致平：重庆市长寿区中医院院长、主任医师）

　　千万不要让医疗资源市场化、利益化、私有化！要让它成为国有化、大众化，让每个人都可以去医院看病，每个人都看得起病，每个人去看病都没有思想包袱，没有思想负担，尽量让小病免费医疗，纳入国家财政预付，大病按医保比例负担，实行全民免费健康年检制度，一切疾病以预防为主！（网友"奔向幸福"）

用中医思维管理中医院

马派中医传薪

96

十九大报告"实施健康中国战略"提出"坚持中西医并重，传承发展中医药事业"，为我们在新时代推动中医药振兴发展提供了保障，指明了方向。国务院《中医药发展战略规划纲要（2016—2030 年）》与《中华人民共和国中医药法》颁布实施，标志着中医药发展成为国家战略，中医药进入全面发展新时代。中医医院作为发挥中医特色优势、弘扬中医文化的主要载体，承载了更多的历史使命。在新时代，如何加强中医医院管理，发挥中医特色优势，推进医院建设和发展，是我们现代中医人不懈探究的命题。笔者认为，中医理论博大精深，既为防病治病的基础，又包含很多哲理，其辨证论治、整体观念的思想是中医理论的精髓，被广泛应用于社会科学领域。中医院的管理与西医院的管理各有其自身独特的内涵和特点，笔者将中医的辨证论治和整体观念的思想和"治疗八法"运用于中医院的管理中，自觉暗合玄机，得心应手，现论述如下，与同道共享。

1. 辨证论治与医院管理

"辨证"就是把四诊（望、闻、问、切）所收集的资料、症状和体征，通过分析、综合，辨清疾病的病因、性质、部位，以及邪正之间的关系，概括、判断为某种情况的"证"。"论治"，又称为"施治"，即根据辨证的结果，确定相应的治疗方法。辨证是决定治疗的前提和依据，论治是治疗疾病的手段和方法。根据论治的效果，可以检验辨证的正确与否。

将辨证论治的思想应用于医院管理，就是对医院存在的困难、问题和各种矛盾，进行充分调查研究和综合分析，找准症结所在，即"辨证"，再根据困难、矛盾、问题的根本原因，提出解决的方案，并予以"施治"。然后通过解决的实际效果，检验自己的调查研究是否准确，解决方案是否正确有效。

辨证论治实质上也是一种个性化治疗思维，强调因人、因时、因地、因证治宜，以人为本，根据每个人的病因病机制定针对性的治疗方案。每家医院都有其独特的发展历程、区域位置、文化底蕴、历史沉淀和不同的人员结构。医院的管理不能生搬硬套，用一套固定的理论和方法来管理，书本上的管理理论在具体应用中往往与工作实践有显著的差距，很多情况套用书本上的理论根本无所适从，无从下手。比如绩效考核、分配方案、对员工的思想教育、医院的规划发展等，往往会遇到各种各样的具体情况，在理论书籍中根本无法找到具体的解决办法。这都需要医院管理者根据实际情况、具体问题，辩证地进行分析总结和判断，去伪存真，找到问题的症结，制定出个性化、解决问题的最优方案，然后予以实施，这就是医院管理中的"辨证论治"。

2. 整体观念与医院管理

中医整体观念，包含了两个方面的含义。一是人体本身的统一性、完整性。人体是一个有机的整体，各脏腑、肌肉、骨骼、四肢、关节、血脉、经络相互关联，相互作用，相互影响。二是天人合一，人与大自然和谐统一，人要顺应大自然，主动适应大自然，按照大自然的客观规律生活和工作。

一个医院是由各个科室、各个部门有机组成的，整体无论大小，组织构架必须齐全才能功能齐备，正常运转，所谓"麻雀虽小，五脏俱全"。各部门各科室之间团结协作，协调运转，才能推动医院的正常发展壮大。一个科室出了问题，就像人体的某个器官发生疾病一样，都会影响整体的运转，所谓牵一发而动全身。这就从客观上要求医院的管理者应具有全局观、整体观，统筹兼顾，全面发展的思想，充分发挥医院的整体实力，树立团队意识，打造高效团队，调动全院职工的主人翁精神，人尽其才，物尽其用。使全院职工统一意志，把个人奋斗目标与医院整体发展目标相结合，心往一处想，劲往一处使，拧成一股绳，医院发展，个人进步，为医院的发展壮大而共同努力。

管理者要让医护人员明白"天人合一"的道理，要知道人民群众是天，医务工作者与人民群众应该和谐统一，血肉相连。更应顺民心，合民意，全心全意为人民服务，用仁心仁术，福泽民生。同时，掌握疾病发生发展的客观规律，用精湛的医术治病救人。

同样，医院虽是一个小集体，但与人民群众的健康息息相关，也是体现党和国家民生政策的一个窗口，关乎生命，关乎社会稳定，不可能独立于社会之外，而应该主动融入社会的大环境，成为国家社会的一个有机组成部分，根据国家的法律法规履行医院救死扶伤、防病治病的职责；按照经济社会发展的规律，适应社会的发展变化，及时调整自己的管理体制和运行机制。在当前，医院管理者更应发挥全局意识、整体观念，引导医院积极顺应潮流，顺应民心民意，积极参与配合公立医院的改革，努力提高医疗质量、改善服务态度、降低医疗成本，加强医德医风教育，纠正行业不正之风，遏制医药费用过快增长，真正让老百姓看得起病，看得好病，做到顺势而为，顺潮流而动。

3. 中医治法与医院管理

中医治病有八法，即汗、吐、下、和、温、清、消、补八种治疗方法，应用于中医院的管理，表述如下。

3.1 汗法

所谓汗法是通过开泄腠理、宣发肺气、调和体表正气达到祛邪外出的治疗作用，使在表之邪随汗而解的治疗方法。

应用于医院管理,可表述为:树正气,出大汗,下大力气。医院的管理要"既祛邪，又调正"。医院要树立正气，自觉抵制歪风邪气的侵袭，通过不断的培训、学习、教育，净化医院的风气，使医院始终保持"正气存内，邪不可干"的状态。同时也要通过制度的健全，检查考核，及时发现问题，特别是严重的违规违纪行为，进行有效地打击和处理，达到祛邪外出的目的。

汗法也可以理解为一种实干精神，要求管理者自身必须树立一种真抓实干的精神，带领全院职工，以身作则，出大力，流大汗，不畏惧艰难困苦，攻艰克难，为一个共同的目标勇往直前。

3.2 吐法

所谓吐法，即是针对致病物质（如毒物、宿食、痰饮）停留在人体胃脘以上部位而形成的各种病症，我们可以使用催吐的方法，使各种病理物质通过呕吐排出体外以达到去邪治病的目的。中医化积消滞,解毒排痰,常用吐法。

应用于医院管理，即强调的是一种民主精神。让全院职工充分发扬民主，畅所欲言，让班子成员、广大职工知无不言，言无不尽，要求管理者敢于听真话，察实情，乐于听逆耳之言，所谓"忠言逆耳利于行，良药苦口利于病"。注意听取采纳好的意见和建议，了解群众疾苦，听取群众心声，帮助职工解决实际困难和问题，及时解决各科室发展过程中出现的问题和困难，根据不同的意见及时调整工作思路，纠偏防错。及时消除职工的不满情绪和怨气，消除影响发展影响安定团结的因素，让职工在心平气和的氛围中工作，在和谐安宁中发展。

广开言路，通过行政查房，定期召开病人座谈会，发放意见征询表、电话回访、上门走访病人等形式，听取社会各界以及病人对医院的评价，及时让病人及家属吐露心声，采纳好的意见建议，改进工作作风，改善服务态度，提高服务质量，消除病人的不满情绪和怨气，防止医疗纠纷的发生。完善运行机制，推动医院良性发展。

3.3 下法

中医的下法即是攻法，"病邪在里则攻之"，下法是泻下之法，有峻下，缓下之分，用通泻的药物，让各种痰饮、积滞，毒气通过泻下，排出体外。

应用于医院管理，即及时发现问题，特别是对于那些贪赃枉法、违规违纪的严重问题，例如吃回扣，以医谋私，以权谋私，贪污受贿，过度医疗，过度检查，玩忽职守等群众反映强烈的突出问题，应该采取果断措施，施威猛之药，予以荡涤之，让医院卸下包袱，轻装前进。但是使用下法要有理有据，依法进行，并且要分清轻重缓急，分别采取急办、缓办的措施，予以分步实施，做到可控，防止扩大化，更不能伤及无辜，做到"下而勿损"。

下法还可以理解为：要求医院管理者能坚持沉下去，下基础，到实地，查实情，"一切为了群众，一切依靠群众，从群众中来，到群众中去，走群众路线"，只有这样才能掌握第一手资料，才能了解到最真实的情况，才能实事求是地提出解决问题的办法。

3.4 和法

所谓和法，有调和，缓和，疏解之意，亦称和解法，是通过和解表里的方药，达到和解半表半里证的一种治法，有和解、调和、调理之分。

应用于医院管理，即是注重协调各方，善于应用高超的管理艺术，化解矛盾，调理纠纷，平衡阴阳，调和致中，特别是在医院对内要建立起和谐的科室关系、和谐的人际关系、和谐的上下级关系，让医院和谐稳定持久健康的发展。但需防"和而勿泛"。要坚持原则，不要处处妥协，事事让步，无所作为，当好好先生、和事佬。

同时，对外建立起和谐的医患关系。加强内部管理，树立良好的医德医风，规范医疗行为，坚决防止过度医疗；提高医疗质量，杜绝医疗事故；改善服务态度，提升服务水平，切实做到以病人为中心；优化就医流程，美化就医环境，营造温馨舒适的就医条件。让病人满意、职工满意、社会满意，让医院在和谐中健康发展。

3.5 清法

所谓清法，就是清热泄火之法。"阳盛则热，热之极为火，热则清之"。清法是外感热病，内伤郁热的治疗方法，表证发热者，宜散而清之，内伤郁热宜"火郁发之"，清法将视火候，根据病情，邪到气分才能清气，邪到血分才能凉血，同时清气凉血不可塞滞，否则邪不外达而内闭。

应用于医院管理，一是指职工群众反映的突出问题突出困难如果得不到解决，医疗纠纷得不到及时清除，会加重事情的严重性，所谓"七情气结，郁火内发"。要求管理者善用"清热泄火之法"及时解决突出问题，清除矛盾，化解纠纷，同时要掌握分寸、时机、原则，恰到好处，做到彻底解决而不留余邪后患。二是保持清醒头脑，不要脑袋发热好大喜功，搞政绩工程，干一些超出实际承受能力的事。做到"尽力而为和量力而行"。

3.6 温法

所谓温法，"寒则温之"，有温散、温补、温热之分。温法要掌握尺度，既要用药对症，又要用药适中，"温而勿燥"，药过病所，用之太过，则耗气伤阴。

医院管理工作要善用"温法"，一是要处处以人为本，注重群众利益，不能以发展的借口损害职工利益，伤害群众的积极性，不能让群众寒心。职工的工作热情不能冷，士气不可泄，要善于用精神鼓励、物质奖励调动职工的积极性，让职工享受到医院的发展成果，用事业心激发职工的工作热情，推动医院的快速发展。二是要关心和帮助群众，让职工体会到医院的温暖。例如，在节日期间，要坚持走访慰问困难职工、困难党员，特别是有困难的人才要给予精神安慰、物质帮助，使其安心工作。要用温情温暖他们的心，让职工明白"医院是我家，发展靠大家"，医院得发展，职工才能得实惠。

3.7 消法

所谓消法，消法有消散之意，指通过消食导滞、行气活血、化痰利水等方法，使有形之邪逐渐消散的治法。"结者散之，坚者削之"即指"消"法。病气壅滞不通，必用消导疏散之法。消法和下法有相似之处，但尚有所区别，对于病势急迫、"形症俱实"的必须急下，当用下法；而对于失治或久治迁延日久，病邪聚而不散，日益牢坚的，需要用消法。

消法应用于医院管理，是指医院陈积的矛盾、问题和纠纷，以及不合理的制度、管理方式、运行机制等，久拖未决，日积月累，"聚而不散"，渐成顽疾，"日益牢坚"，影响医院形象和发展，影响医院风气，必须想办法予以消除解决，该下决断之时，不能手软心软，犹豫不决；也不能只顾个人安稳而无所作为，安于现状，得过且过，葬送医院的发展前程。

3.8 补法

所谓补法，"虚则补之，补其不足也"。"形不足者，温之以气，精不足者补之以味"。

补法应用于医院管理，即要调查研究各学科的发展情况，根据其存在的不足和薄弱环节予以适当的支持。比如，学科发展缓慢，甚至停滞不前，应该找准原因。如果是管理不到位，及时指导，或者调整人员岗位；如因设备老化、缺乏，影响诊断治疗，须及时更新及时购进；人才不足影响发展，需想办法及时引进，或及时培养；员工积极性不高，需及时鼓励，采取措施调动其积极性；收入不高，需及时查找原因，找准突破点，提高职工收入；科研水平不高，需及时给予经费补助，借势借力，发展科研。

精神鼓励也是管理中的补法：物质奖励是有限的，人的欲望是无限的，管理者一方面要慎用物质奖励，另一方面要善用精神鼓励，及时地肯定、表扬、表彰是对知识分子的认可和尊重，有时可收到事半功倍的效果，比物质奖励来得更持久更有效。

管理中应用补法，仍需防"补而留滞"，花钱养懒汉。要注重培养科室发展的动力，重点帮助其提升管理能力，提高技术水平，改善医疗质量，增强核心竞争力，推动科室快速发展。也要制定目标，让责任到位。完不成任务目标，追究相关科室、个人的责任，并进行相应处罚；目标任务完成得好，及时奖励。充分发挥自身的主观能动性，做到"补中有消，消补兼施"。

中医的八法适应寒热虚实不同的证候，但病邪致病极为复杂，有时需数法并用，数法合用，又要有主次轻重之分，所以虽为八法，但配合之后治法多变，"一法之中，八法备焉，八法之中，百法备焉"。医院管理也一样，情况千变万化，原因复杂多变，解决问题有时也要数法合用，或交替使用。用时要有轻重缓急、主次之分。只有灵活掌握，随机应用，才能得心应手，效果显著。

（毛得宏，重庆市永川区中医院院长，主任医师，重庆市名中医）

点评讨论

再次品读《用中医思维管理中医院》，不禁拍案叫好。此文好就好在，抓住了传承发展中医的要害，一些中医在西化，中医医院也西化。我多次强调："中医西化，死路一条"。西化的要害，又在丢掉了中医的思维。中医思维是中医的根本，无根之木，岂能生存？！许多中医有识之士，一再呼吁，要回归中医。回归中医的关键就在回归中医的思维；回归中医的思维，就是回归中医的灵魂！所以，我们的中医医院、中医院校、中医科研单位，都要坚持中医思维这个核心，抓住了根本，抓住了灵魂，必然生机盎然，大树参天！坚持中医思维，贵在真抓实干。毛院长抓住中医思维不放松，团结全体员工创建了中医特色突出的真正的中医院，难能可贵，我们拍手，我们点赞，我们叫好！我们更要向全国中医界呼吁：中医医院一定要真正姓"中"，真抓实干不放松。（马有度：国务院特殊津贴专家、国家级师带徒导师、重庆医科大学教授）

好文章，毛院长论点独到精辟、论据充分翔实，文章很有深度，实际工作中活学活用，实乃我等楷模，贵院这些年突飞猛进的发展就不足为怪了。为您点赞！（陈永华：重庆市黔江区中医院副院长、主任医师）

毛院长用中医的辨证论治和整体观念的思想，以"治疗八法"运用于中医院的管理中，暗合玄机，得心应手。充分体现了中医智慧和毛院长的中医功底和管理才能。（刘世峰：重庆市荣昌区人民医院中医科主任、重庆市中医药学会科普分会副主任委员）

　　此文写得好！值得大小医疗机构管理者认真学习领悟！整篇文章贯穿哲学思想，是哲学的方法论，很受用！（姜碧清：重庆合道堂中医馆总经理）

马派中医传薪

名老中医临证经验研究思路与方法

　　名老中医是在长期医疗实践中历练形成的具有丰富临床经验的专家，是中医药学术发展的带头人，是解决疑难杂病问题的主力军，是年轻中医学习的好榜样。名老中医代表着较高的学术水平和临证能力，是中医药行业的宝贵财富。因此，研究名老中医临证经验，掌握切实有效的研究思路和方法，对于传承名老中医经验并进行创新性运用，培养新一代名中医，都具有十分重要的意义。

一、如何提高研究和运用名老中医临证经验的能力

　　只有加强中医理论学习，认真分析名老中医临证经验，不断结合临床实际，提高临证悟性，才能在研究名老中医临证经验的过程中提高临床运用能力。

（一）加强中医理论学习，培养和提高临证悟性

　　中医理论是一门深奥难懂、知识灵活的学科，培养学习和运用中医理论

的悟性，是正确理解中医实质、解决中医医教研疑难问题、塑造中医能人的基本功和传创中医的法宝。什么是悟性？悟性即灵感，是创造者在一定知识和能力的基础上突发性地发现问题，提出预见和解决问题的心理现象，悟性属于智力范畴，它能为获取创意提供便捷的通路。因此，中医要发展，就需要创新，就需要拥有一颗有悟性的中医头脑，这也是培养中医创新型人才、造就新一代名中医的需要。

　　记得 20 年前，笔者曾治一患者，男，68 岁，退休干部，耳鸣时作时止近 10 年。病初双侧耳鸣，时有时无，症状轻微，未予医治；6 年前耳鸣加重，严重之时每日皆发，甚至一日几发，遂至某医科大学附院求治，检查示"内耳道增宽"，西医予以维生素等营养神经，以求改善，但效果不显，后经多位名老中医诊治，疗效亦欠佳，遂求余诊治。查其形体壮实，除有耳鸣、脉略弦之外，余无他症。观前老中医所用之方，多为补肾填精之剂，此乃前医虑其年龄偏大，从肾虚论治之故也。常言道，耳鸣一病，虚证责之于肾，实证责之于肝胆。然详细诊察，四诊合参，肾虚之证尚难确立；虽有脉略弦之征，乃由年老血管硬化所致，非肝胆证候之象也。疑难杂证，它方无效，何不从中焦治之？盖脾主升清，可使精微物质上承清窍则耳聪目明，反之则可见耳鸣耳聋、视物昏花，此从中焦论治耳鸣之常理也。余长期从事中医理论教学及临床，尚知脾气主升还有升托内脏之义，即脾气具有维持脏腑组织器官生理位置相对恒定的特性。如果脾气或中气下陷，这些脏腑组织器官就会离开原有生理位置而见脏器下垂之征或坠胀之感。细细品味，内耳道增宽，实乃内耳道组织松弛弛缓所致，亦即内耳道组织离开原来生理位置而引起矣！此案虽无下垂之征或坠胀之感，乃因耳窍解剖结构所限，然其耳鸣形成之缘由同也，皆为组织器官松弛离开原来生理位置所致，故辨证为中气下陷证，取"异病同治"之义，以举陷法治之，方选补中益气汤加味治疗而取效。又如年老之人常见大小便失禁，现代医学多认为乃因尿道括约肌、肛门括约肌松弛所致，同理，笔者也认为是括约肌离开原有生理位置所致。随后经笔者常年临证观察，逐步总结，加深了对脾气、中气的领悟，后根据中气下陷证临床症状轻重之别，将其分为清阳不升失养症、精血津液胎元滑脱症、组织松弛症和脏器下垂症，且提出了不同病症的临床诊断要点。

（二）培养中医临证悟性的基本方法

培养中医临证悟性的基本方法还有多读书、读好书、勤思考。只有多阅读一些中医药书刊，从多角度思考形成"结论"的原因，久而久之就会养成从多角度分析、提出科学假说的习惯，即进行所谓的模糊估量。当中医药知识积累到一定水平时，灵感就会经常光顾有准备的头脑，悟性也就会大大提高。二是善于抓住灵感、分析灵感的实用价值。灵感是瞬息即逝的东西，灵感一旦出现应及时记录，并沿着灵感继续深思，同时还要了解中医药现代研究进展，思考实现这些灵感是否现实，只有这样才会产生不可估量的价值。三是涉猎多学科知识，有助于激发中医悟性。培养学习中医的悟性或灵感，需要以丰厚的中医药知识和人文社会科学知识为基础。而要积累中医药知识，就要对中医基础学科、中医临床学科以及养生保健、中医经典等课程进行深入理解，同时广泛涉猎其他自然、人文知识以扩大自身知识面，确立中医思维，激发出中医悟性。四是中医悟性应在遵循中医理论指导原则的基础上进行思考。悟性固然重要，但悟性也应遵循一定原则，如以中医理论为指导的科学研究，其最终目的都是为中医临床服务。故进行科研时应从宏观和微观角度，多视角地将中医理论与临床治疗进行重新整合，进而提出切实可用的新理论、新方法。仅凭悟性进行的中医药理论研究，将失去其应有的临床指导价值。

如果说悟性或灵感像一柄直刺问题核心的利剑，那么实践就是它的磨刀石。因此，培养中医悟性还需要不断进行临床实践训练。作为中医初学者要记住，学习不能死记硬背，而应理解记忆；运用不能牵强附会，而应随机应变；悟性不是凭空产生的，而是多学多练的结果。对于中医药工作者来说，尤应把握启发悟性的"三多一少"原则，即多看中医典籍和名老中医经验，多用中医理论指导中医临床和科研，多学人文社会知识丰富中医思维，少用西医知识验证中医是否科学。只有这样，中医临证悟性才会逐渐形成。

（三）认真领悟名老中医临证经验，善于移花接木

阅读有关名老中医临证经验的论著时，很多中医药工作者都喜欢直接去了解名老中医用了什么方、用了什么药，这其实是一种舍本逐末的学习方法。正确而有用的方法是，通读名老中医治疗某个疾病的临证经验，认真分析，

着重抓住名老中医对疾病本质的认识，比如病因病机，还有诊疗思路，只有掌握了名老中医的诊疗思路，万变不离其宗，其处方用药都是可以随时调整、变换的，而不是去死板套用名老中医的经验方和经验用药。当然，名老中医临证用药的特殊经验，那还是值得我们去好好琢磨、借鉴和发挥的。

有文献记载，首届国医大师朱良春教授，善用地龙治疗下肢溃疡，认为地龙对溃疡病灶有修复作用，触类旁通，其用以治疗消化性溃疡也同样取得了良好效果。笔者受朱老思维的启示，认为糜烂性胃炎与肌表糜烂机制相似，而肌表糜烂一般与湿热相关，所以认为糜烂性胃炎也应清利湿热，可加用黄连等药味进行治疗。另有文献记载，邱德文教授受天皂合剂（天花粉、猪牙皂）用于引产有效的启发，认为其与排便机制相近，于是用天皂煎剂灌肠、口服复方大承气汤治疗肠梗阻，疗效显著。笔者看了文章之后，受邱教授思维的影响，同时根据中医理论肺与大肠相表里，肺气肃降有利于大肠传导，故治疗一些顽固性便秘时，使用一般通便药效果不理想时，这时可以考虑加入具有引产作用的天花粉，还可加入具有降肺气、润肠通便作用的杏仁、苏子等药味，一则取天花粉滋阴可润肠，二则用其引产与排便机制相似的关系，同时配合杏仁、苏子等降肺气以助大肠传导来排便的机制，则往往可以收到意想不到的效果。

（四）结合临床实际，巧妙融入名老中医诊治经验

"熟读王叔和，也要临证多"，这是著名中医学家马有度教授在笔者2004年跟其临证时题写的赠语。中医临床，辨证是关键，如果在诊疗过程中能融入名老中医的临证诊治经验，往往可以快速提高诊疗效果。如马有度教授在长期临证过程中创立的治疗失眠的"双藤双粉"（炒酸枣仁、延胡索、鸡血藤、夜交藤），笔者在辨治失眠的基础上加用之，往往疗效倍增。又如著名中医学家关幼波教授发现芳香化湿之品对于改养肝病症状和肝功能有较好疗效，笔者受其学术思想影响，在治疗肝病时除辨证使用清肝、养肝、疏肝等品外，也常加入藿香、佩兰之类，收到了较好效果。

疗效是关键。如果能在临证过程中巧妙融入名老中医临证诊治经验，"领悟医中妙绝，掌握中医精髓"，往往可以大大地提高中医临证疗效。

二、如何整理和研究名老中医临证经验

整理和研究名老中医临证经验，需要系统掌握名老中医临证经验研究的思路和方法，以便对名老中医临床思维模式、诊疗规律和用药经验进行系统的整理和研究，从而更好地服务于中医临床。

（一）名老中医临床经验研究

名老中医往往对某些疾病诊治尤其擅长，经验丰富。如何整理名老中医临床经验？笔者认为，应该从单个病种或某类疾病的临床经验研究着手，按理、法、方、药、术的顺序进行整理和研究。如在整理研究著名中医学家方药中教授治疗冠心病心绞痛的临床经验时，通过整理有关资料，提炼出方老的诊治经验，即冠心病首先应责之于正气虚损，即或兼有标实，也属本虚所致。无论先行补气，或继之养阴，均应兼顾阴阳，绝不可妄投刚燥或阴柔之品，或常于补中益气汤中加生脉散、增液汤，或在经验方丹鸡黄精汤中加入参芪，或在六味地黄汤中合用桂附，同时还对方老诊病时主张见微知著，未雨绸缪等诊疗思路和经验进行总结和研究。

笔者在整理著名中医学家马有度教授防治养结合论治脾胃病的临证经验时，主要从脾胃病贵在防、全程都要养，脾胃病治在调、着重调升降，寒温并用、补消结合辨治脾胃病，验案举隅等四个方面进行了研究。马老认为，脾胃病以慢性病居多，常反复发作，迁延难愈。由于脾胃之间的性质和功用相反相承，因此脾胃病常表现为寒热错杂、虚实相兼的证候。为此，马老除运用脾胃病常规辨证方法进行论治外，还认为中医的胃痛、胃反、胃缓、痞满、嗳气、嘈杂、吐酸、呕吐等多种病名，可涉及西医学的胃溃疡、十二指肠溃疡、急慢性胃炎、胆汁反流性胃炎、胃癌、消化功能失调综合征以及消化不良等多种疾病，而在这些疾病中，临床以寒热兼夹、虚实互见的类型最为常见，临床只要辨证为寒热错杂，不论何病，根据"异病同治"原则，当寒热并用、补消结合，均可选用治疗寒热互结、脘腹痞满的半夏泻心汤加减进行辨治，只要配伍得当，常能应手取效。马老对半夏泻心汤的灵活运用，可谓出神入化。

对于具体验案的研究，则需认真分析每一病案的病因病机、处方用药规律，并提炼出名老中医的诊治经验和用药特色。如笔者在整理研究马老诊治

脾胃病的临证验案时,对每一病案的病因病机、处方用药规律都作了详尽阐释,并提炼出马老的诊治用药特色,如马老诊治腹泻或便溏患者,常在辨证基础上配用泽泻、车前草,妙就妙在泽泻利水渗湿、车前草渗湿止泻,二者合用,分清浊以止泻,利小便以实大便,从而达到治疗便溏或腹泻之目的。又如其在治疗阳虚胃痛且有肢体畏寒之征时,在辨证基础上妙用独活,颇具新意,乃取独活辛温可入肾经,益火补土,使脾胃阳气能敷布肌表达于四末,从而缓解胃脘冷凉、四肢不温等症状;而在治疗脾胃病患者兼有失眠之候时,常合用酸枣仁、夜交藤、延胡索,乃取酸枣仁养心安神、夜交藤养血安神,而合用延胡索,取其止痛功效之中蕴含的催眠、镇静、安定之作用,三药合用,心神得养,阳能入阴,故夜能安寐。

总之,加强对名老中医临床诊治思路和用药经验的研究,是名老中医临证经验研究的重要内容。特别要强调的是,在研究用药经验时,还应注意以下几个方面:重视对单味中药的药理分析及药对配伍规律的研究;重视运用脏腑生理特性用药经验的研究;宏观与微观结合辨证用药经验的研究;以自创经验方加减用药经验的研究等。

(二)不同名医诊治经验整合研究

目前,有关近现代名老中医临证经验的书籍和论文刊发较多,可大多数中医却无法借鉴其经验用之于临床,原因在于不同医家对中医理论的理解和临床感悟不同,出现了对同一疾病诊治经验各异的情况,因此很难分辨出用谁的经验更能有效地指导中医临床。为了解决无法借鉴及活用众多名老中医临床经验这一困惑问题,更好地传承和创新中医药,笔者长期从事名老中医临证经验研究,认为研究名老中医临证经验,可以疾病为纲,对名医名家的临证经验加以点评、总结,提出不同名医名家诊治该病的要点、处方用药特色,总结出其诊治共性和处方用药规律,以及临床如何借用名医经验的技巧,让中医临床工作者一学就会,从而有利于名老中医临证经验的传承和创新。这种研究思路,不失为一个可行的方法。

比如笔者分别对蒲辅周、李斯炽、张伯臾、任应秋、方药中、祝谌予、邓铁涛、陈可冀、张琪、路志正等数十位著名中医学家诊治冠心病的临床经验进行了点评，分别对不同名医名家诊治该病的要点、处方用药特色进行了提炼，然后总结其共性和不同，最后得出结论，即冠心病多为本虚标实之证，心的阳气不足是本，气滞、血瘀、痰阻、寒凝是标，标实之证往往与心之阳气不足密切相关，有的标实还是心的阳气不足引起的病理产物，于是根据总结出的基本病因病机，以益气温阳、行气活血、温化寒痰为法，拟定了治疗冠心病的基本处方和加减用药规律。基本处方：黄芪 15g，太子参 20g，白术 20g，茯神 20g，丹参 30g，葛根 20g，川芎 15g，白芷 15g，瓜蒌皮 20g，郁金 15g，香附 15g，延胡索 15g。瘀滞重者加蒲黄、降香；阳虚甚者加桂枝、淫羊藿；痰湿气滞重者加薤白、石菖蒲；痰湿化热者加牡丹皮、栀子；血压高者加天麻、钩藤；血压低者合生脉饮；血脂高者加茵陈、决明子；血黏度高者加桃仁、红花，或水蛭；血糖高者加知母、地骨皮；心功能不全者加大黄芪剂量或加桂枝；水肿明显者加猪苓、车前子、益母草。对于心律失常者，快率型合生脉散，或加浮小麦、黄连；慢率型加桂枝、淫羊藿等。如此研究某一疾病不同名医名家的临证诊治经验，提炼出诊治精髓，拟定方药，用之临床，则可迅速提高临证效果，缩短中医成才时间，当然这种研究方法需要有雄厚的中医功底作为后盾。

（三）基于人工智能技术研究名老中医临证经验

随着大数据和人工智能时代的到来，借助人工智能、云计算和大数据，有望将名老中医的临床诊疗思维、辨证逻辑和处方用药经验进行系统分析，形成在线辅助学习和辅助诊疗平台，从而帮助年轻医生提升中医临床诊治能力，改变传统的中医临床经验传承模式，从而实现名老中医临证经验可以在各地大范围普及和使用，实现中医的现代化，为中医走向"一带一路"，造福世界民众作出更大的贡献。

（黄学宽，重庆医科大学教授，博士研究生导师）

点评讨论

传承名医好经验，思路方法赞学宽。

中医功底作后盾，四个研究点子全。

化繁为简贵整合，多读多思多灵感。

感谢文章真善美，人才辈出代代传。

　　　　　　——刘元成（重庆市黔江区民族医院中医科主任、副主任医师）

　　传承名老中医学术经验，除了跟师学习，勤于临证外，方法是最关键的，正确的学习方法是打开知识大门的钥匙，掌握了方法就会学有所获，事半功倍，反之，则收效甚微，甚至误读老师经验，适得其反。学宽教授治学有方，感悟良多，思路清晰，整理有序，毫无保留，为我们学习前辈经验提供了明确路径，若能践行，切实领悟，当学有成！

（吴朝华：重庆市中医院主任医师、中华中医药学会科普分会常务委员）

马派中医传薪

治未病　大智慧

　　大千世界，以人为本；亿万人民，健康为本；维护健康，预防为本。

　　重视预防，是《黄帝内经》的一大特色，它强调防患于未然，响亮地提出"治未病"的光辉思想，并用生动形象的比喻来说明这一观点，认为疾病已经发生才去治疗，如同社会动乱已经发生才去治理，亦如口渴了才去挖井，打仗了才去铸造兵器一样，为时已经晚了。此即《黄帝内经》所载："不治已病治未病，不治已乱治未乱……。夫病已成而后药之，乱已成而后治之，譬犹渴而穿井，斗而铸锥，不亦晚乎？！"这段话对未病先防、防重于治的思想阐发得何等精辟！

后世医家对《黄帝内经》治未病的思想多有发挥。唐代药王孙思邈强调："消未起之患，治未病之疾，医之于无事之前，不追于既逝之后。"宋元名医朱丹溪还专门写了一篇《不治已病治未病论》，开宗明义就说："与其救疗于有疾之后，不若摄养于无疾之先；盖疾成而后药者，徒劳而已。是故已病而治，所以为医家之法；未病而先治，所以明摄生之理。夫如是，则思患而预防之者，何患之有哉？此圣人不治已病治未病之意也。"可见治未病的主要含义，就是未病先防，防患未然。

治未病的第二层含义，就是防微杜渐，早期诊治。防患于未然，固然是最理想的积极措施，而一旦疾病已经发生，则应尽快明确诊断，争取早期治疗。因为疾病初起，病势尚属轻浅，如能防微杜渐，尽早治疗，就可防其发展，不致由轻病转为重病，由小病变为大病，由局部病变发展为全身病变，而且治疗越早，疗效越好。如果不注意防微杜渐，以致疾病转变，日渐深重，则疗效越差，预后越坏。因此，《黄帝内经》一再指出，善于治疗的高明医家，都是在疾病初起的"皮毛"阶段，就抓紧治疗，力求将其消灭于"萌芽"状态，疗效又快又好。而那些不善于治疗的低劣医者，则坐失良机，待病久传化，处于"已成"阶段，甚至直到病邪损害五脏、病势危重的"已败"阶段，才尾随治之，当然棘手之极，只有"半死半生"之望。所以，《黄帝内经》强调说："上工救其萌芽……下工救其已成，救其已败。"高明的医家，既善于未病先防，又善于早期诊治，正如清代名医徐灵胎所说："若夫预防之道，惟上工能虑在病前，不使其势已横而莫救。"明代名医绮石也深明"上工治未病"之理，他在《理虚元鉴》中写道："若待其已成而后治之，病虽愈也是不禁风浪、不耐劳苦之人矣；善治者，必于其未成之前。"医圣张仲景，更是善于早期诊治的上工。他在《金匮要略》中强调指出："适中经络，未流传脏腑，即医治之。四肢才觉重滞，即导引、吐纳、针灸、膏摩，勿令九窍闭塞。"

治未病的第三层含义，就是治中寓防，先安未受邪之地。疾病已经发生，不仅要尽快诊治，而且在治疗中要注意病机病势，预先采取措施，防其传变。正如《难经·七十七难》所说："所谓治未病者，见肝之病，则知肝当传之于脾，故先实其脾气，无令得受肝之邪，故曰治未病焉。"由于温病的传变迅速，在治疗中尤其要注意先安未受邪之地，以防温邪内陷。清代著名温病学家叶桂在《外感温热篇》中说得明白:"其人肾水素亏,虽未及下焦,先自彷徨矣,必验之于舌,如甘寒中加入咸寒,务在先安未受邪之地,恐其陷入易易耳。"

"治未病"虽然有以上三层含义,但以第一层含义为主,即未病先防,防患未然,这是最重要的预防之道。因为疾病已经发生,再采取措施防其传变,未必都能防止,与其病后再防,何不未病先防呢?清代名医陈根儒说得好:"防其已然,防之未必能止,不如防其未然,使不能传之为得也。"病后再防其传变,即使防而能止,那也费力得多,这又哪有事先预防省事呢?正如朱丹溪在《丹溪心法》中所说:"谆谆然以养生为急务者,意欲治未然之病,无使至于已病难图也。"正因为这样,历代医家尤其重视养生避邪,预防为主。例如,《太上老君养生诀》谆谆告诫:"当施医于未病之前,不追于既败之后。"《千金要方》强调指出:"常须安不忘危,预防诸病也。"《寿亲养老新书》还专门写了一篇《保养》,告诫人们"须在闲日安不忘危",并强调说"善服药者,不如善保养"。书中还引述了邵康节的一首防病诗:"爽口物多终作疾,快心事过必为殃。知君病后能服药,不若病前能自防。"尤其值得注意的是,这"治未病"不仅指身体方面,首先是指心神方面,强调养性调神,所以孙思邈在《千金要方·养性序》中特别指出:"善养性者,则治未病之病,是其义也。"

圣人先贤"重预防、治未病"的指导思想,是维护健康最为重要的理念,是人类生存智慧最为突出的体现。面对当今的现实和面向人类的未来,都具有十分重要的战略指导意义。

放眼当今世界,流行性感冒、乙型肝炎、结核病、艾滋病、非典(SARS)、新冠肺炎(COVID-19)这些流行病、传染病正在严重威胁我们的健康,脑中风、心肌梗死这些杀手正在夺去我们的性命。

大敌当前,怎么办?根本的办法,就是加强预防,尽早预防,全民动员"治未病"。

怎么预防?一方面,讲究卫生,改善环境,研制疫苗,加强群体预防;另一方面,讲究养生,保护精气神,扶正祛邪,注重个体预防。

讲究养生,正气强盛,即使流行病袭来,也可以减少发病;即使患病,病情也轻,康复也快。

讲究养生,身心协调,许多慢性疾病也难以发生。

世界卫生组织的研究表明，只要实行科学、文明、健康的生活方式，做到"合理膳食、适量运动、戒烟限酒、心理平衡"这十六个字，高血压病可以减少 55%，脑中风可以减少 75%，糖尿病可以减少 1/2，癌症可以减少 1/3，寿命就能延长 10 年。

看病难，看病贵，这是广大民众极为关注的热点。解决这个问题，固然要靠完善医疗改革，改善医疗服务，但要根本解决问题，还是要靠重预防，治未病。人民政府"重预防"，加大投入措施强；人民大众"治未病"，注重养生保健康。在预防保健上投入 100 元钱，至少节省医药费 1000 元，节省抢救费 10000 元、100000 元……

健康投资，是最为划算的投资。世界卫生组织与国家卫健委在北京联合发布全球报告的标题就是《预防慢性病——一项至关重要的投资》。更为重要的是，我们大家都要行动起来，人人懂得"重预防"，个个都来"治未病"，自己就能少痛苦，家庭就能多幸福，社会就能更和谐。在此奉上一首《防病智慧歌》：

看病难来看病贵，
养生防病大智慧，
大大节省医药费，
自己身心少受罪，
家庭亲人少拖累，
和和谐谐好社会。

总而言之，为了维护人类的健康，为了解除民众的疾苦，我们既要未病先防，防患未然，又要防微杜渐，早期诊治，还要在治中寓防，先安未受邪之地。这种"治未病"的光辉思想，是前辈先贤大智慧的生动体现，穿过千年时空，至今还是防病治病的指南！

回顾过去，面对当今，展望未来，我们不得不感叹：古人先贤，真是聪明又高明，治未病，大智慧，大战略。

（马有度，重庆医科大学教授，国家级师带徒导师，国务院特殊津贴专家）

点评讨论

这篇《治未病，大智慧》，写于2007年，收载于马有度著《感悟中医》第一版中，在2015年第三版中做了微调，时至今日，加以充实，例如："放眼当今世界，流行性感冒等多种流行传染病正在严重威胁我们的健康。"这句话中罗列的病种，就加入了现在正在传染流行的新型冠状病毒感染肺炎，对具体的强力防控办法也要充实完善。当然，本文的重点在于强调"治未病"这一中国智慧，这一重要的卫生保健的战略思想！今日重发此文，有助于引导我们思考，促进行动，众志成城，争取本次防控瘟疫的胜利，总结经验教训，尽力避免渴才穿井，斗才铸锥的失误！牢记先贤的谆谆教诲，不治已病治未病，未病先防，治其萌芽，尽早治疗，防其传变，既要千方百计，群防群治，也要讲究养生，扶正祛邪，养正抗疫，再次期望父老乡亲记住"养生四有"——心胸有量，动静有度，饮食有节，起居有常。广为宣传，付诸行动！好人一生平安！（马有度：国务院特殊津贴专家、国家级师带徒导师、重庆医科大学教授）

马先生关于"治未病"讲了三层含义，第一就是重视"未病先防"原则，包括注意日常饮食和养生等；第二就是强调了"既病防变"思想，包括患病后及时救治、削减病势，以达到防微杜渐之效果；第三是"愈后防复"，包括瘥后调摄，防其病情死灰复燃。（蒲昭和：中医科普作家、成都中医药大学副研究员）

马老是我国中医科普的领军人物，也是治未病的践行人，因为养生是中医科普的重中之重，谈的主要就是治未病。中医讲治未病，西医讲预防为主，而前者远远早于后者，前者为后者的奠基人。目前新冠肺炎在全球流行，属于温病，在防控工作中依然要把治未病放在首位，这样才能最大限度地保护易感人群。首先是扶正，所谓"正气存内，邪不可干"，最好的办法就是遵循马老的养生四有，长期贯彻在自己的生活中，使正气长存。对付呼吸道病毒，辟邪，比如戴口罩、勤洗手、少聚会、少扎堆是第一位的。其次是提高自身免疫力等，加强自我保护。

在新冠肺炎流行之时，重温马老的感悟，具有重要的指导意义。

　　本文对"治未病"的阐述非常到位，"新冠肺炎"暴发，其教训深刻，重温此文有很强的现实意义。（宁蔚夏：中西医结合科普作家、成都市第二人民医院副主任医师）

马派中医传薪

漫话中医防疫

　　瘟疫，是中医学对传染病、流行病的总称。其中有些病名和西医学完全相同，如麻疹、白喉、痢疾、疟疾；有些则是中医独特的病名，如时行感冒（流行性感冒）、痄腮（流行性病毒性腮腺炎）等。

　　中医学认为引起这类疾病的原因，是具有强烈传染性的邪气，称为"疠气""毒气""戾气""异气"等。《瘟疫论》中说："瘟疫之为病，非风非寒，非暑非湿，乃天地间别有一种异气所感。"实际上包含了多种肉眼看不见的病原微生物，如细菌、病毒、立克次体等。

　　这类疾病是经空气、饮食及直接接触而传染，此即所谓瘟疫之邪"自口鼻而入"，具有发病急暴、病情较重、症状类似、互相传染的特点。《黄帝内经》载："五疫之至，皆相染易，无问大小，病状相似。"如果不及时预防治疗，常常引起大流行。

　　这类疾病的发病，具有明显的季节性，在季节交替之际，特别是气候反常，冷暖多变之时，不仅易患伤风感冒，而且容易引起瘟疫流行。因此，讲卫生、爱清洁、加强防疫工作就很重要。

一、搞卫生，灭虫害

我国早在殷代的甲骨文中即有大扫除的记载。《礼记》也强调"内外皆扫"，其他古代书籍还提倡"穿井""改水""沟渠通竣"，以改善环境和饮水卫生。

预防传染病，要重视消灭传染源和传播媒介。历代古籍记叙了许多灭虫、灭鼠的方法。《左传》有"国人逐瘈狗"的记载，说明当时已经知道消灭狂犬病的病源。古代医家还认识到苍蝇是传播瘟疫的重要媒介，《瘟疫汇编》指出："瘟疫大行，有红头青蝇千百为群，凡入人家，必有患瘟而死者。"《通志略》更提出百部"能去诸虫，可以杀蝇蠓"。

因此，我们不仅在端午节、春节要进行大扫除，而且要形成经常打扫环境卫生的新风尚。大力消灭蚊子、苍蝇、老鼠、臭虫，注意搞好"两管五改"，即管水、管粪；改良水井、厕所、畜圈、炉灶及环境。

二、早隔离，避毒气

《黄帝内经》提出对瘟疫要注意"避其毒气"。避毒气最重要的办法，就是对传染病病人要早期发现，早期隔离，早期治疗，以免传染。

古代医家认为家中有人得传染病，亲属虽可服预防药，但更重要的是分开居住，隔离病人。《疫痧草》载："家有疫痧人，吸受病人之毒而发病者为传染，兄发痧而预使弟服药，盖若兄发痧而使弟他居为妙乎。"

隔离的方法，自然最好是送传染病医院，或综合医院的传染科病房，如果条件不允许，也可以就地隔离或在家隔离。

古代除对麻风病人设置"疠人坊"实行集中隔离外，一般均是采取分散的家庭隔离方法。但很注意加强消毒，对病室或用苍术、雄黄烟熏消毒，或用醋熏蒸消毒。对病人的痰液、屎尿以及呕吐物等，则采用洒石灰消毒。对于患者的衣被，在明代即用蒸气消毒。经常开窗通风，保持室内空气新鲜，防止飞沫传染也很重要，如《寒温条辨》载："一人病气足充一室。"尤其是春冬季节，呼吸系统传染病容易流行，更要注意室内通风。

三、慎饮食，喝开水

"病从口入"这句谚语，说明我国人民对饮食不慎导致疾病早有深刻体会。唐代著名医家孙思邈，在《千金方》中说得更为明确："原霍乱之为病也，皆因饮食。"因此，我们一定要慎饮食，不暴饮暴食，不嗜食辛辣食品和烟酒，也不宜过食生冷瓜果，尤其要注意食品卫生，决不能进食不干净的食物。

汉代"医圣"张仲景，在《金匮要略》中说："秽饭、馁肉、臭鱼，食之皆伤人……六畜自死，皆疫死，不可食之。"明代医药学家李时珍十分强调饮水卫生，他在《本草纲目》中指出："凡井水有远从地脉来者为上，有从近处渗者次之，其城市近沟渠，污水杂入者成碱，用必煮滚，停一时，候碱沉乃用之，否则气味皆恶，不堪入药、食、茶、酒也。"充分说明我国有注意饮食卫生的优良传统。

四、顺四时，适寒温

一年四季，也称四时，本有正常的气候演变规律：春温、夏热、秋凉、冬寒。人体的生理功能一般也能自行调节、适应。《黄帝内经》所谓"天暑衣厚则腠理开，故汗出"，"天寒则腠理闭，气湿不行"就是说暑天热盛时，人体就增加出汗以加强散热；冬天寒冷时，人体就减少出汗以保温。《黄帝内经》还提出适应气候变化的办法，即"动作以避寒，阴居以避暑。"但当气候剧变或反常，有些人难以适应，抗病力下降，往往成为感染瘟疫的诱因。特别是正气不强，身体虚弱，或患有慢性病的人，更容易受到传染。因此，要注意增减衣被。

《理虚元鉴》指出："虚人再经不得一番伤寒，或一番痢疾，或半年几月之疟疾，即轻而风寒感冒，亦不宜再受。所以一年之内，春防风，夏防暑，又防因暑取凉而致感寒，长夏防湿，秋防燥，冬防寒，更防非节之暖而致冬温。"

五、勤锻炼，常强身

中医学对防止瘟疫虽然重视避免"毒气""贼风"，但却更为强调增强正气。

"风雨寒热，不得虚，邪不能独伤人"，温病学家吴又可在《瘟疫论》中举了一个生动的例子：从前有三个人，一个腹中饥饿，一个饱食神旺，另一个则吃醉了酒，他们同时冒着寒冷在晨雾中行进。后来，酒醉的病了，饥饿的死了，而饱食的却健康如常。这说明正气的强弱，机体的状态，是发病与否的关键因素。

怎样才能使脏腑强盛呢？

历代医家总结了宝贵的经验和多种方法。主要是饮食有节、起居有常、怡情放怀、勤于锻炼、慎戒嗜欲等多方面。如能做到，就能使正气旺盛，抗病力强，病邪也就难以伤人。

六、预用药，防邪伤

强身防病，固然是积极的根本措施，但在瘟疫流行之际，采用药物预防也是一项重要措施。早在《黄帝内经》载有用"小金丹"预防传染病的记载；《景岳全书》载有"福健香茶饼"进行口腔消毒的方法；《千金翼方》还载有用"小金牙散"进行鼻腔消毒的方法。

这些具体方药虽然不是很通用的，但这种点鼻、喷喉等预防性用药的方法却沿用至今，特别是口服药的方法则应用甚广。

实践证明，在瘟疫流行之时，采用服大锅汤的办法，确有良效。

（马有度，重庆医科大学教授，国家级师带徒导师，国务院特殊津贴专家）

点评讨论

《漫话中医防疫》一文，马教授在 1982 年就发表了，足以看出马教授早在 38 年前就坚持"防瘟疫，贵预防"的学术思想并用科普的手法，从六个方面向大众普及中医药防治瘟疫的知识。结合此次疫情中应用中医的理论及方药再次证明中医参与的意义和中西医结合的威力！张伯礼院士也和马教授共有一个心愿，应用两套方案医治疾病是国人的福气！（马肇禹：湖北省武汉市第九医院康复中心主任医师中医科普作家）

拜读马有度教授38年前发表的论文，受益匪浅，倍感亲切，好像讲的是当下防疫。文章全面论述了中医防疫的方方面面，继承了古代中医防疫的大智慧，又发展了现代中医防疫的新成果，传承与创新并重，理论与实践结合，高瞻远瞩。旧文不过时，当今仍实用。（罗永艾：重庆医科大学附属第一医院呼吸科原主任、教授、博士研究生导师）

再读马教授38年前《漫话中医防疫》一文，有一种"古月依然照今人"感慨。医文共欣赏，疫义相与习，一读复读，我得出一个结论就是，马有度先生乃当之不愧的中医科普学家。其从医有年的著述等身来看，先生博学宏辞，功底扎实，融通古今，传承精华，守正创新，中西医学，体用兼备，琢磨穷理，智慧过人，乃一代杰出的中医科普教育家。（阎建国：老中医）

通读全文，感慨万千，受益匪浅！早在38年前马老就对中医防疫有如此详尽的论述，对当下新冠肺炎疫情仍然具有深远指导意义，由衷佩服马老的铁杆中医精神！不愧是当代中医大家，耄耋之年仍然致力于中医药事业，为祖国医学的发扬光大辛勤耕耘，为中医药事业后继有人竭尽全力！向马老师学习，您的中医精气神值得我们中医人崇敬！（高昌慧：重庆市渝中医院原院长、主任医师）

马派中医传薪

避毒抗疫养正气　宅家尽享动静乐

一不串门，二不聚会，三不上街，整天宅在家中，打乱了正常的生活节奏，时间一长，无聊无奈，难免心生烦恼，怎么办呢？化解的办法，多种多样，既要动起来，也要静下来。化解无聊的办法，就是变无聊为有聊，动口来聊，不要过多聊新冠，更不要只聊坏消息，动口聊天，话题多多。

泡上一杯清香的淡茶，翻翻老照片，看看新摄影，聊聊美好的记忆，说说高兴的话题，与家人聊天，尽享亲情之乐！宅在家中，正好有时间与同事和朋友打电话，动口聊天，与同事聊天谈谈公事，与好友聊天谈谈趣事，聊得有益，聊得有趣，聊天之中，多打几个笑哈哈，尽享益友清谈之乐！

对家中的猫狗聊天，虽然它们听不懂，是对猫弹琴，对狗弹琴，但你已发声，表达关爱之心，而且在与猫聊狗聊之际，在逗趣之中，往往不禁笑出声来！

动口聊，还要动手聊，动手发短信简明聊，动手发微信细细聊，沟通，互动，交流，适度宣泄，心理疏导，心情随之放松，快乐自然就来！

动口，动手，还要动身体。既要体力活动，也要体育运动，劳动和运动，都可强身健体，都可放松心情，都可品赏动中乐！扫扫地，抹抹屋，清代画家高桐轩的养生十乐之中就有"把帚之乐"！看似平常的煮饭炒菜，也可从中品味烹调之乐。家务劳动，贵在适度，小劳即可。在家中进行体育运动，也应适度，最妙的就是逍遥散步，家中空间不大，可以游走几个房间，这扇门走进去，那扇门走出来，可以数数步数，也可不必计数，让双腿自然迈出，轻轻松松，既动腿，又散心，逍遥自在，动中享乐！做做自编的体操，练习太极拳，躺在床上做做仰卧起坐，或者随意的动动手与动动腿，都可收到动起来的好效果！

既要动起来，还要静下来。怎样才能静下来？晚上睡个安稳觉，特别重要，莎士比亚有句名言，睡眠是灵魂的妙药！晚上睡得香甜，早上一觉醒来，神清气爽，笑迎新的一天，幸哉乐也！要想睡得好，按时睡觉是最好，我们老俩口有句口头语，起居有常，十点上床。当然，人的生活习惯不一样，有些人十点钟入睡难，往后延时随习惯，但切勿太晚，千万别随便熬夜！一般来说，白天动得好，晚上容易睡得好，白天心态好，晚上也易睡得好。睡前在室内逍遥漫步 10 分钟，使心情平静如水，再用温热水泡脚 10 分钟，引血下行，随即上床。清代有位总督介绍心得说："睡前一盆汤，上床睡得香。"这盆汤就是温热的泡脚汤，都有助于入睡快些，睡得深些。如果晚上没睡够，白天中午小睡来补足。

白天静下来的好办法，练习静养功就实用，选一个安静的房间，坐在椅子上，微闭双眼，加深呼吸，把意念集中关注小腹中部的穴位，想像吸的气下沉在那儿，随之又缓慢将气呼出，这意念与呼吸配合，杂念顿除，逐渐进入安静状态，一种美妙的舒适感觉，身心都放松了，愉悦了！有些人难以入静，不必勉强练习这种静养功，可以在闭目养神的状态下，练习腹式深呼吸，先长长地吸气稍停一会儿，再慢慢地呼气出来，这样反复练习，也有放松身心的效果。

专注于自己感兴趣的事情，也是入静妙法，看书藉，读文章，写笔记，练书法，绘绘画，玩玩牌，下下棋，听音乐，唱歌曲，哼小调，唱京戏，拉二胡，弹钢琴，养金鱼，弄花草，玩视频，看电视，上电脑，打游戏，只要专心专意，忧郁自去，对新冠肺炎的担心紧张也随着情趣转移离你而去，优哉乐也！

动而适量，静而得法，动静有度，起居有常，生活规律，再加饮食有节，谷肉果菜，享受三餐，吃好喝好，自然而然，心情舒畅。

前些天，针对预防疫病流行，与大家聊天，我推荐，十二字："治未病，大智慧，避毒气，强正气。"又推荐四不与五好："不串门，不聚会，不熬夜，不过累；要吃好、喝好，睡好，动好，心态好。"今天再次与大家聊天，推荐就是一句话，宅家享受动静乐，落在一个"乐"字上，全靠三个字：心态好。要想心态好，心胸有量最重要。多年来，我向大家推荐"养生四有"——心胸有量，动静有度，饮食有节，起居有常。这在生活中，无论是预防急性传染病，还是慢性病，都适用。小马哥有度宽民最后奉献给各位朋友是什么？就是心胸有量新解：

心胸有量，远大理想；

心胸有量，不卑不亢；

心胸有量，宽容舒畅；

心胸有量，心理健康！

（马有度，重庆医科大学教授，国家级师带徒导师，国务院特殊津贴专家）

点评讨论

真心佩服马老师，总是及时地捕捉到科普热点，这是科普大家的职业敏感性。"新冠"疫情当前，十多天来，宅家抗疫的全国人民或许有些沉不住气了，怎么度过？还要持续多长时间的宅家？马有度老师及时给出了答案："宅家享受动静乐"。

怎么动，怎么静，没有比马老师说的更具体了；动静之中有哪些乐趣，没有比马老师说的更接地气了。可供选择的办法不少，马老师说了："专注自己感兴趣的事最好。"

马老师通过心理的"四诊八纲"给宅家抗疫的人们开出了一副极妙的药方："四不五好"——"不串门，不聚会，不熬夜，不过累；要吃好、喝好、睡好、动好、心态好。"就像马老师总结的那样，宅家抗疫要"乐"字第一，要心态好。好的心理状态是宅家抗疫必不可少的基础保证，否则宅久了，新冠不来侵犯，保不住其他的毛病就要憋出来了。所以，好好拜读一下马老师的这篇科普文章，会让宅家抗疫的人受益无穷的。
（邓玉霞：中华中医药学会科普分会副主任委员、重庆市江津区中医院主任医师、科普作家）

当前毒疫仍猖獗，隔离当是首务。然少出门，无聚会，家中久呆，难免心生烦燥、无聊甚至恐慌等心理，及时消除不良情绪，养护正气，对从精神上、肉体战胜疫魔都意义重大。

宅在家里，怎样调节心态、化解一系列负性情绪呢？小马哥此文，就是教大家如何认真去做到这一点。文章从动口聊天、室内运动、起居睡眠、读书找乐、静坐养神等方方面面，马先生就是向大家传授他长期主张的"动静结合"的养身、养心方法，都是非常具有实用性、可操作性的。

全篇重心是在心理疏导，主张动静取乐，人只有心态调整好了，精神压力化解、稀释了，其身体阴阳才会平衡，才会更趋健康，最终也必将有助于内养正气和外御疫气。现正值抗战"冠毒"的关键期，马

马派中医传薪

先生推出此文,可谓是一场"及时雨",给大家提供了一付中医心理养生、心理保健的"良方"。(蒲昭和:中医科普作家、成都中医药大学副研究员)

　　马有度,又名马宽民,宽民宽民,宽慰民心!马有度教授为宅家避疫的我们又制作了一席养生大餐!他细化了宅家环境下,如何用"养生四有"来克服心理障碍,达到扶正避邪的目的。措施具体,办法可行,对多数宅家避疫的人们具重要意义,值得宣扬与推广。疫情当前,我秉承马教授之意奉劝大家:吃好睡好休息好,"养生四有"要记牢,宅家为国作贡献,切记莫要到处跑!(黄兴谷:重庆市名中医、重庆市渝中区中医院原院长、主任医师)

　　正气存内, 邪不可干, 待在家里, 一切平安——这是预防本次大疫的一个基本原则。 然而, 待在家里能否消除对瘟疫的恐慌, 又不徒生沉闷和忧郁, 一向倡导快乐养生的马老, 给出了动静结合的千金要方, 不说十全大补, 至少足够八珍, 内容多多, 应有具有, 面面俱到, 并可作为日后斗室养生之用。 养生首先要养心, 养心首先要快乐, 笑口常开, 青春常在, 遇事不恼, 长生不老, 这一要方观之行之, 无不令人感到快乐。 归纳起来有三大妙用:一者放松紧张心情, 疏导恐惧心理, 化解不良情绪。 二者有所事事, 修身养性, 陶冶情操, 心境盎然。 三者也是最重要的, 保养和扶助正气, 提高人体免疫力和对瘟疫的抵抗力, 特别适用于尚无良药的病毒侵扰。 尤为可贵的是后附的马老的心胸有量四大新解, 不仅讲出了养生的哲理, 更是讲出了人生的大道理, 堪为做人做事的座右铭。(宁蔚夏: 中西医结合科普作家、 成都市第二人民医院副主任医师)

张雪锋论治气虚感冒

气虚感冒在临床中较为常见，特别是感冒反复不愈、病程迁延、恶寒症状明显、汗出恶风者多为气虚所致，常常干扰患者的生活和工作。吾师马有度老先生曾于《中医精华浅说·气虚感冒》中对其进行了概括，笔者也曾深受气虚感冒之害，也曾服用过老师所提到的大多数方剂，对其感受较深，思索也多，结合老师的经验总结成文，供大家参考。

气虚感冒的病名符合《黄帝内经》所谓"邪之所凑，其气必虚"的描述，同时与哲学中"外因必然通过内因起作用"的思想相通。中医讲究治病求本，其本为病机，所以本病内因的气虚是哪一种气虚，与哪些脏腑相关，显得尤为重要。

人体之气常分为元气、宗气、营气、卫气四种，卫外的主要是卫气，元气为一身之气的根本，故也相关。肾为先天之本，肾阳作用于肾精蒸腾而为元气；脾胃为后天之本，水谷精微滋养元气及卫气；肺将卫气敷布到全身各处令其发挥温煦、卫外、固摄的作用，故肺、脾、肾三脏与气虚感冒关系均很密切。故治疗上以补益元气、助阳化气、补益卫气、补益肺脾之气、温阳益气多见。病邪而言，气虚之人感邪多从寒化，化热时多已入里，或至半表半里，纯在表者很少，故本文仅讨论气虚外感风寒证。

人参败毒散、参苏饮是补益元气、治疗气虚的代表方剂。临床表现以恶寒重、无汗为主，前者祛风散寒除湿作用强，补益作用不强，由于疏散太过，补益欠佳，故对于反复易感者效果不佳，推荐用于外感寒湿、邪盛伤正及正气轻度损伤者；后者对于气虚外感、内有痰湿者更为符合，同时祛邪药物少，耗气作用轻，临床使用时对于反复易感者有佳效，但可能会有胃肠道症状，如腹胀、肛门排气、大便次数增多等表现，排便排气后病情好转，考虑与化痰行气药向下的作用有关，也有可能是胃肠功能恢复后邪气排出所致。对痰湿不盛者，可适当加减。

桂枝汤、桂枝加附子汤是助阳化气治疗气虚的代表方剂。

桂枝汤临床应用广泛，现代也用于气虚感冒，理论来看应与桂枝助阳化气的效果有关。笔者临床曾用桂枝汤治疗 1 例气虚感冒，病程 2 个月无热像的病人，以原方 2 剂奏效，患者按方自购 3 剂巩固后痊愈。

桂枝加附子汤，辨证关键点在于恶风及汗出明显，可伴有心悸。笔者的治验 1 例：因长期工作环境温度较低，阳气不足，受凉后过用发散，损伤卫气，不能固摄，临证表现恶风、汗出，门窗皆需关闭，神疲，纳差，予桂枝加附子汤：桂枝 15g，白芍 15g，炙甘草 10g，生姜 15g，大枣 15g，附片 10g（另包先煎），2 剂后获效。

玉屏风散、补中益气汤是补益卫气、补肺健脾治疗气虚感冒的代表方剂，适合二方治疗的患者气虚已较明显。已感外邪者，单用玉屏风散疗效不佳，马老推荐发病时加大剂量，兼有阳虚者可加附子。补中益气丸看似补益为主，但对于反复易感，感冒后咳嗽迁延不愈，属于气虚者，效果甚佳。笔者既往长期易感，感冒后易发展为咳嗽，咳嗽多持续 2 个月左右方能缓解，平时长期舌淡红，舌体偏大，苔时薄时厚，用玉屏风散防治效果不佳，服后还有口干、鼻干等温燥之感，改用补中益气汤后，感冒症状常于服药 1 ~ 2 天后缓解，也不发展至咳嗽；若未即时服药，病情迁延出现咳嗽，只要无热象，也可服用，多能好转。此后笔者服用该药 2 ~ 3 年后，体质明显改善，感冒次数明显减少。

肾阳作用于肾精产生元气，故气虚感冒还应考虑肾阳的因素，前文的桂枝加附子汤、玉屏风散加附子即为其例，而温阳益气的正方当推再造散，其参、芪益气，桂、附温阳，羌活、防风、川芎、生姜、细辛解表，白芍养营，防止温药伤阴，甘草调和诸药，从治法及方药看，针对气虚感冒所有的病因、病机，应为气虚感冒的对症良方。

（张雪锋，重庆市九龙坡区中医院副主任医师）

李官鸿从肺治耳聋医话医案

马派中医传薪

　　清代王学权在《重庆堂随笔》一书中记录了"耳聋"治肺的一段话:"问聋,此证在伤寒为邪传少阳,在久病为精脱,且考古更有耳聋治肺之法。"文中还记录了一个医案,其友人沈辛甫患耳聋,胡士扬投以柴胡剂,症状却日日加重,后服以清解之剂,"病愈而聋成锢疾"。正如王氏所云,"耳聋治肺"的理论出现甚早,其源于《黄帝内经》,始见于河间,光大于近代干祖望。在临床中,从肺论治耳部疾病,效果明显。兹列病例如下,以飨读者。

　　初诊:王某,男,47岁,教师。因"反复耳胀耳闭伴听力减退20$^+$年,加重半月",于2018年7月15日来诊。检查:右耳鼓膜内陷,光锥消失,近鼓脐处可见一液平面,可随头位的转动而变化。纯音听阈测试:右耳传导性听力损失,下降程度28dB;声导抗测试:右耳平坦型(B型);鼻部检查:未见特殊异常。舌红,苔薄白,脉浮。诊断为右耳分泌性中耳炎,耳闭(外邪侵肺)。处方三拗汤加减。

126

　　麻黄9g,杏仁12g,升麻6g,柴胡10g,路路通10g,紫苏子12g,甘草6g,石菖蒲9g。

　　5剂,每日1剂,分3次服;行鼓膜穿刺一次,抽出淡黄色液体0.6ml。

　　二诊:耳胀耳闭和听力大为好转,右耳鼓膜内陷,液平面未见,舌淡,苔薄白,脉浮,因外邪已去,分泌液未尽,更方拟参苓白术散合五苓散加减。

　　党参10g,黄芪12g,白术10g,茯苓10g,柴胡10g,猪苓9g,泽泻9g,甘草6g,石菖蒲9g。5剂,每日1剂。

　　三诊,症状基本消失,查听力好转明显,液平面消失,能见到光锥,舌淡,苔白,脉细。以参苓白术散调理1个月而愈。

　　按语《黄帝内经》曰:肾气通于耳,肾和则耳能闻五音矣。《灵枢》"耳者,宗脉之所聚也"，《伤寒论》载"少阳中风，两耳无所闻"，耳病脏腑论治，从肾，从肝，从胃者，常多见。关于"耳聋治肺"观点，始见于刘河间《素问·病机所宜保命集》，"假令耳聋者，肾也，何以治肺，肺主声，鼻塞者，肺也"。尤以泾在《医学读书记》中对从肺论治的病机进行了初步阐述：愚谓耳聋治肺者，自是肺经风热，痰涎闭郁之症，肺之络，会于耳中，其气不通，故令聋，故宜治肺，使气行则耳愈。清代温病学王孟英提出：肺之结穴在耳中，名曰笼葱，专注于听。耳与肺经络相通，肺开窍于鼻，肺气不宣则耳窍不通。本病患者患慢性中耳炎多年，此次因外邪侵袭复发，致中耳腔积液，辨证为"风邪犯肺，邪闭笼葱"。疾病新发，以"祛邪升清开窍"为法，遣三拗汤加减。干祖望先生认为，此中耳腔败津乃是中医之"痰饮"，是造成耳胀耳闭重要因素。待外邪去，全力清除耳内分泌物，以五苓散为主，温阳化湿利水。五苓散病机有三，一是水津不能上布，二是水饮阻胃，三是阳气郁表；功效亦有三，一是祛除水气发汗，二是温阳化气发汗，三是化生津液。分泌性中耳炎，耳腔分泌物按中医病理为水湿，故取五苓散发汗利水。兼健脾生津化湿之功，以达到解除鼓室积液之目的。患者病疾 20 余年，中耳腔长期漏出性、渗出性和黏液性分泌物湿润，从脾土虚弱诊治，故选用参苓白术散合五苓散专治"水湿"，后期以参苓白术散调理而愈。

（李官鸿，重庆九龙坡区中医院副院长，主任医师）

马派中医传薪

郑家本运用"合方"心悟

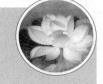

两首以上知名方剂相合，构成新的方剂，称为"合方"。合方，是张仲景

在《伤寒论》中给我们留下的特殊方剂。合方，始见于宋代·林亿等人校注的《伤寒论》所加按语之中，在《伤寒论》第 23、25、27 条按语中皆能见及。如《伤寒论》二十三条"太阳病，得之八九日，如疟状……宜桂枝麻黄各半汤"。尤在泾对此条解释说："病在太阳，至八九日之久，而不传他经，其表邪本微可知。不呕，清便欲自可，则里未受邪可知……夫既不得汗出，则非桂枝（汤）所能解，而邪气又微，亦非麻黄（汤）所可发，故合两方为一方（桂枝麻黄各半汤），变大制为小剂，桂枝（汤）所以为汗液之地，麻黄（汤）所以为发散之地，且不使药过病，以伤其正也。"由此可见，合方构成的特点不是重新筛选药物的新组方，而是将已有方剂相合而成。因此，家本先生说：合方是方剂加减变化的一种特殊形式。

运用合方，必须把握所用合方的功效与疾病的病机，分清病证的先后关系，掌握组合方剂主次与配伍宜忌。使用合方是求得所用合方的功效，与所治病证病机的一致是运用合方的目的与前提。

仲景的合方对后世医家的影响极其深远，历代宗仲景合方之法，发扬光大者甚多。如金·刘完素创制的"三一承气汤"（大、小、调胃承气汤合方），"天水凉膈各半""天水一凉膈半"（天水散与凉膈散合方）。由此可见，刘完素创制的合方，均得益于仲景的合方旨意与启迪。又如，《正体类要》的"八珍汤"，是将《和剂局方》之四君、四物相合而成的合方；《景岳全书》的柴平汤由《伤寒论》小柴胡汤、《和剂局方》平胃散相合而成的合方；《丹溪心法》之"胃苓汤"是《伤寒论》五苓散与《和剂局方》平胃散相合的合方；《医林改错》的"血府逐瘀汤"是桃红四物汤、四逆散相合而成的合方……

日本汉医古方派近年的"柴陷汤"是小柴胡、小陷胸汤相合的合方，"柴朴汤"是小柴胡、半夏厚朴汤相合的合方。

近代著名医家也有很多合方验案，如蒲辅周的"银葱汤"（注：为加强记忆，方名由家本先生拟定，以便记忆，以下同），由银翘散、葱鼓汤合方，辛凉透邪，主治邪在卫分；岳美中的"大小汤"是大柴胡汤、小陷胸汤合方，治疗黄疸痞满；刘渡舟的"甘麻汤"是甘露消毒丹、麻黄杏仁薏苡甘草汤合方，治疗湿热伤肺咳嗽；姜春华的"下犀汤"是下瘀血、犀角地黄汤合方，治疗重症肝炎；焦树德的"三合汤"由良附丸、百合汤、丹参饮合方，主治肝郁气滞，胃部寒凝所致的胃脘疼痛，"三合汤"加蒲黄名"四合汤"，主治上症兼血瘀者；刘奉五的"四二五合方"由四物汤、二仙汤、五子衍宗丸合方，专治血虚肾亏引起的闭经，或席汉综合征；邓铁涛的"温生汤"由温胆汤、生脉饮合方，治疗阴阳虚的冠心病；罗元恺的"百甘汤"由百合地黄汤、甘麦大枣汤合方，治疗心肾不交诸证；张镜人的"六四汤"由六味地黄汤、四物汤合方，主治慢性类风湿关节炎反复不愈者；李振华的"温三汤"由温胆汤、三仁汤合方，主治慢性食管炎、慢性浅表性胃炎；刘敏如的"乌少汤"由乌药汤、少腹逐瘀汤合方，主治子宫内膜异位症；郭子光的"小千汤"由小陷胸汤、千金苇茎汤合方，主治肺部感染；张琪的"脉瘀汤"由生脉散、血府逐瘀汤合方，主治冠心病心绞痛、心律失常，属气阴虚血瘀者；夏桂成的"固二汤"由固经汤、二至丸合方，治疗阴虚火旺的青春期崩漏；马有度的"四小汤"由四物汤、小柴胡汤合方，主治妇人经期外感半表半里、肝血不足的月经不调证以及更年期综合征；郑惠伯的"四一汤"是四妙勇安汤、一味丹参饮合方，主治冠心病，胸痞气短，心痛，脉结代；郑邦本的"玉二归芍地黄汤"由玉屏风散、二至丸、归芍地黄汤合方，主治慢性肾小球肾炎。综上所述，历代著名医家创制的合方，无不受仲景合方的示范与启迪，因此说：张仲景是创"合方"之鼻祖。

　　家本先生学习仲景及古今医家创制与运用合方之经验，长期探索，反复临床观察，也创制出不少临床效果极佳的"合方"。如"二四汤"由四物汤、四妙勇安汤合方，治疗妇科诸多炎症；"升四汤"由升降散、四妙勇安汤合方，治疗痤疮；"四玉下汤"由四逆散、玉屏风散、下瘀汤合方，治疗慢性肝炎、肝硬化；"三合散"由四逆散、金铃子散、失笑散合方，治疗胆、肾绞痛；"二散芍甘汤"由失笑散、金铃子散，芍药甘草汤合方，治疗心绞痛；二二二五汤，由二紫、二仙、二胶、五子衍宗丸合方，治疗肾气不足原发性闭经；"三四汤"由四逆散、四物汤、四妙勇安汤合方，治疗诸多慢性炎症；"四瓜汤"四妙勇安汤、瓜蒌薤白汤合方，治疗胸痹；"麻升汤"由麻杏石甘汤、升降散合方，治疗肺系感染；"生玉四汤"由生脉散、玉屏风、四妙勇安汤合方，治疗病毒性心肌炎；"玉四汤"由玉屏风、四君子汤合方，主治气虚易于感冒等。

验案举例

心绞痛

张某，男，70 岁，退休教师。1995 年 6 月 25 日就诊。

患冠心病近 10 年，服丹参片等药品从未间断。今因情绪激动突发心前区呈绞窄性疼痛，含硝酸甘油片数分钟缓解，数小时后又心绞痛复发，再含硝酸甘油片效果欠佳，邀家本先生出诊。刻诊：面色青灰，胸闷刺痛，痛彻背及左肩，频频嗳气，喘气不得平卧，舌质紫暗，脉细弦。此乃气滞血瘀，心脉痹阻之胸痹。拟行气祛瘀、缓急止痛法。选二散芍甘汤（失笑散、金铃子散，芍药甘草汤）加味。

处方：五灵脂、生蒲黄、醋玄胡、炒川楝子、降香各 10g，赤白芍、川芎、葛根、丹参各 30g，甘草 5g。2 剂，水煎服，昼夜分 6 次服。

次日二诊：心绞痛未再复发，脉、舌同前，嘱再进前方 25 剂，水煎服，每日 1 剂。

随访：近 3 年来未再出现心绞痛。

按语 心绞痛属于中医的胸痹范畴。其病机为气滞血瘀，脉络不通，不通则痛。采用行气活血、通络缓急止痛之法收功。家本先生在急性痛证中，凡属此病机者，皆投二散芍甘汤加味，芍甘汤、失笑散、金铃子散均具有镇痛作用。失笑散据现代药理研究，具有抗冠脉硬化及心肌缺血作用，能使冠脉侧支循环血管新生。芍甘汤中白芍所含芍药苷对冠状血管及外周血管亦有扩张作用，并引起血压下降。白芍总苷能减轻心肌缺血程度，缩小心肌缺血范围和心肌梗死面积。故三方配伍治疗瘀血型心绞痛、心肌缺血疗效显著。根据病位的不同，分别加味治疗。本案加川芎、降香、丹参、葛根，通心脉，止疼痛。

原发闭经

孙某，22 岁，大学生。2012 年 3 月 18 日初诊。

患者 18 岁前从未行经，后经某医院诊断为"原发性闭经"，靠西药人工周期治疗，方能行经，停药就无月经，后家属抗拒西医激素治疗，遂于今日求家本先生诊治。现症见：末次月经 2011 年 10 月 23 日，系用补佳乐加黄体酮后经至，月经色淡、量少、无块、不痛、3 天净。平素白带量少，体瘦，面色萎黄，乳平，体毛多，神疲，夜尿多，大便正常。舌淡、苔薄白，脉沉细。今妇科彩超提示：子宫前位，大小约 3.8 cm×2.0 cm×3.5cm，子宫内膜厚 0.3cm，双侧卵泡 6～8 个，最大卵泡约 0.8cm，余无异。3 月 18 日，性激素检查提示：FSH 6.65mU/ml，LH 19.34mU/ml，PRL7.69mU/ml，E_2 39.56 pg/ml，P 0.47ng/ml，T 0.66ng/ml。妇科检查：外阴发育正常。

辨证：原发闭经，肾气不足。

治法：补益肾气，调理冲任。选二二二五汤（二紫、二仙、二胶、五子衍宗丸）加味。

处方：紫石英 30g（先煎），紫河车 20g（先煎），覆盆子 15g，枸杞子 15g，菟丝子 15g，五味子 5g，茺蔚子 15g，仙茅 10g，淫羊藿 10g，黄精 30g，山药 30g，山茱萸 15g，北沙参 30g，麦冬 10g，鹿角胶 10g（另包烊化），龟甲胶 10g（另包烊化）。5 剂，水煎服，每日 1 剂。辅以针灸埋线方法。

配穴：中脘、天枢、关元、子宫穴、血海、足三里、三阴交，每月 1 次，连续 3 个月。并嘱其坚持每日监测基础体温。

3 月 25 日二诊：服上方后白带增加，神疲好转，仍腰膝酸软，纳谷欠佳，腹胀，大便正常，余同前。守方加减：紫石英 30g（先煎），紫河车 20g（先煎），覆盆子 15g，枸杞子 15g，菟丝子 15g，五味子 5g，杜仲 15g，仙茅 10g，淫羊藿 10g，鸡内金 30g，枳壳 15g，炒白术 10g，白芍 30g。10 剂，水煎服，每日 1 剂。

4 月 9 日三诊：腹胀好转，纳佳，面色好转，白带增加，腰膝酸软明显好转，二便正常，基础体温升高 10 天，守上方加减化裁。紫石英（先煎）30g，紫河车 20g（先煎），覆盆子 15g，枸杞子 15g，菟丝子 15g，五味子 5g，杜仲 15g，当归 10g，川芎 10g，赤芍 30g，枳壳 15g，鸡血藤 30g，丹参 30g，泽兰 10g。7 剂，水煎服，每日 1 剂。

4 月 16 日四诊：4 月 13 日经至，月经色红、少许小血块、量不多，每日用卫生巾 2 张，小腹隐痛，月经 3 天净。嘱其继续原方坚持治疗 6 个月。

随访：每月行经 1 次，色量均可。2013 年 6 月 24 日妇科彩超提示：子宫前位，大小约 4.5 cm×3.2 cm×4.5 cm，内膜厚约 0.5cm。月经第 3 天查性激素：FSH 5.34mU/ml，LH 6.25 mU/ml，PRL 5.49 mU/ml，E_2 62.56pg/ml，P 0.50ng/ml，T 0.25ng/ml。

按语 原发性闭经多因先天禀赋不足，肾气未充，天癸已至而未盛，胞宫未盈，无血可下，以致月经当潮不潮。家本先生拟自拟经验方二二二四五合方，以达补益胃气、调理冲任之目的，方中紫石英、紫河车（二紫）温补肾阳，补益精血；枸杞子、覆盆子、菟丝子、茺蔚子、五味子（五子）补肾益精；仙茅、淫羊藿（二仙）温肾阳、补肾精、调冲任；黄精、山药、山茱萸，滋补肾水、肝阴；北沙参、麦冬、五味子益气生津，气阴两补；鹿角胶、龟甲胶（二胶），血肉有情之品，二药参合，一阴一阳，阴阳双补，通调任、督之脉，故能大补肾阴肾阳，疗虚扶羸。辅以针灸埋线，以调冲任。在此基础上，经前又及时加用活血引经之药，使冲脉之血，归于正道，下盈胞宫，故月事正常。

病毒性心肌炎

李某，女，10 岁，学生。1994 年 3 月 10 日初诊。

患儿经四川省某三甲医院确诊为"病毒性心肌炎"，住院治疗月余，疗效欠佳，自动出院，休学在家，转求家本先生治疗。刻诊：面色少华，心悸胸闷，疲乏无力，动则气喘，午后颧红，低热，纳差欲呕，大便不畅，舌嫩淡红紫、苔薄白，脉细数无力。查体：体温 T37.4℃，呼吸 24 次 / 分，心率 126/ 分，心电图：窦性心动过速，ST 段下移、T 波低平。

辨证：气阴两虚，风热邪毒内侵之"心悸"。

治疗：益气养阴，清热解毒，活血通脉。拟生玉四汤（生脉散、玉屏风散、四妙勇安汤合方）加味。

处方：太子参 15g，麦冬 10g，五味子 5g，黄芪 20g，炒白术 10g，防风 6g，金银花 10g，当归 5g，玄参 10g，炙甘草 10g，板蓝根 15g，丹参 20g，山药 30g。7 剂，水煎服，每日 1 剂。

3 月 18 日二诊：心悸懒言、疲乏无力、动则气喘、午后低热、纳差、欲呕等症好转，效不更法，宗前方去板蓝根，继服 2 月余。

5 月 25 日三诊：面色红润，心悸胸闷、疲乏无力、动则气喘、午后颧红低热等症痊愈，舌红苔薄，脉平有力，心电图恢复正常。已复学。嘱常服玉屏风散，以提高免疫力，避免感冒。患者家长送其去原住院治疗的医院全面复查，结论为病毒性心肌炎痊愈。

随访二十余年，身心健康。

按语　小儿病毒性心肌炎是由各种病毒侵犯心肌引起的心肌细胞受损，属于小儿时期的一种心血管疾病。病毒性心肌炎属中医"心悸""怔忡"范畴，多因正气不足，风热或湿热邪毒乘虚入侵。本案乃气阴两虚，心失所养，血运不畅，而致心悸胸闷，动则气喘，疲乏无力，午后颧红、低热等症，属本虚标实、虚实夹杂之症。家本先生以生脉散益气养阴贯穿治疗全程；佐玉屏风散抑制病毒的复制及增强机体抵抗力；配四妙勇安汤清热解毒，活血通脉；丹参具有调整心率、改善微循环的作用；板蓝根对多种病毒有抑制作用。诸药合用，药中病机，故疗效显著。

（郑丽，泰和祥中医馆；向静、马宇，成都武侯治恒中医诊所；李玲，北京同仁堂四川中医诊所）

马派中医传薪

"话疗"做引子"药疗"效更高

话者，语也，说话的意思。"话疗"，就是通过语言交流达到助力药效、辅佐治疗的目的。

"话疗"做药引，"药疗"效更高。巴渝马派中医传承导师马有度教授在临证中就十分注重"话疗"，时常给弟子们讲授"话疗"的技巧，每每在诊治结束时给患者叮嘱说：要加一味药引子。患者忙问"药引子是什么？"马老说"每天打十八个笑哈哈"。患者先是一愣，随即会心地笑了。马老紧跟着说，"你现在有一个笑哈哈了，还差十七个笑哈哈"。在笑声中患者结束了诊疗，带着轻松和愉悦离开。这样的经历，谁还说就诊是一件麻烦而苦恼的事呢？

中医有望闻问切"四诊"，其中问诊就离不开语言交流。所以，中医诊察疾病，当然离不开"话疗"。马老的"话疗"主要是指在疾病诊治过程中以良好的语言沟通和交流，获得真实病情，为辨证施治提供准确依据，并解答患者疑问，交代治疗和调养注意事项，调节患者情绪，以确保疗效的方法，是望闻问切"四诊"中不可缺少的一环，更是在问诊之外给予患者疾病治疗与康复更多的细节指导和帮助，有助于增强患者信心，促进医患互信，提高临床疗效，达到事半功倍的目的。

但在实际临证中，人们对"话疗"的重视却不够，"话疗"仅仅局限在对主要症状、病史等的问询上，更忽略与患者语言交流的技巧，常常有一种程序化、例行公事的感觉，患者紧张，医者漠然，少了一份亲近，多了一份疏离，就诊体验当然不好，疗效自然大打折扣。

马老强调以"话疗"为药引，既解除患者心中疑惑，又助力中药疗效，每每在常规治疗中收到意外的效果，成为马派中医传承在诊治疾病时的又一特色。笔者谨遵马老教导，在临证中仔细琢磨，用心体悟，认识到"话疗"的功能主要有五：一是了解患者病因病情，二是交代治疗注意事项，三是给予患者心理安慰，四是拓展药物之外的保养防护，五是增进医患互动信任。

正是基于这样的认知和实践，笔者在诊疗过程中特别注重营造轻松的接诊氛围，详细询问患者病症，关切病症背后因素，交代服药调养事项，力求做到关注细节，循循诱导，综合调养，谋求良效。

患者到医院求诊，总是有不同程度的身体不适，面对陌生的环境和医生，难免有些紧张和忐忑，在叙述病情时常常抓不住重点。为了让患者在轻松自如的状态下讲述病情，我总是用问候与寒暄打开话匣，在闲散交流中拉近医患距离，不经意间消除了陌生和紧张，宽松的氛围让患者自如地切入到叙述病情状态，从而获得全面的疾病信息，为中医辨证提供更为准确的资料。于是，"您好""请坐"成为我接诊患者的开场白；对年纪大的患者，一定会叮嘱"看好凳子，别坐漏了哈"；对行动不便的患者，我会站起来扶助病人坐下；对早到的患者，我会问问"这么早出门，吃早饭了吗"；对过了饭点、还在候诊的患者，我会带着歉意说"不好意思，让您久等了"；遇到下雨天，我会问道"淋着雨了吗"；逢着外地就诊者，我会说"一路辛苦了，路上堵车吗"；对于需要做多项理化检查的患者，我会告诉他们先查什么、后查什么、路径怎么走，以减少等候、节约时间。当然，诊病结束，我会在叮嘱注意事项后给患者说声"慢慢走""别忘了我给你说的注意事项哈"。记得有一位28岁的年轻女性患者来就诊，我按程序详细询问病情，逐一回答疑问，在交待完服药和生活工作中的忌宜事项后，患者忍不住说："还可以这样看病呀，我印象中的医生都很严肃、不苟言笑，没想到在你这里看病这么轻松愉快，还开玩笑，感觉真是太好了哈"，患者回到家里还特地发来微信说："吴医生，你是我见到过最好的医生，和颜悦色，可能病人看到你，病都好了一半了。"还有一次，有位母亲在女儿的陪同下从四川来重庆看病，母亲是60岁左右的农村妇女，患者以眩晕来就诊，患者走进诊室，手上拿着一叠检查的影像资料，脸上布满紧张和惶恐，我依旧问好请坐，详细询问病情、切脉，给患者解释影像检查结果是腔隙性脑梗塞、颈椎椎间盘突出，病情不严重，但要治疗，并仔细讲解头部颈椎的保健操，强调生活中的调养事项，当我把中药处方递给患者时，她忍不住哭了起来。她女儿忙解释道，她们刚从另外一家大医院检查出来，当妈妈问那个医生病情是否严重、需要注意什么时，没想到医生只回答了四个字"闭嘴，出去"，妈妈当时就吓蒙了。妈妈随即说道："同样是医生，为什么你这么亲切这么耐心，让人好舒服"。母女俩取药后，还特地回到诊室，向我鞠躬致谢。类似这样的情景在我的诊室每天都在上演。

正所谓"良言一句三冬暖"，当我们以和蔼的态度、耐心的语言对待患者时，收到的何尝不是和谐、温馨和快乐！正如马老教诲我们的一样，"做医先做人""德为医之首，术为医之基"，只有当医者胸怀仁济，以同情心善待患者，以同理心换位思考，仔细问诊，认真辨证，不断总结，努力提高，才能构建医患共同体，获得更多的理解、互助和信任！

"话疗"是中医问诊不可或缺的手段，有一定的技巧和方法。良好的问诊和有效的沟通不仅可以收集到有用的病症信息，做到辨证精准，对证用药，还能发现主症之外的影响因素，指导患者克服或消除不利因素，有利于提高临证疗效。问诊应围绕患者主诉展开，要抓住重点，适当引导。有的患者就诊时不能准确描述症状和感受，甚至因紧张而不知从何说起，这就需要医者察言观色，循循诱导。有时医者问诊不详，遗漏疾病重要信息，以致辨证偏差，影响疗效。曾有患者来我处就诊，诉神疲乏力，易疲劳，健忘，之前医生诊为气虚，予四君子汤十余剂，但收效不大。我见其眼圈晦暗，精神不振，再问其睡眠如何？患者回答睡眠极差，入睡难，梦多易醒，纳差，懒言，结合舌淡苔薄脉沉细，诊为不寐，辨证心脾两虚，治以归脾汤加减，侧重养心安神，患者服用七付药后复诊说，精神好转，睡眠改善，纳食增加，观其颜面，气色红润，遂守方治疗半月而收良效。反思前医在病历中未记录睡眠症状，用药仅以补气为主，乃问诊不详导致辨证和方药偏差，疗效当然大打折扣。另有一位59岁女性患者，因咳嗽3月前来就诊，述咳嗽，痰少，咽痒，咳甚则小便失禁，经抗生素输液、口服中药治疗，无明显好转。患者形体略胖，叙述病情时伴有干咳，咳甚干呕，再详问其是否有咽喉异物感及嗳气、反酸、脘腹胀满隐痛不适，患者回答均有，且有慢性胃炎史，加之患者性情急躁、口干口苦，诊为咳嗽、胃痞，辨证为痰气交阻、肝胃不和，治以理气化痰、舒肝和胃，方选半夏厚朴汤合香砂六君子汤加减，并嘱避风寒，禁辛辣甜食、稀饭饮料，考虑患者有食道反流的可能，要求其不食夜宵，尽量侧卧，整体垫高头颈肩部枕席，以防食道反流。患者服药后第三天即打电话说："吴医生，你给我开的什么药，我吃了一副药，几个月不好的咳嗽居然不咳了"，言语中充满了兴奋和激动。患者之前打针输液吃中药均无好转，只因医者未对患者全面问诊，没有在咳嗽主症之外主动多问患者的饮食起居，当然就不会考虑患者胃炎和食道反流对咽喉部的影响，治疗仅仅局限于抗炎或宣肺化痰等，而其食道反流对咽喉的反复侵蚀之病根未消除，咳嗽自难痊愈。我还发现部分患者咳嗽缠绵难愈，或因过度疲劳、长期熬夜导致免疫力下降，或因嗜食烟酒、肥甘厚味滋生痰湿，或因过度贪凉、嗜吹空调而感受风寒，甚则因服用其他药物所产生的不良反应而引起咳嗽。曾有患者反复咳嗽数月不愈，胸部CT仅示肺纹理增粗，经中西医反复治疗，未见好转。经仔细询问，患者有高血压病史，约3个月前改服降压药依拉普利，考虑此类药有引起干咳的不良反应，嘱其换成其他降压药，咳嗽不治自愈。这些事例在临证并不少见，如果医者不认真详细地询问患者，那些引起咳嗽的原始病因就会被忽略，以致药不对症，疗效不显，既增加了患者身体痛苦，也增加了患者经济负担。

除了以主诉为中心详细问诊外，有时还要拓展到主诉之外，了解患者的生活方式等，寻找可能影响患者健康的方方面面，发现不利于康复的因素，以便指导患者趋利避害，协同治疗。笔者在临证中经常诊治失眠患者，在问诊时除了询问睡眠情况外，还时常问到患者的学习、工作、家庭和环境等情况，这些常常与失眠密切相关。比如有的患者因工作或学习压力过大而失眠，有的因生活习惯不好、长期熬夜打乱生物钟而失眠，有的因家庭不和谐、人际关系紧张而失眠，有的因居住环境恶劣、嘈杂喧闹而失眠，凡此种种，不一而足。如果医者仅仅根据症状简单地辨证开药，而对失眠背后的诱因未深入了解，没有对失眠的诱因加以疏导和化解，就很难取得满意的疗效。曾有某合资企业的一位 48 岁高管因失眠、头昏重、耳鸣、心烦急躁、口苦胁痛、脘闷来院就诊，兼见咯黏痰，舌红苔黄腻脉滑数，辨证为痰热扰心，以黄连温胆汤合柴胡疏肝散加减治疗。在问诊时得知其工作繁忙，经常加班熬夜，任务考核指标重，时常有力不从心之感，且居住在大型立交桥旁的 20 余层高楼，楼下是大型蔬菜生鲜批发市场，喧闹声时常通宵达旦。根据患者的工作情况和居住环境，建议其适当的时候调整工作岗位，避免熬夜加班，条件许可的话，换一个环境清静、空气宜人的小区居住，患者服药后睡眠虽有所改善，但时常反复，后下决心调换了没有考核任务的工作岗位，到近郊买了一栋别墅居住，再继续中药调理 3 月余，失眠、头晕、耳鸣诸证大减，精神面貌焕然一新，患者十分感慨地说："在生活和工作中一定要敢于取舍，适合自己的才是最好的，是吴医生的分析和建议让我找到了最适合我的状态。"试想，如果只给患者开几副药，而不对引起其睡眠和情绪焦躁的压力和嘈杂的生活环境加以改变，以致诱因不除，病根难铲，何来佳效？

"话疗"还体现在医嘱的交代和疾病的养护中。严格执行医嘱是确保疗效的基础，加强养生防护，是提高疗效和防止复发的保障。在诊疗活动的最后一个环节就是要给患者交代医嘱，一是煎药方法，二是服药方法，三是养护方法，这些都应针对不同的患者给予不同的交代，特别是生活中容易忽略的细节，要重点强调。比如针对颈性眩晕患者，我时常会给患者特别强调防止突然的体位变化，睡后起床、下蹲或久坐及如厕起立等，动作一定要慢；切忌埋头、仰头时间太长，以免同一个体位太久导致血管神经受压引发眩晕。我告诉患者，眩晕症状是可以恢复的，但如果因眩晕而跌倒就有可能产生伤残，甚至危及生命；要求患者在做颈部保健操时，一定要在安全的环境，最好坐在沙发上，周围避免尖锐硬物，以防因姿势不当产生眩晕而跌倒，因为眩晕不会要人的命，但跌倒造成的意外伤害就可能致残，甚或殒命。患者听后，立马频频点头，高度重视。这就是在疾病诊治中的细节，是"话疗"的延伸，"话疗"做得好，不仅有利于医患配合，提高疗效，更防止了因养生防护不当导致的意外或继发疾病，实乃马老"治未病、防为先"中医养生防病理念的体现。

　　不要让患者问，而是医者主动地告诉患者煎服药物和养生调护的方法，我们的"话疗"就做到家了，"话疗"这个药引子就能真正发挥作用，有力助推临证疗效。这是马老教给我们的"秘方"，更是医者应行之本分，唯有不折不扣的践行，才能不负患者的期望，才能收获更好的疗效，成为马老定义的口碑远扬、深明医理、全心为民的"名医、明医、民医"！

　　　（吴朝华，重庆市中医院主任医师，中华中医药学会科普分会常务委员；彭杰，

重庆市中医院副主任中医师）

马派中医传薪

奇妙的药引子奥秘何在？

　　我向病友郑重推荐的一种特殊"药引子"是什么呢？

　　其实就是一句话：请您每天打十八个笑哈哈！

　　病友一听，大多立即一个笑哈哈。

　　这时我再补上一句，您这一个笑哈哈打得好，您还差十七个笑哈哈哟！

　　病友往往又来一个更响亮的笑哈哈，立即愁眉舒展，病痛随之自减，对

我的处方也更有信心，药物之效自增，一减一增，病友与医者都更加开心！

（马有度，重庆医科大学教授，国家级师带徒导师，国务院特殊津贴专家）

点评讨论

如沐春风的外在环境，精准的药物，充分把握病人心理活动，深刻体现中医药天地人的治疗整体观。医者得体的言谈举止必然会调节患者神经递质分泌的内环境，正如马有度教授嘱患者"每日十八个笑哈哈"做药引子，收效甚佳！（李官鸿：重庆九龙坡区中医院副院长、主任医师）

祖国医学的致病因素就有"情志致病"，单纯药物治疗、忽视调节情志是绝对不行的。正确掌握病人的心境，合理疏导，疗效才好。出自医生口中一席热情的话，可以暖人心，使病人增强与疾病作斗争的信心。马老的药引子：一天打十八个笑哈哈，生动有趣，效果极佳。（马肇禹：湖北省武汉市第九医院康复中心主任医师、中医科普作家）

诊断的正确与否和治疗效果的好坏与医者之言谈举止有着极为密切的关系。不同的语言表达方式与不同的仪表行为，反映了不同的思想感情与不同的道德风貌。医生谨慎的言谈与端庄的举止，这不单纯是道德修养的问题，而是这一特定职责的迫切需要。如果我们注意到了这个方面，病人如沐春风，从而才有了祛病愈疾良好希望的寄托。观察发现，有不少病人对医生的言行特别关注，往往以此作为自身疾病的一面镜子，善于从中去揣测预后之吉凶。我们若能紧紧把握住病人的心理活动，根据不同的情况，将恰到好处的情遣开导寓于切合病机的药物调理之中，对于疾病的防微杜渐和促使病人早日恢复健康都有着非常积极的作用。有时因为我们运用了得宜的情遣开导，竟可使部分病人不药而瘥，或成倍地增强了药物所本有的治疗功能。

——山东省惠民地区中医院名誉院长主任医师郑长松（《名老中医之路续编》第一辑）

点评讨论

"如沐春风，不药而瘥"，可见医者"话疗"的功力之大，功效之好。医术精湛，再加精妙"话疗"，如虎添翼，疗效大大提高，功夫在医术之中，功夫又在医术之外，内功加外功，必然更加成功！（马有度：国务院特殊津贴专家、国家级师带徒导师、重庆医科大学教授）

郑老前辈感言是经验之谈，值得我们学习，医生自身仪表言谈举止直接影响患者心情，对治疗疾病也会产生不可低估影响。在诊疗过程中，医患沟通也至关重要，不可不知。诊疗艺术是每个医生诊治疾病的基本功，必须熟练掌握，才有利于提高疗效。（刘世峰：重庆市荣昌区人民医院中医科主任、重庆市中医药学会科普分会副主任委员）

医生临证时的言谈举止，透露出医生的专业程度和自信度，医生的自信通过一举手一投足展现出来，患者也通过观察感受到这种自信，从而产生对医生的信心、对战胜疾病的信心。有了信，才会有愿力；有了愿，才会有行动；有了行，才会得到恢复健康这个果。（邹洪宇：重庆市九龙坡区中医院副主任医师）

医者临证时的言行举止，跟就诊患者的临床疗效有着密切的关系。医患沟通之间，患者对医者信任，甚至可以不药而愈；反之，患者对医者毫无信任，医术再高也是枉然。（邓秀琴：重庆市中西医结合康复医院科主任、主治医师）

医者之言行端庄得体是最基本的要求。运用必要的语言、表情、肢体语言给予患者良性引导和暗示，定有助于患者的康复，甚至不药而愈。（陈永亮：重庆市忠县中医院副院长、主任医师）

马有度教授、郑长松主任医师说得很有道理。医生治病，不能只看病不看人，忽视了患者的心理因素。作为病人，有时不单只是身体上出了问题，他们还有因疾病带来心理压抑和痛苦。医生把握患者的心理，多一分耐心、听听病人的主诉，多一点循循善诱的开导，对患者的治疗效果确有很大帮助。所以，医生不仅要有精湛医技，还应有

人文关怀的态度，这才算得上是一个真正合格的好医生。（蒲昭和：中医科普作家、成都中医药大学副研究员）

读了马老的奇妙药引子及郑老的精言妙语，感受很深，几点感悟和大家共同探讨。

第一，"医生治病有两种手段，一是药物，一是语言"——在高技术日新月异发展的今天，我们聆听古代医圣希波克拉底的这句至理名言，能否理解"语言"在救死扶伤中的重要？实际上，医生用语言治病的过程，就是医学科学向大众普及的过程，"话疗"是其中之一，尤其在如今健康中国的建设中，不仅体现的是救死扶伤的治已病，更体现的是保护健康和促进健康的治未病，"话疗"是最直接的健康干预，没有"话疗"，很难治未病，也很难产生"上工"。

第二，我国西医科普领军人杨秉辉教授曾多次讲过，医生用语言治病，向大众普及医学知识，在这一过程中，本身就可以自然而然地和病人建立起良好的医患关系，是和病人进行沟通、交流以及改善医患关系的重要手段，因此做科普，不仅是医生的责任，也是医院的责任。现在老百姓最讨厌的就是，医生只给处方，不作任何解释。显然，这种医生恐怕很难看好病，人民群众能满意吗？能对医生没有意见吗？

第三，我国老百姓的从医性非常强，这和自古的中医文化传播以及老百姓对中医的信赖有关。中医师与患者的医患关系处理得好，孙思邈、董奉……我们的榜样太多，这在《大医精诚》中讲得明白。药物的疗效不仅取决于医生的医术，而且和患者对医生的信任和信赖有很大的关系，即所谓药物的心理效应。能够取得老百姓高度信任的中医，疗效自然更好，"话疗"的作用不可低估。

第四，现代医学的病因学学说是在20世纪70年代建立的，病因共有四个，心理因素包含在生活方式中，但中医早就有内因外因和不内外因之说，可以说从古至今在临床上没几个医生不去推敲七情的，如今更是受到包括老百姓在内越来越多的人的重视。所以，"话疗"用得好的医生，不但能很快找到病人心理方面的问题，而且更能对症下药，双管齐下，产生更好的效果。

第五，医学的人文关怀，是最高层次的医学关怀，也是最高层次的医学，关怀大于治疗。中医学是非常典型的"文化＋科学"的人文医学，誉满杏林、妙手回春、药到病除……这些脍炙人口的褒奖之词，体现的正是充满着人文精神的人文关怀。

第六，马老以十八个笑哈哈作为"药引子"，这种口头语言，和他领衔编著屡屡获奖的《健康人生快乐百年》的书面语言如出一辙，有异曲同工之妙，即所谓快乐养生，只要病人一笑，病痛自然就会减轻，信心就会增强，疗效就会提高，这不就是"笑一笑十年少，愁一愁白了头"的临床版吗？而且把"话疗"比作"药引子"，既风趣，又切合实际，形象而又生动。向马老学什么？在我看来学他的内功＋外功以及"话疗"的妙用，起到事半功倍的效果。（宁蔚夏：中西医结合科普作家、成都市第二人民医院副主任医师）

马派中医传薪

马有度运用鄢莹光老师双骨蜂韦汤治疗牙痛经验研究

1961年，马有度毕业实习时，在成都跟师鄢莹光老师实习，鄢老传授一首治疗牙痛的经验方：地骨皮、骨碎补、露蜂房、石韦，疗效显著。马老以此方为基础，常加黄连、延胡索，屡用屡验，并以鄢老原方四味药取名为"双骨蜂韦汤"。

马有度教授认为，风、冷、火、虫、湿、瘀等邪侵袭是牙痛发生之外因，而骨髓不充、手足阳明络脉空虚则是其发生之内因。外邪既可单独侵袭，也可乘肾虚髓减、阳明络脉空虚入侵，以致邪聚不散，停于牙龈，导致局部气血不畅，痰瘀阻滞络脉而发为牙痛，临床表现有虚、实、虚实夹杂之不同，可从"髓虚、邪聚、络阻"等方面着手，灵活运用双骨蜂韦汤加减治疗各型牙痛，疗效显著，值得临床推广。

1. 对牙痛病因病机的认识

牙痛是口腔科常见症状之一，可由牙齿疾病、牙周疾病、牙齿邻近组织疾病等引起，本病属中医"牙宣""骨槽风"等范畴。齿为骨之余，骨为肾所主，龈护于齿，为手足阳明经分布之处。《杂病源流犀浊·口齿唇舌病源流》载"齿者，肾之标，骨之本也"。《诸病源候论·牙齿病诸候》载有"齿者，骨之所终，髓之所养"。而《灵枢·经脉》也载"大肠手阳明之脉……其支者，从缺盆上颈、贯颊，入下齿中""胃足阳明之脉……下循鼻外，入上齿中"。故牙痛主要与肾、胃、大肠等脏腑功能失调密切相关。在病因病机方面，《寿世保元》云："论一切牙齿肿痛，皆属胃经火盛。"有人认为，牙痛多因风、火、湿等邪引起，可从风火湿辨治牙痛，其病机也常为少阴不足，阳明有余，可运用玉女煎加减治疗各种牙痛。目前中医论治牙痛，多从胃火、虚火、风火论治，但对于反复发作、病情顽固的牙痛患者则很难见效，认为还可以从阳明风火痰湿、少阳郁火、少阴虚火的角度来辨治牙痛。马教授认为，牙痛虽然病因病机十分复杂，但风、冷、火、虫、湿、瘀等邪侵袭是牙痛发生的外因，骨髓不充、手足阳明络脉空虚则是其发生之内因。外邪既可单独侵袭，也可乘肾虚髓减、阳明络脉空虚入侵，以致邪聚不散，停于牙龈，导致局部气血不畅，痰瘀阻滞络脉而发为牙痛，甚者化热腐肉成脓，而其中的邪聚之邪，主要指风、冷、火、虫、湿、瘀等致病因素，牙痛的临床表现有虚、实、虚实夹杂之不同。故马教授论治牙痛，常从"髓虚、邪聚、络阻"等方面着手，只要髓充、邪祛、络通，则牙痛自止。

2. 双骨蜂韦汤加减论治牙痛经验

双骨蜂韦汤的基础方由地骨皮、骨碎补、露蜂房、石韦四味中药组成。其中，地骨皮味甘，性寒，归肺、肝、肾经，具有凉血除蒸、清肺降火之功，《汤液本草》谓其"泻肾火，降肺中伏火，去胞中火，退热，补正气"。现代药理研究表明，地骨皮含有生物碱、有机酸及其酯类、蒽醌及其他多种化学成分，具有解热镇痛、抑菌消炎、降血糖、降血脂、降血压、免疫调节等药理作用，目前已被广泛应用于各种牙痛，对风虫牙痛和虚火牙痛效果尤佳。骨碎补味苦，性温，归肝、肾经，具有活血续伤、补肾强骨之功，《本草纲目》谓其"治耳鸣及肾虚久泻，牙痛"。现代药理研究表明，骨碎补主要含有黄酮、三萜、酚酸及其苷类等多种化学成分，具有促进骨折愈合、抗骨质疏松、抗炎等活性，有人自拟生地骨碎补汤治疗牙痛，疗效显著。露蜂房，味甘，性平，归胃经，具有攻毒杀虫、祛风止痛之功，《日华子本草》称其为"治牙齿疼，痢疾，乳痈，蜂叮，恶疮"。现代药理研究表明，露蜂房主要含有黄酮类、萜类、甾类等多种化学成分，具有抗炎、抗肿瘤、镇痛、补肾壮阳、增强免疫力等多种作用。从历代文献来看，露蜂房常用于治龋齿牙痛、疮疡肿毒、乳痈瘰疬、顽癣诸疾等。石韦味甘、苦，性微寒，归肺、膀胱经，具有利尿通淋、清肺止咳、凉血止血之功。现代药理研究表明，石韦主要含有三萜类、黄酮类、甾体及挥发油等化学活性成分，具有治疗泌尿系感染、护肾、调节免疫功能、抑菌、降低血压、镇咳祛痰、降低血糖、延缓皮肤衰老等作用。全方药虽四味，以地骨皮泻肾火、祛伏热为君，使肾火去、骨髓生而齿得固，阳明经伏热得清，则牙龈肿痛乃消；骨碎补补肾生髓以固齿，露蜂房祛风镇痛，共为臣；石韦利尿凉血，引热下行以消肿止痛，则为佐助之品。四药合用，共奏补肾泻火、益髓固齿、消肿止痛之功，使齿得髓养而固，邪祛、络通，气血畅行则牙痛消失。

马教授认为，无论何种原因引起的牙痛，均可运用双骨蜂韦汤加减治疗。基本处方：地骨皮20g，骨碎补20g，露蜂房12g，石韦15g。一般常加黄连10g，延胡索15g。

牙痛而见牙龈红肿，呈阵发性，遇风发作，得冷痛减，受热痛增，或有恶寒发热，口渴，舌红苔薄黄，脉浮数，证属风火犯齿者，加金银花、连翘、薄荷、牛蒡子等；牙痛剧烈，牙龈红肿明显，甚则肿连腮颊、头痛，口渴引饮，口气臭秽，大便秘结，小便短黄，舌红苔黄，脉洪数，证属胃火燔齿者，加黄连、石膏、蒲公英、生地黄等；牙痛隐隐，牙根浮动，齿龈红肿，午后痛甚，五心烦热，小便短黄，舌红苔少，脉细数，证属虚火犯龈者，加知母、黄柏、麦冬等；牙齿微痛，龈肉萎缩，不红肿或虽肿不红，牙齿浮动，咬物无力，少气乏力，面色少华，腰膝酸软，舌淡胖嫩，脉弱者，证属肾虚齿动者，加生地黄、熟地黄、山药、山茱萸等。

3.验案举隅

朱某，女，36岁，2018年5月16日就诊。平素喜食辛辣，自诉左侧磨牙疼痛反复发作近1年，因工作较忙，未予以重视。本次发作已10余日，现患牙疼痛不止，已腐蚀掉块，有浮动感，不敢对咬，牙龈红肿明显，左腮肿痛发热，牵掣至左侧头痛，口渴喜冷饮，口臭明显，大便秘结，小便短赤，月经鲜红量多，带下色黄而臭，舌红苔黄腻，脉弦滑数。因不愿去口腔医院拔牙，遂求中医诊治。中医诊为牙痛，辨为胃火燔齿、湿热下注之证，治以清胃泻火、除湿止痛之法，处方以双骨蜂韦汤合清胃汤加减：

地骨皮20g，骨碎补15g，露蜂房12g，石韦15g，黄连10g，延胡索15g，生地黄20g，石膏20g，牡丹皮15g，升麻12g，当归15g，知母20g，黄柏15g，蒲公英30g，生甘草6g。6剂，每日1剂，水煎服，服药期间忌食辛温燥烈之品。5月23日二诊，述服上方2剂后牙痛明显减轻，现牙痛已止，大便畅通，头痛全无，它症大减，再予原方3剂以巩固疗效，随访半年未见牙痛复发。

按语 本患因平素喜食辛辣，易酿生脾胃湿热，其中胃火循经上蒸牙床，伤及龈肉，损伤脉络则发为牙痛。其局部火热结聚不散，肿连腮颊，上扰于头，故出现左腮肿痛发热，牵掣至左侧头痛。而热易伤津，耗损津液，则见口渴喜冷饮，大便秘结，小便短赤；湿热搏结于齿，故牙齿被腐蚀掉块，有浮动感，口臭明显；且热易迫血妄行，故见月经鲜红量多。又因湿热下注，故见带下色黄而臭，而舌红苔黄腻、脉弦滑数，均为胃火燔齿、湿热下注之征。故以双骨蜂韦汤合清胃汤泻火固齿、消肿凉血以止痛，其中黄连、石膏清泻胃火，牡丹皮、生地黄养阴清热、凉血止痛，升麻宣散阳明之火，当归活血通便，延胡索行气止痛，知母、黄柏清热泻火、燥湿解毒，蒲公英清热解毒、消肿散结、利湿通淋，生甘草清热解毒、调和诸药。诸药合用，共奏泻火固齿、除湿止痛之功，药味不多，邪祛、络通，则牙痛及他症悉除。

（邹洪宇，重庆市九龙坡区中医院副主任医师；黄学宽，重庆医科大学教授，

博士研究生导师）

马有度运用双骨蜂韦汤治疗牙痛案例

笔者跟随马有度教授临证侍诊，深感马老临证经验丰富，疗效显著。兹将马老运用"双骨蜂韦汤"治疗牙痛的几个典型病例与大家分享。

病例 1：张某，女，54 岁，医生。患者因牙痛于 2019 年 3 月 5 日到某牙科医院就诊，右下第五牙齿咀嚼疼痛及触痛，X 线片检查示牙髓炎，医生给予局部上药治疗，医嘱 1 周后复诊。治疗 2 天后，病人咀嚼后牙痛加剧，甚则疼痛难忍，遂来寻求马老治疗。患者就诊时述：牙痛，近日加重，咀嚼或触碰加剧，兼见口苦口干，手足心发烫，时潮热，大便干结不畅，小便黄，舌红乏津苔少，脉细数。

诊断：牙痛。

辨证：胃火上炎。

治法：清胃泻热，凉血止痛。

方药：地骨皮 20g，骨碎补 20g，蜂房 10g，石韦 30g，延胡索 15g，金银花 30g，连翘 30g，石膏 30g。共 3 剂，每日 1 剂，水煎服。

患者服药 1 剂后牙痛大减，3 剂而痊愈。

病例 2：陈某，女，76 岁，退休职工。患者牙痛 4 天，曾到某医院牙科就诊，检查未发现牙质和牙髓等异常，服西药后症状无明显改善。2019 年 3 月 27 日求诊马老。述牙痛，咀嚼时加重，牙龈煊红，口干咽干，大便可，小便黄。舌淡苔薄少津，脉细弦。

诊断：牙痛。

辨证：胃火上炎。

治法：清胃泻热，凉血止痛。

方药：地骨皮 20g，骨碎补 20g，蜂房 10g，石韦 30g，延胡索 15g，金银花 30g，连翘 30g，石膏 30g，桔梗 10g，玄参 20g。共 2 剂，每日 1 剂，水煎服。

患者服用两剂后牙痛缓解，随后带家属一起来就诊，再服二剂后告痊愈。

病例 3：廖某，女，70 岁，退休职工。2019 年 3 月 29 日上午来求诊。患者诉反复牙痛 1 年，3 天前因吃火锅后出现牙痛，牙龈肿胀，伴口干、烦热，张口困难，大便可，小便黄，舌红苔花剥，脉弦细。

诊断：牙痛。

辨证：胃热上炎。

治法：清胃泻热，凉血止痛。

方药：地骨皮 20g，骨碎补 20g，蜂房 10g，石韦 20g，延胡索 15g，金银花 30g，连翘 30g，石膏 25g。共 3 剂，每日 1 剂，水煎服。

笔者电话随访患者，回复一剂后牙痛症状稍减，两剂症状大减，三剂疼痛消失。

按语 "双骨蜂韦汤"由地骨皮、骨碎补、蜂房、石韦四味药组成。马老临证常加黄连、延胡索。地骨皮凉血降火，骨碎补补肾活血，蜂房祛风止痛，石韦利尿凉血，黄连清泄胃火，延胡索行气止痛。六味药共奏泄火利湿、凉血止痛之效。临床根据患者症状酌加金银花、连翘，清热解毒、消肿散结；加石膏清热泻火，治胃火牙痛。

（张红，重庆市渝中区七星岗社区卫生服务中心主任医师）

马派中医传薪

马有度诊治咳嗽经验研究

著名中医学家、重庆医科大学马有度教授，从医近 60 年，医理精湛，学识宏深，尤其对咳嗽的诊治更显特色，市内外前来求诊者甚众。笔者有幸成为全国老中医药专家马有度教授学术经验继承人，现将其论治咳嗽的临证经验进行研究并总结如下。

1. 治咳理论发挥

咳嗽是临床常见病症，治咳之要，在于把握其基本病机。明代李中梓在《医宗必读·咳嗽》中指出："总其纲领，不过内伤外感而已"，咳嗽或由外邪侵袭，肺卫受感，肺失宣降而成，或由其他脏腑病变传至肺脏而起。清代陈修园说："《黄帝内经》云五脏六腑皆令人咳，非独肺也。然肺为气之市，诸气上逆于肺，则呛而咳，是咳嗽不止于肺，而亦不离于肺也。"故咳嗽之为病，无论外感还是内伤，皆可引起肺系受损，导致肺失宣降，肺气上逆而发为咳嗽。马教授论治咳嗽，外感不离疏散风邪，内伤不忘调理脏腑，以宣降肺气、止咳化痰、调理气血为论治咳嗽的指导思想。

1.1 外感咳嗽祛风为先，宣通肺气为要

六淫之邪犯肺，因风为百病之长，无论风寒、风热，还是燥邪犯肺所致之咳嗽，多以风邪为先导，故论治之时皆当祛风；又肺主气司呼吸，肺气通畅则呼吸调匀，若外邪袭肺，肺气宣降失常而发为咳嗽，论治之时又当宣通肺气，因势利导，驱邪外出，咳嗽自止。

1.2 内伤咳嗽止咳治标，调理脏腑固本

内伤咳嗽，有先病在肺而影响他脏生者，亦有他脏先伤而病及于肺者。因土可生金，肺气有赖脾所化生之水谷精微以充，若脾虚日久导致肺气虚衰而致咳嗽，治当"培土生金"；然"脾为生痰之源，肺为贮痰之器"，脾失健运聚湿生痰，上渍于肺引发之咳嗽，治当健脾除湿以化痰。从经络循行来看，肝经"其支者，复从肝别，贯膈，上注肺"，肝肺以经络相联，气机升降相因，若肝郁化火常可致肺失肃降上逆而为咳，或肝火上炎，循经逆乘于肺，均可出现"木火刑金"之咳嗽，治当清肺平肝、顺气降火。呼吸由肺所主，但需肾之摄纳方可保持呼吸之深度，若肾虚不能纳气，则会出现呼多吸少，动则喘咳之"肾不纳气"证，治当补肾纳气。可见，内伤之为咳，除肺外，还与脾、肝、肾等脏关系密切，而治疗总以止咳治标，调理脏腑固本为基本原则。若为虚实夹杂之证，治当扶正祛邪，但应根据虚实之偏颇，选择扶正、祛邪运用之先后主次而治。

1.3 治咳尚需理气化痰，气顺痰降咳自消

气有推动津液输布和排泄的作用，若气虚推动无力或气滞运行不畅，皆可导致水液代谢障碍引起痰饮内生，若痰饮停肺，肺失宣降，常可引起或加重咳嗽病情，所谓"治痰先治气"，就是气能行津液理论的具体运用。无论是痰多易咯，还是干咳无痰，还是寒痰、热痰、湿痰、燥痰等，皆需理气化痰，只有气顺痰降，肺气得以宣通，痰咳才会消停。

1.4 久咳谨防痰瘀阻络，瘀化络通嗽乃平

痰与瘀似乎各有其源，痰由水液代谢障碍、津液凝浊而生，瘀乃血液运行失常所致。在生理状况下，津血同源，而在病理状态时痰瘀常相互关联，津凝为痰，血滞为瘀。朱丹溪提出"痰挟瘀血，遂成窠囊"之论；而唐容川提出"血积既久，亦能化为痰水""须知痰水之壅，有瘀血使然，但去瘀血则痰水自消"之论，皆不失为强调痰瘀相关，痰瘀应当同治之典范。故久咳者不仅肺失宣降，肺气不利导致津停为痰、血滞为瘀，而且痰瘀还常常互结于肺络之中，不仅可损伤肺络出现咯血之候，还可引发咳嗽缠绵难愈之势，此时定当痰瘀同调，方可收功。

2. 辨治经验撷精

马教授辨治咳嗽，常在辨证基础上加用止嗽散。盖止嗽散主要适用于外感之咳嗽，然咳嗽由外感所致者十之八九。临床上，止嗽散对外感咳嗽稍久（1周以上），表邪未尽（有咽痒等症状），咳嗽阵作，痰多难以咯出者尤为适宜，若据邪实与正虚之有无及其孰多孰少加减化裁，也可用于各种内伤咳嗽之治疗。

止嗽散为清代名医程钟龄所制订的经验方，程氏认为本方能治疗诸般咳嗽。方由桔梗、荆芥、紫菀、百部、白前、陈皮、甘草等7味中药组成，共奏宣利肺气、疏风止咳之功。马教授认为，从止嗽散处方结构来看，如能配用杏仁和鱼腥草，则止咳化痰效果更佳。因杏仁味苦能降，兼疏利开通之性，能降肺气且兼有宣肺之功，为治咳嗽之要药；又因杏仁"功专降气，气降则痰消嗽止"，恰好切中咳嗽乃肺气上逆之病机，故可用于多种咳嗽病症；现代药理研究证实，杏仁可缓解支气管平滑肌痉挛，达到止咳平喘祛痰之目的。再配用鱼腥草，乃取其清肺解毒、消痈排脓之效，为中医治

疗咳嗽的"抗菌消炎药";现代药理研究也表明,鱼腥草主要活性成分为挥发油类、黄酮类、生物碱等,对金黄色葡萄球菌、肺炎双球菌、甲型链球菌、流感杆菌、卡他球菌、伤寒杆菌以及结核杆菌等多种革兰阳性及革兰阴性细菌都有不同程度的抑制作用,并能增强白细胞吞噬能力,提高机体免疫力,还具有抗炎、镇痛、镇咳等作用。故《本草经疏》载其为"治痰热壅肺,发为肺痈吐脓血之要药"。可见,止嗽散合用杏仁和鱼腥草治疗咳嗽,论据充足,实乃马教授经验之谈。

在辨治过程中,证属风寒咳嗽者常加紫苏叶、防风;寒邪偏重者加桂枝、紫苏叶;风邪偏重者加蝉蜕、防风等;风热咳嗽者,桑菊饮合止嗽散加减,或止嗽散去紫菀,加金银花、连翘、浙贝母等;若外有风寒内有郁火,属于"寒包火者",马教授喜用麻杏石甘汤合止嗽散加减,或止嗽散加麻黄、紫苏叶、黄芩、连翘等,或用其经验方开发上市的中成药麻芩止咳糖浆(麻黄、黄芩、紫苏叶、防风、鱼腥草、连翘、桔梗、法半夏、杏仁、紫菀、罂粟壳、甘草)进行治疗;燥热咳嗽者,桑杏汤合止嗽散加减,或止嗽散去荆芥,加桑叶、北沙参、浙贝母、黄芩等,而燥寒咳嗽者则选用杏苏散合止嗽散加减;半表半里证而咳嗽明显、咯痰不畅者,可用小柴胡汤合止嗽散加减;痰湿咳嗽者,二陈汤合止嗽散加减;对于痰热咳嗽,可用清金化痰汤或千金苇茎汤合止嗽散加减,或止嗽散去紫菀、荆芥,加金银花、黄芩、桑白皮等。

在治疗咳嗽过程中,马教授还常根据患者气血阴阳的强弱辨证加减以提高疗效。其中,偏于阴虚,症见干咳少痰者,沙参麦冬汤合止嗽散加减,或止嗽散选加北沙参、麦冬、百合、地骨皮、玉竹等滋养肺阴;偏于阳虚,症见咯白色稀痰、畏寒肢冷者,宜止嗽散加干姜、细辛、五味子等以温肺化饮;偏于气虚,易自汗、恶风、感冒者,则用止嗽散合玉屏风散以益气固表;而偏于血虚者,止嗽散常加黄芪、当归等以益气生血。无论何种咳嗽,马教授都常加用桔梗、陈皮等理气祛痰之品,从而达到气顺痰降以止咳之效。

3. 用药特色探要

3.1 选药尤重肺的宣降特性

对于咳嗽严重者,马教授处方选药时尤其重视肺的宣降特性。其中以邪气壅肺为主者用宣法,属寒者用温宣法,选紫苏叶、麻黄、杏仁等药;属热者则用清宣法，选金银花、连翘、薄荷等品。而对于肺气上逆明显者当用降气法，属寒者用温降法，选厚朴、半夏、紫苏子等药；属热者则用清降法，选枇杷叶、桑白皮、葶苈子等品。当然，宣降二法临证之时不可截然分开，常应相须为用，既可宣闭肺之外邪，又可降上逆之肺气。

3.2 根据痰的性质辨证选药

马教授论治咳嗽，常根据痰的寒热虚实辨证选药，寒痰常选半夏、干姜、细辛等；热痰常选浙贝母、瓜蒌皮、竹茹、海蛤壳、海浮石等；燥痰常选枇杷叶、款冬花等；湿痰常选半夏、苍术等；风痰常选天麻、胆南星、僵蚕等。另外还常根据患者咯痰量的多少加减用药，干咳无痰或少痰者，常加北沙参、麦冬、桑白皮等养阴润燥止咳之品；咳嗽痰多者加法半夏、茯苓等燥湿化痰理气之品；若痰多黄稠者加黄芩、胆南星等清热化痰之品。

3.3 在辨证基础上对症选药

临证论治咳嗽，马教授常在辨证基础上对症加减用药。鼻塞、喷嚏者加辛夷、苍耳子等以宣通鼻窍；头痛者加川芎、白芷等以祛风止痛；咽痒咳嗽有痰者加蝉蜕、防风等以祛风，取风能胜湿祛痰之义；咽喉干痒而咳嗽无痰或少痰者选加玄参、北沙参、麦冬、青果等以清润咽喉；咽中有物梗阻如梅核，有慢性咽炎者，以及胃失和降之咽喉反流引起刺激性咳嗽者，可用半夏厚朴汤加减；咳引胸痛或胁痛者加杏仁、枇杷叶、旋覆花等降气祛痰之品；对于病程较长之顽固性咳嗽，常有久病入络之嫌，症见舌质紫暗或有瘀斑瘀点，脉细涩，甚或胸痛咯血者，常选加桃仁、茜草、地龙等化瘀通络之品以求痰瘀同治；而久咳不止，无痰或少痰者也可酌加少量诃子或罂粟壳等品以敛肺止咳，治标以缓解咳嗽之苦楚。

4. 临证验案举隅

徐某某，女，22岁。2018年10月26日初诊。主诉反复咳嗽20余日。于20余日前不慎受寒感冒而咳，经中西药物治疗未见效果前来就诊。现仍见咳嗽，痰黄稠，声音嘶哑，近日偶见痰中带血，舌红苔黄偏腻，脉偏滑数，余无异常。辨为痰热郁肺、肺络受损之证，方用麻杏石甘汤合止嗽散加减化裁：射干10g，麻黄6g，杏仁12g，石膏20g，黄芩30g，银花30g，连翘30g，蒲公英30g，浙贝母12g，紫菀12g，款冬花12g，百部15g，桔梗12g，白前

12g，车前草 30g，炙枇杷叶 15g。7 剂，每日 1 剂，水煎服。

11 月 2 日二诊。服药 7 剂，咳嗽明显好转，未见痰血，仅有少许黄痰，声音嘶哑消失，舌淡红苔偏黄微腻，脉偏滑数，处方调整为千金苇茎汤、麻杏石甘汤、止嗽散合方加减化裁：苇茎 30g，桃仁 10g，冬瓜仁 30g，薏苡仁 30g，射干 10g，麻黄 6g，杏仁 12g，石膏 20g，浙贝母 12g，桔梗 12g，紫菀 12g，款冬花 12g，百部 15g，黄芩 20g，银花 30g，连翘 30g，鱼腥草 30g。再进 7 剂而愈。

按语 本患不慎受寒感冒而咳，咳嗽一直未解，入里化热，症见咳嗽黄痰，甚则痰中带血，终成痰热郁肺、肺络受损之证，故选麻杏石甘汤合止嗽散加减清热宣肺、化痰止咳。方中麻黄配石膏宣肺泄热，杏仁降气止咳，与麻黄相配宣降相因，与石膏相伍清肃协同，以符合肺气宣降之生理特性而治。射干乃针对声音嘶哑而设，取其清热解毒、消痰利咽之效，更用桔梗开宣肺气，辅佐射干祛痰利咽，相使而用。黄芩长于清泻肺热，其炭且有止血之效，而配用大剂量金银花、连翘、蒲公英，可加强清泻肺热之功，热清后尚可缓解邪热迫血妄行之势，以行凉血止血之用，处方未用侧柏叶、白茅根等凉血止血之品，而痰血自止，实为本案用药高妙之一。车前草利尿渗湿，不仅可以引痰湿从小便而解、增加除湿排痰之途径，还可引热从小便而出，其实车前草本身也有清肺化痰之用，可为一箭三雕，此为本案用药高妙之二。而方中浙贝母清肺止咳化痰，紫菀、款冬花、百部、白前、炙枇杷叶化痰止咳，均为对病、对症、对证之药，不需详解。因二诊时咳嗽大减，痰血已止，故原方去蒲公英、车前草、白前、炙枇杷叶，加用千金苇茎汤合鱼腥草以善后。千金苇茎汤中苇茎甘寒轻浮，善清肺热；冬瓜仁清热化痰、能清上彻下，肃降肺气；薏苡仁甘淡微寒，上清肺热而排痰，下利肠胃而渗湿；鱼腥草清热排脓、解毒利尿。四味合用于原方，可清解肺中痰热、余热以善后，恢复机体阴阳平衡。本患痰血虽止，但马教授认为，出血必有瘀，故千金苇茎汤中桃仁必不可少，仍用桃仁以活血逐瘀，清除痰血留滞之瘀，此为本案用药高妙之三。诸药合用，热清、痰化、血止，效如桴鼓。

（黄学宽，重庆医科大学教授，博士研究生导师）

点评讨论

咳嗽一症，看似小病，如辨证不准，治疗失当，常易缠绵不愈，结果医生束手，患者痛苦。马先生治咳经验丰富，辨证精当，施药灵活。黄教授撰文剖析治咳要领明晰，可谓深得马老真传，确为一篇好文！（蒲昭和：中医科普作家、成都中医药大学副研究员）

马老治疗咳嗽经验丰富，自成一派，吾辈习之用之，临证每获良效，受益匪浅！（吴朝华：重庆市中医院主任医师、中华中医药学会科普分会常务委员）

治咳如神，丝丝入扣，把一个简单的咳嗽条分缕析，解说得如此透彻，见者受用无算！其辨证加减有如教科书般，临床理法方药环环相连，不愧大师矣！（陈永亮：重庆市忠县中医院副院长、主任医师）

马老传授的诊治咳嗽的医理，精湛、灵验！难怪不少来自国内外的客人，专程搭"飞的"来合道堂名医馆找马老看咳嗽哟！（姜碧清：重庆合道堂中医馆总经理）

马派中医传薪

马有度从防治养论治不寐

一位满面愁容的中年男性步入马老诊室，还没开口，长吁短叹之声不绝，问其所苦，原来是被失眠所困，受其折磨已半年有余，经中西医多方治疗，效果不佳，人也日渐消瘦，无精打采的样子着实让人同情。追问病由，诉说半年前借钱给朋友200多万做房地产，岂料朋友破产，担心200多万打水漂，血本无归，终夜难寐，从此落下病根。知道了患者失眠的病因，马老不仅察色按脉，辨证处方，而且反复开导，在交付处方时郑重地要求患者自己去找一样药引子，患者顿时好奇，忙问是什么药引子？马老说："每天打十八个笑哈哈"，必须从心里面笑出来才好。患者一听，莞尔一笑。马老马上说：微笑不行，一定要哈哈大笑。患者一听，愁眉舒展，笑口即开。一周后复诊，患者失眠明显改善，面有喜色，知道诊治起效，但我却迷惑了：是药有效，还是药引子有效？或者说是二者综合作用的效果？

马老及时解惑，他说：失眠症，中医称为不寐。从临床实践看，不寐既可缘于身体有病，也可由情志异常所致，不寐是一种身心同患的病证。预防不寐，贵在身心调养。治疗不寐，也应从身、心两个方面入手，不仅要精准辨证、用药得当，而且要从情志上加以疏导，使"心无所累"。只有这样才能减少不寐的发生，达到预防的目的。一旦患病，也应从身心两个方面去调畅，使"神有所养"，重新恢复寤寐有时的节律，达到治疗的目的，从而巩固疗效、预防复发。如此防、治、养三结合，多角度、全方位防治不寐，使疗效更为显著。

1. 不寐贵在防，心无所累寐酣畅

如何防？马老推崇《素问·上古天真论》"志闲而少欲，心安而不惧"之论，认为少思少虑、心宽少欲才是心志安定、精神专一的不二法门，为此，马老常教导我们要学会以下两点。

一是调适心态，学会放下。当不能改变现状时，我们可以试着改变自己的心态。对于不寐，心态很重要，我们可以试着把自己变得心胸更宽阔，心态更积极，使自己笑对人生，知足常乐，劳逸结合，张弛有度，耳顺心宽，从心所欲。

二是移情易性，学会排解。思虑忧愁最是耗神，对于不寐，学会排解忧愁也很重要，我们可以通过观花、听曲、体育运动等方式，转移注意力，收到忘忧、解闷、消愁的效果；也可以通过倾诉的方式释放心理压力，不仅可以向家人诉说，还可以开门请友，出门访友，向友倾诉，以诉吐忧，使忧烦去，心情畅。

2. 治疗重在调，调和腑脏神得养

治疗不寐，重在在调理脏腑气机。如何调？肝气失条者，治以疏肝解郁，

马派中医传薪

可辨证选用四逆散、越鞠丸、柴芍龙牡汤等；心肾不交者，治以滋阴降火、交通心肾，可选用黄连阿胶汤、栀子豉汤、天王补心丹等；肺气不敛、阴虚烦热者，辨证选用百合地黄汤、麦门冬汤、竹叶石膏汤等。脾胃失调者，可辨证选用归脾汤、半夏秫米汤等。

调理脏腑气机，还应辅以心理疏导，调畅过激情志，使气息重归于平，建议患者多沟通、多交流、多倾诉；利用情志相胜法，鼓励患者每天打十八个笑哈哈，从心底流淌出的笑声，最能疏解郁结的心情。

睡眠的好坏还与气血运行的通道是否通畅密切相关，如果气血通道不畅，上奉心神的气血不足，心神会因失养而不安，心不安神不静，人必难以安卧。

气血的通道是经络，疏通经络，不越三法：一是理气化痰，可辨证选用温胆汤、涤痰汤等方，并加石菖蒲、远志等开窍、豁痰、理气之品；二是活血祛瘀，可辨证选用桃红四物汤、血府逐瘀汤等方，并加三七、丹参等化瘀生新之品；三是拉伸导引，方法很多，如太极拳、八段锦、五禽戏、易筋经等功法，也可练习瑜伽，参加体育锻炼等。

3. 治本要在养，精充髓足固疗效

不寐之本髓不足。古人很早就认识到脑髓与睡眠关系密切。

治本之法在于养。脑髓易消耗，怎么培补？马老认为补肾可填精，精充髓才足，髓足神才旺，神旺寐才安，填精补髓是安神入寐的治本之法。又因精需气养，气需血载，精血同源，因此，在补肾填精补髓的基础上又当益气养血，使气血健旺、精充髓足。为此，马老喜用六味地黄汤以补肾填精，加人参、黄芪以益气，合称参芪地黄汤，配合酸枣仁汤以养血安神，再加桂圆肉、核桃仁等食疗佳品以补肾填精，用于老人、久病虚损、妇人产后肾虚精亏的失眠健忘者，常获良效。

病案举隅

案例一：邱某，女，54岁，反复失眠2年，入睡难，多梦，易醒，醒后心慌烦乱，汗出，舌体瘦，舌质淡，苔薄白，脉弦细。证属肝郁血虚，心神不宁。治以疏肝清烦、养血安神。柴芍龙牡汤合酸枣仁汤加减。

柴胡 15g，白芍 30g，龙骨 30g，牡蛎 30g，玉竹 12g，炒枣仁 30g，知母 30g，川芎 10g，茯神 30g，麦冬 12g，五味子 10g，丹参 20g，夜交藤 30g，合欢皮 30g，炙甘草 6g，大枣 10g。6 剂。在服用上方的同时，马老特别嘱咐患者每天打十八个笑哈哈为药引。

二诊：患者服药后已能安然入睡，守方再进七剂。随访未再复发。

按语 本案为肝木不升、肝气失于条达、气血上奉供养心神不足所致不寐，除治以调脏腑气机疏肝解郁之法，也配合用情志相胜喜能胜忧法以疏解郁结心情，更有心理疏导以预防其病情加重。治疗则以酸枣仁汤合用柴芍龙牡汤，共奏养血安神、清热除烦之功，因其虚汗出，加麦冬、五味子以酸收敛汗。马老临床中喜用酸枣仁汤，认为其治疗虚劳、虚烦不得眠切实有效，在使用中喜用炒枣仁，且用量较大，认为酸枣仁炒熟后安神更佳，与延胡索组成对药，合称"双粉"，安神助眠之功更著，把茯苓改为茯神认为可加强宁心作用，再加入对药鸡血藤以行血补血、夜交藤以养心安神合称"双藤"，另外也喜用合欢皮以和血解郁、宁心安神。

案例二：韩某，女，31 岁，两月前因天热贪吃西瓜、冰糕等冷食后出现胃胀，嗳气频频，食不佳，入睡难，浅睡易醒，反复口腔溃疡，经胃镜检查诊断为"慢性胃炎"。舌淡红，苔薄黄，脉沉缓。证属中气失运，胃气上逆。治以和胃降逆、养血安神。方用酸枣仁汤＋半夏泻心汤加减。

炒枣仁 30g，知母 30g，川芎 12g，茯神 30g，延胡 15g，鸡血藤 30g，夜交藤 30g，合欢皮 30g，郁金 15g，法夏 12g，黄连 10g，黄芩 15g，党参 20g，炮姜 10g，甘草 6g，大枣 10g。7 剂。

二诊：服药后睡眠明显好转，仍有轻度胃胀，嗳气。原方加入藿香 10g，紫苏叶 10g，广木香 10g，砂仁 12g。随访诸症均除，未再复发。

按：本案为中焦失运，中气痞结所致的胃胀与不寐。《素问·逆调论》说："胃不和则卧不安。"脾胃居于中焦，脾主升而胃主降，为全身气机升降之枢纽。因贪食冷食伤脾胃中气，致脾胃升降失调，胃气上逆，气逆于上，浊气不降，积于上则失眠多梦，反复口腔溃烂；积于中，则胃不和顺，气滞胃络而致胃胀或胃痛，治疗从和中、安神两途入手，以半夏泻心汤和中消痞，和胃降逆，配合酸枣仁汤以养血安神，两方合用，使中焦气机升降得复，气血生化有源，神有所养而寐安。半夏泻心汤理气消胀、通络止痛作用有限，故在二诊中又加入藿香、紫苏叶、广木香、砂仁等理气通络之品，既和胃降逆，又理气和中，使气行胀消，故胃胀、不寐均愈。

案例三：夏某，女，13 岁。主诉：焦虑、烦躁、不寐 1 年。因学习压力大，于一年前家长发现孩子有情绪低落，焦虑、烦躁易怒、坐立不安，与家长交流困难等现象。孩子自述难以入睡，甚者彻夜不寐，时有恶梦，并从梦中吓哭，经某精神卫生中心诊断为"重度抑郁症"，予以西药口服，症状时好时坏，辗转求治。刻下诊：情绪低落，诉入睡难，恶梦连连，食欲不佳，大便干，两日一行，舌红，苔薄白，脉弦滑。证为痰气郁结、痰热扰心，治以清热涤痰，开窍解郁，镇惊安神，方用酸枣仁汤、黄连温胆汤、枳术丸加减。

胆南星 10g，法半夏 12g，黄连 10g，陈皮 10g，茯神 10g，竹茹 12g，枳壳 10g，石菖蒲 10g，炙远志 10g，炒酸枣仁 30g，知母 30g，龙骨 30g，牡蛎 30g，生白术 30g，决明子 30g，琥珀末 6g，甘草 6g，大枣 10g。7 剂。

二诊：药后焦虑、烦躁、睡眠明显好转，经心理开导后患者面部已可见笑容，可正常对答交流，但入眠仍慢，尚有恶梦，食欠佳。守方再进 7 剂，后愈。

按：思则气结，思虑过多易气机郁滞，气郁化火，煎熬津液成痰火，阻蔽清窍，发为失眠多梦，加之热扰心神而致恶梦连连、烦躁易怒。故马师治疗此类痰气郁结、痰火扰心的不寐，常以黄连温胆汤清热涤痰、开窍解郁，使痰豁气通，热清气泄，邪热不扰心神，再辅以酸枣仁汤养血安神，琥珀、龙牡、珍珠母等药镇惊安神。大便秘结易化热扰神，故又用枳术丸加决明子以行气通便。又《临证指南医案》认为"郁证全在病者能移情易性"，马师重视情志疏导对郁证的意义，故常在诊疗过程中与患者及家属娓娓谈心，用自己年轻时严重失眠的经历现身说法，让他们认识到忧郁是失眠产生的原因，做好他们的心理疏导，鼓励患者用好每天"十八个笑哈哈"的药引子。本案既用涤痰开窍以调气血通道，又行气通便以调脏腑气机，更辅以心理疏导以调畅情志，多方合用，故获良效。

案例四：刘某，女，76 岁，失眠多梦十余年，近日每晚仅睡 3 小时，头晕目眩，夜尿三行，眼干涩，腰膝酸软，大便溏而不畅，舌淡红，苔白，脉沉细。

证属肝肾不足，治以滋养肝肾、宁心安神，酸枣仁汤合六味地黄汤加味。

炒酸枣仁 30g，知母 30g，川芎 10g，夜交藤 30g，合欢皮 30g，熟地黄 20g，牡丹皮 10g，山茱萸 15g，山药 15g，茯神 30g，泽泻 15g，当归 12g，龙骨 30g，牡蛎 30g，炙甘草 6g，大枣 10g。水煎服，6 剂。

二诊睡眠虽有改善，但诉气短乏力，原方加入生晒参 12g，黄芪 15g，辅以每晚核桃粉冲服，嘱其每日打十八个笑哈哈。

三诊诉睡眠大为改善，守方 10 剂巩固疗效，多次随访未再复发。

按：本案系老年妇女，因肝肾亏虚、气血失调、髓海不足而致不寐。马老从补益髓海、益气养血着眼，且用药食同补之法，使精髓充、气血足、神得养，又加以心理疏导，防治养结合，故失眠自愈且疗效巩固。

（邹洪宇，重庆市九龙坡区中医院副主任医师）

马派中医传薪

马有度诊治便秘经验研究

著名中医学家、国务院政府特殊津贴获得者、重庆医科大学马有度教授，从医 60 余载，医理精湛，学识宏深，尤其对便秘的诊治更显特色，市内外前来求诊者甚众。笔者有幸成为全国老中医药专家马有度教授学术经验继承人，现将其诊治便秘的经验进行研究并总结如下。

1. 治便秘理论发挥

便秘是大便秘结不通，排便间隔时间延长，排便次数减少，或伴大便干燥难解的病证。马教授认为，便秘主要由大肠传导迟缓引起，或气虚不运，鼓动无力；或气滞不行，通便之力受阻；或阴血亏虚，不濡肠道，干涩难行；或燥热内结，耗伤津液；或阴寒凝聚，痰瘀阻络，导致肠道气机阻滞等，皆可使大肠传导异常而引起便秘。马教授认为,五脏六腑功能失调皆可引起便秘,其中与脾胃的升降、肺气的宣降、肝气的疏泄、肾气的开合等功能失调尤为密切,但总以大肠传导失常为其基本病机。故《素问·灵兰秘典论》云:"大肠者,传导之官,变化出焉。"

1.1 便秘之源在脾胃

饮食入胃,经胃之腐熟,脾之运化,吸收其精微之后所剩糟粕,则由大肠传送而出成为粪便。正如《儒门事亲》云:"胃为水谷之海,日受其新以易其陈,一日一便,乃常度也。"脾胃居中焦,两者纳运相合、升降相因、燥湿相济,方能完成对饮食物的传化过程。而大便的传导,则需气机调畅作为重要条件,然脾胃为气机升降之枢纽,对于调畅气机尤为重要,在这一过程中胃的通降作用最为关键。胃主受纳腐熟,以通降为顺,胃将受纳的饮食物初步消化后,向下传送至小肠,并通过大肠使糟粕排出体外,从而保持胃肠虚实更替的生理状态。若胃气不降,既可导致糟粕秽浊无法下传,停留体内则出现大便秘结不畅,浊气在上又可出现口臭、脘腹胀痛等症状,还可因胃气上逆而见恶心、呕吐、呃逆等症,此时之便秘当调理脾胃升降而治,着重在于降胃气以顺大肠传导之气,方可排除大便。然脾失健运,气血生化乏源,脾气不足,土不生金,导致肺气不足,从而引起大肠传导无力出现便秘,或脾失健运,阴血生成不足,不能下润大肠,肠道干涩而致大便干燥难解。故马教授认为,便秘虽病位在肠道,但根源在脾胃,治疗当以调理脾胃为核心。

1.2 通便勿忘宣降肺

马教授认为,肺与大肠通过经络互为表里,肺通调水道,可将津液输布于大肠发挥濡润作用,而大肠传导糟粕之力则有赖于肺气的清肃下降。正如《医经精义》云:"小肠中物至此,精汁尽化,变为糟粕而出,其所能出之故,则大肠为之传导,而大肠之所以能传导者,以其为肺之腑,肺气下达,故能传导,是以理大便必调肺气。"故《血证论·便闭》载:"肺气不降则便结"。而大肠传导功能是否正常,与肺的通调水道关系十分密切,因肺通调水道,与大肠主津液,并吸收肠中多余水分,参与水液代谢,调节大肠中的水分,使大肠既无水停留滞之患,又无津液枯竭之害,从而保证大便干湿适中、正常排泄。若肺失宣降,其中肺气不宣,或肺气不降,均可引起气机闭塞,肺气无法清肃下降以助大肠之气传导下行，而提壶揭盖之法，本是用宣肺或升提的方法通利小便的一种借喻，而对于肺失宣降引起的便秘，仍可运用提壶揭盖法宣降肺气，以利大肠传导，则大便自然畅通，故《临证指南医案》载："上焦开泄，下窍自通。"当然，肺气虚弱，无力清肃下降以致大肠传导下行无力，虽有便意而努挣乏力，大便仍难于排出，则可用培土生金法治之，使肺气充足，则可助力大肠传导；而肺失肃降，不能正常敷布津液，或肺燥清肃之气不能下行大肠，则大肠失于濡润，传导失常，也可见大便干燥或秘结之状。故《石室秘录》有载："大便闭结者，人以为大肠燥甚，谁知是肺气燥乎？"

1.3 理气开闭需调肝

《金匮要略浅注补正》载："肝主疏泄大便，肝气既逆，则不疏泄，故大便难。"肝主疏泄，调畅全身气机，不仅可以调节脾胃升降功能，使其升降有序，还可调畅肠道气机，利于大肠传导，使糟粕排泄有常。若肝气不舒，气机郁滞，脾胃气机升降失司，大肠传导失常，魄门启闭失灵，则可出现大便干燥或秘结。故马教授认为，在治疗便秘过程中辅以疏肝理气之法，常可收到事半功倍之效。

1.4 增水行舟不离肾

阴血不足，肠液干枯而致大便秘结，增水行舟乃为治疗阴虚，或血虚，或津枯便秘之常法。马教授认为，因肾司二便，主五液，无论何种原因引起的便秘，均可适当滋润肠道，增水行舟，让大便滋润而通畅。故《诸病源候论·大便难候》云"邪在肾亦大便难"；《兰室秘藏》载"肾主大便，大便难者，取足少阴。夫肾主五液，津液润则大便如常"。可见，对于部分难治性便秘，倘若其他治法疗效不显时，可考虑另辟蹊径，从肾论治。难怪《杂病源流犀烛》强调："大便秘结，肾病也。"

1.5 疗效巩固当摄生

便秘治愈后，为了巩固疗效，摄生保健则成为第一要务。其一，要注意饮食有节，远离辛辣厚味，可适当增加粗粮与纤维素含量多的水果和蔬菜，不可偏食；其二，要适当运动，因脾主肌肉四肢，运动可调节脾胃功能，有利于大肠传导；其三，要调节好生活节奏，养成定时排便习惯；其四，调畅情志，保持心情舒畅，尽量做到少生气、不生气，因气机调畅是保持大便通畅的直接动力。此外，马教授还特别强调，出现便秘之时切不可盲目使用泻药，要因人而调，辨证论治。

2. 辨治经验撷精

马教授认为，治疗便秘以通调大肠传导功能，达到正常排便为目标，喜用其经验方枳术通便汤加味治疗各型便秘，疗效显著。枳术通便汤由生白术 30～60g，枳壳或枳实 15g，肉苁蓉 30g，郁李仁 30g，决明子 30g，当归 15～30g 组成。方中白术味甘、苦，性温，归脾、胃经，具有益气健脾、燥湿利水之功，补而不滞，被誉为"补气健脾第一要药"。现代药理研究表明，本品具有调节胃肠运动、调节肠道微生态、修复胃肠道黏膜损伤、抗炎、抗肿瘤等作用；而治疗便秘，临床运用以生白术为主，生白术可明显增加大便的含水量、促进肠道传输功能。枳壳或枳实味苦、辛、酸，性温，归脾、胃、大肠经，具有破气消积、化痰除痞之功，现代药理研究表明，本品能增强胃肠蠕动、抗溃疡等作用。而白术与枳实配伍，可达健脾强胃、消痞除满之功。肉苁蓉味甘、咸，性温，归肾、大肠经，具有补肾助阳、润肠通便之功。现代药理研究表明，肉苁蓉润肠通便的药效物质为总寡糖和半乳糖醇。郁李仁味辛、苦、甘，性平，归脾、小肠、大肠经，具有润肠通便之功，亦有润滑性缓泻作用。决明子味苦、甘、咸，性微寒，归肝、大肠经，具有清热明目、润肠通便之功。现代药理研究表明，决明子有降血压、降血脂、保肝、明目、抗氧化、抑菌等作用。当归味甘、辛，性温，归肝、心、脾经，具有补血活血、调经止痛、润肠通便之功。现代药理研究表明，当归多糖和当归油可能是当归发挥"润肠通便"的重要组分。诸药合用，共奏健脾益肾、行气消痞、润肠通便之功，有增强胃肠动力、增加大便含水量、促进排便等作用。故用于治疗各型便秘，均可取得明显疗效。

便秘一病，马教授认为，切不可盲目使用泻下药通便，泻下药虽可取一时之效，但往往形成不服药则不排便，或越泻越秘，以致长期依赖泻下药排便的弊端。便秘有虚实之分。实证便秘，如大便干结难解，数日一行，伴腹部胀痛，口干口臭，面赤易怒，失眠多梦，舌红苔黄燥，脉数，证属热结便秘者，方用麻仁丸（麻子仁、白芍、枳实、厚朴、大黄、杏仁）合枳术通便汤加减，或枳术通便汤加大黄、杏仁、厚朴、生地黄等；若热灼伤津致大便干结甚者，可再加麦冬、石斛、玄参等。大便秘结，排出不畅，伴胸胁胀闷，腹胀、嗳气、矢气频作，舌淡红苔薄白，脉弦，证属气滞便秘者，方用六磨汤（槟榔、沉香、木香、乌药、大黄、枳壳）合枳术通便汤加减，或枳术通便汤加木香、乌药、莱菔子等。大便秘结，伴咳嗽痰黄，口气臭秽，腹胀，尿黄，舌红苔黄腻，脉滑数，证属痰阻热结之便秘者，方用清金化痰汤（黄芩、栀子、知母、桑白皮、瓜蒌仁、浙贝母、麦冬、橘红、茯苓、桔梗、甘草）合枳术通便汤加减，或枳术通便汤加黄芩、栀子、瓜蒌仁、杏仁、紫菀等；便秘日久难愈，大便干燥，数日一解，伴腹痛拒按，舌质暗边有瘀斑瘀点，脉弦细涩，证属瘀滞便秘者，方用桃核承气汤（桃仁、大黄、桂枝、芒硝、甘草）合枳术通便汤加减，或枳术通便汤加桃仁、当归、赤芍、丹参等。而虚证便秘，如大便不一定干硬，临厕时却努挣乏力，伴少气懒言，便后疲乏，舌淡苔白，脉细弱，证属气虚便秘者，方用补中益气汤（人参、黄芪、白术、当归、陈皮、升麻、柴胡、甘草）合枳术通便汤加减，可重用生白术以增强运脾润燥通便之效；大便干结难解，伴面色萎黄或淡白不华，头晕眼花，心悸失眠，唇舌淡白，舌淡苔白，脉细弱无力，证属血虚便秘者，方用四物汤（熟地、当归、川芎、白芍）或当归补血汤（当归、黄芪）合枳术通便汤加减，或枳术通便汤加当归、生地黄、黄芪等，可重用当归养血润燥以通便；大便燥结难解，伴腹胀隐痛，烦热口干，潮热盗汗，舌红少苔，脉细数，证属阴虚便秘者，方用增液承气汤（玄参、麦冬、生地黄、大黄、芒硝）或知柏地黄丸（知母、黄柏、熟地黄、山药、山茱萸、牡丹皮、茯苓、泽泻）合枳术通便汤加减，或枳术通便汤加玄参、麦冬、生地黄、知母、黄柏等；大便干结，排出困难，伴畏寒肢冷，腹中冷痛，小便清长，舌淡嫩苔白或白腻，脉沉迟无力，证属阳虚便秘者，方用肾气丸（桂枝、附子、熟地黄、山药、山茱萸、牡丹皮、茯苓、泽泻）合枳术通便汤加减治疗。

　　总之，在辨治过程中，根据肺与大肠相表里的理论，可酌情选加黄芩、紫菀、杏仁、瓜蒌仁、紫苏子、葶苈子、莱菔子、桔梗等药，以宣散通降肺气，助推大肠传导；根据肝主疏泄有调节全身气机包括大肠传导之功能，可酌情选加香附、郁金、佛手、香橼等，疏肝理气以助大肠传导；若因便秘腹胀引起失眠者，可加厚朴、炒枣仁等，以行气消胀、养心安神。马教授认为，便秘临床兼证变化多端，谨当因人而异，随证治之。

3. 临证验案举隅

刘某，女，50 岁。2018 年 6 月 22 日初诊。平素饮食不规律，近 2 年来反复便秘，时有大便干结如羊屎，常三四日一解，另诉已绝经 10 年，2013 年检查发现慢性胃窦炎、血脂偏高。现大便干结难解，伴有胃脘胀满，食欲不振，少气懒言，神疲乏力，头晕眼花，面色少华，失眠多梦，舌淡苔白，脉细弱。服其他通便药可暂时通便，现求中医从本而治。辨为气血不足之便秘，方用补中益气汤合枳术通便汤加减化裁。

生晒参 12g，黄芪 30g，生白术 30g，当归 15g，陈皮 10g，升麻 10g，柴胡 10g，枳壳 15g，肉苁蓉 30g，郁李仁 30g，决明子 30g，炒酸枣仁 30g，焦山楂 15g，神曲 10g，鸡内金 10g，炙甘草 6g。7 剂，每日 1 剂，水煎服。

6 月 29 日二诊。服药 7 剂，便秘、胃脘胀满明显好转，少气懒言、神疲乏力、失眠多梦减轻，食欲增加。方药对症，效不更方，因前来门诊不便，原方再进 10 剂，每日 1 剂，水煎服。嘱其大便正常或稍稀软时可 2 日进服 1 剂，忌辛辣燥烈之品。后电话随访，便秘已消，仅偶有乏力，它症全无。

按语 本案因平素饮食不规律，易损伤脾胃，导致脾失健运，脾胃气机升降失调，故见胃脘胀满、食欲不振等症；而脾失健运，也可导致气血生化乏源，其中脾气不足，土不生金，可致大肠传导无力，或阴血生成不足，不能下润大肠，肠道干涩，均可导致便秘发生，故见时有大便干结如羊屎，常三四日一解等症状。气虚则推动激发无力，脏腑功能活动减退，形神失养，故见少气懒言、神疲乏力；脾虚血液生成不足，不能濡养头目，则见头晕眼花、面色少华，心神失养则见失眠多梦。而舌淡苔白，脉细弱，均为气血不足之征。方中补中益气汤补益中气，培土生金，助力大肠传导，合用枳术通便汤健脾益肾、行气消痞、润肠通便之功，且方中当归配黄芪，寓当归补血汤之义，益气生血，共奏通便之效。方中酸枣仁养血安神，焦山楂、神曲、鸡内金消食和胃，乃针对失眠多梦、食欲不振而设。

（黄学宽，重庆医科大学教授，博士研究生导师）

马有度诊治一位肺科教授顽症验案实录

罗永艾，男，1942 年 6 月生，重庆医科大学附属第一医院呼吸内科教授、博士研究生导师，已退休。自述 1990 年后长期出现白细胞减少（疑因长期为病人胸部透视，放射线损伤所致），因无症状，未予治疗。分别于 1996 年、2008 年诊断为高血压病、冠心病。数十年工作劳累，年老之后因白细胞减少，免疫力降低，且长期在多菌科室环境工作，述其自 2016 年至 2019 年反复发生细菌与真菌性化脓性支气管炎，常出现咳嗽，咯黄白色脓痰，且咳痰费力，伴有喘累等症状，化验提示免疫细胞明显减少，痰培养有细菌（不同时期有不同细菌）和真菌，而药物敏感试验提示对抗菌药物部分敏感有效、部分耐药无效。西医治疗长期使用抗生素抗感染，吸氧，运用平喘药、镇咳化痰药控制症状，免疫增强剂如胸腺肽等提高免疫力。每次住院月余，症状好转后出院，实际并未彻底治愈，不久便复发加重再次住院。如此反复发作，逐年加重，每年住院次数日渐增多，2016 年、2017 年、2018 年分别住院 4 次、4 次、8 次。所有抗生素和抗真菌药均反复使用过，最后出现全部耐药无效，2018 年发展为肺源性心脏病、右侧心力衰竭、呼吸衰竭。2019 年元旦便去海南疗养 4 月余，每天用镇咳平喘药、制氧机吸氧，症状略有减轻，但并无根本好转，只能忍受坚持。

2019 年 5 月回重庆遇上倒春寒，病情加重又住院 2 次，由于细菌对西药抗菌药物已全部耐药，治疗无效，感染无法控制，脓痰多，咳喘累严重，双下肢水肿，心力衰竭，呼吸衰竭，科室和院内会诊讨论认为无药可用，束手无策。罗教授是肺科专家，知道病菌对抗菌药全部耐药的严重后果，有生命之忧，在绝望之际于是向其尊敬的老师、德高望重的名老中医马有度教授求救。马老非常热情认真，于 7 月 3 日在家属区广场亲自为其诊治：首诊时患者坐在轮椅上，面色略显萎黄，精神疲惫，气短声低，表述清楚，舌淡红，苔白稍厚，脉数乏力，当即处方如下。

射干 10g，麻黄 10g，杏仁 12g，生石膏 20g，前胡 12g，桔梗 12g，黄芩 20g，金银花 30g，连翘 30g，鱼腥草 30g，车前草 30g，紫菀 12g，款冬花 12g，浙贝母 12g，法半夏 12g，茯苓 30g，陈皮 10g，炙甘草 10g，7 剂。1 周后症状稍有减轻，守方继服 7 剂。

此后，马老根据罗教授微信汇报的病情以及舌苔、痰液照片，在微信上辨治处方。7 月 18 日（服药 2 周）述咳嗽、喘累稍有减轻，脓痰总量稍有减少，二便正常，舌暗红，苔白稍厚。患者述服药后血压升高，考虑为麻黄素不良反应所致，停用麻黄，处方改为：

杏仁 10g，紫苏叶 10g，法半夏 10g，陈皮 10g，茯苓 30g，白前 10g，桔梗 10g，浙贝母 10g，黄芩 15g，金银花 15g，蒲公英 15g，紫菀 10g，款冬花 10g，炙甘草 6g。7 剂。

7 月 22 日复诊，咳喘略有减轻，脓痰总量较中医治疗前略有减少，黏稠，咳痰费力，下肢水肿减退，舌淡红，苔薄白，脉数。马老考虑其久病体虚，于是在上方中加党参扶正，处方：

苇茎 30g，桃仁 10g，冬瓜仁 30g，薏苡仁 30g，柴胡 15g，法半夏 10g，党参 15g，黄芩 20g，金银花 30g，连翘 30g，蒲公英 30g，鱼腥草 30g，车前草 30g，陈皮 10g，桔梗 10g，茯苓 30g，炙甘草 6g。7 剂。

7 月 30 日复诊，述病情较稳定，守方 7 剂。8 月 6 日复诊，考虑患者年老体虚、久病正虚，为加强扶正力度，变党参为生晒参，处方改为：

柴胡 15g，法半夏 10g，黄芩 30g，生晒参 10g，桔梗 10g，浙贝母 10g，紫菀 10g，款冬花 10g，桃仁 10g，金银花 30g，蒲公英 30g，鱼腥草 30g，车前草 30g，甘草 6g。7 剂。8 月 13 日又在上方基础上加用补气药黄芪 30g，处方调整为：

生晒参 10g，黄芪 30g，炒白术 12g，柴胡 12g，法半夏 10g，黄芩 20g，桔梗 10g，白前 10g，浙贝母 10g，金银花 30g，桃仁 10g，蒲公英 30g，车前草 30g，紫菀 10g，款冬花 10g，炙甘草 6g。后以此方为基础，视症状变化增减药物，服药至 9 月 30 日。

述经过 3 个月治疗，咳嗽、喘累明显减轻，脓痰明显减少，下肢水肿消退（提示心力衰竭已纠正），连续步行 500 米不觉喘累，能脱离吸氧，血氧饱和度升至 90% 以上，提示呼吸衰竭已纠正。后续以人参、黄芪、白术补益肺脾、扶正为主，配合清热解毒药祛邪，加用化痰止咳平喘药以巩固治疗。

11 月中旬去海南疗养，在暂无保姆情况下能生活自理。10 — 12 月咳、痰、喘症状基本消退，脱离吸氧，平喘西药也极少使用。自述是近 4 年来之最佳状态。而在服用中药期间停用所有西药抗菌药，必要时吸氧及平喘西药雾化吸入。治疗过程中遵照马老再三叮嘱，防治养三结合，药物治疗的同时注意营养好、休息好、心态好、防感冒。

2020 年 1 月中旬海南突然降温，受凉感冒，但咳嗽、脓痰、喘累症状较 2019 年轻得多。马老再次用原有理法方药治疗 2 个月，精神状态良好，而后辅以康复锻炼、穴位按摩、呼吸体操，早中晚各步行 500 米也不觉喘累。5 月 3 日处方调整为：

生晒参 10g，黄芪 30g，炒白术 15g，陈皮 10g，法半夏 12g，茯苓 30g，桔梗 12g，白前 10g，浙贝母 12g，射干 10g，紫菀 12g，款冬花 10g，桃仁 10g，黄芩 20g，金银花 30g，蒲公英 30g，炙甘草 6g。14 剂。嘱其切勿受凉，保证营养，运动适度，治养配合，逐步康复！

后又照上方跟服 1 月，病情稳定，但仍有较多白痰。6 月 15 日微信向马老述病情基本控制，到海南疗养已半年余未住院（病情轻不需住院），现呼吸衰竭已完全纠正，很少吸氧，心衰已完全纠正，下肢已无水肿。不咳嗽不咳痰的时候不喘不累，拄拐杖或推着轮椅可步行 500 米。述脉搏、血压均正常，冠心病未发作，食欲好，二便正常。后续可防治养结合，巩固治疗，以防复发。

罗教授在经过中医治疗后，在给马老的微信中谈其感悟：西医有优势，也有较大缺陷，重治标（消炎杀菌），轻治本（对增强免疫力缺方法少药物）。抗生素长期反复使用，病菌产生耐药性（抗药性）后束手无策。中医有很大优势，扶正祛邪，标本同治，重视调动自身抗病能力。在其治疗过程中，马老据其久病必虚，加用参芪扶正后病情逐渐好转，疗效显著。患者认为，如果早两年采用中西医结合治疗，病情也不至于拖延恶化。

按语 马老论治咳嗽，外感不离疏散风邪，内伤不忘调理脏腑，以宣降肺气、止咳化痰、调理气血为基本原则。本案属于中医喘证范畴，《景岳全书·喘促》云"实喘者有邪，邪气实也；虚喘者无邪，元气虚也"。罗教授接受中医治疗的初期，马老虑其痰湿兼热，先后选用麻杏石甘汤、止嗽散、小柴胡汤、千金苇茎汤等加减治疗。虽有疗效，并不显著。随后考虑到患者年老体虚，加之久病正虚，便重用参芪术补益肺脾、扶助正气，病情即得到明显好转。患者到海南疗养，连续几月状态均好，未请保姆（以前一直请保姆）生活也能大致自理，后因无保姆照顾劳累过度，加之天气变冷，又见咳喘。但坚守扶正祛邪之法明显好转，至今病情稳定，已一年多未再住院治疗。正如《医宗必读·喘》云："治实者攻之即效，无所难也。补虚者补之未必即效，须悠久成功。"

　　领会本案实录，感悟有四：一是年老之人患病，又长期生病，正气不足是病势缠绵加重的关键，坚守扶正祛邪之法进行论治应贯穿疾病治疗之始终；二是药物调治老年慢病固然重要，但务必配合养生调养才能巩固疗效，防止病情反复，提示防治养三结合思想对于老年慢病至关重要；三是中西医结合治疗老年人的慢性病，往往可以发挥各自优势，取长补短，提高疗效，缩短病程；四是中医治疗不仅要紧扣病机，还要三因制宜，无论是前期用麻杏石甘汤、止嗽散、千金苇茎汤、小柴胡汤、止嗽散加减还是随后重用参芪术补益肺脾，都要根据患者具体情况辨证选方用药，方能获取良效。

（黄学宽，重庆医科大学教授，博士研究生导师）

马派中医传薪

马有度治水肿验案赏析

　　陈某，男，79岁，2019年4月27日初诊。直肠癌肠梗阻术后3月，双下肢严重水肿，按之没指，肿胀难受，行走困难，夜尿多，饮食可，失眠多梦，舌淡苔白，脉弦细，尿蛋白+++。另患高血压、冠心病、糖尿病、帕金森病、前列腺增生等。

辨诊：水肿病，水饮内停之症。予防己黄芪汤合五皮饮、五苓散加减。

防己15g，黄芪50g，炒白术30g，桑白皮12g，陈皮10g，大腹皮30g，茯苓30g，猪苓20g，泽泻30g，桂枝6g，车前草30g，紫苏叶10g，蝉衣10g，丹参30g，炙甘草6g，大枣10g。7剂，每日1剂，水煎服。

5月4日二诊。服药后水肿明显减轻，已消退70%左右，仍诉失眠多梦，舌淡苔白，脉弦细。守方再加炒枣仁。

防己15g，黄芪50g，炒白术30g，桑白皮12g，陈皮10g，大腹皮30g，茯苓30g，猪苓20g，泽泻30g，桂枝6g，车前草30g，紫苏叶10g，蝉衣10g，丹参30g，炒枣仁30g，炙甘草6g，大枣10g。7剂，每日1剂，水煎服。

5月11日三诊。服药后水肿进一步消退，行走轻便，但睡眠多梦，夜尿3次，舌淡苔白，脉弦细。方药奏效，守方再加延胡索。

防己15g，黄芪50g，炒白术30g，桑白皮12g，陈皮10g，大腹皮15g，茯苓30g，猪苓15g，泽泻15g，桂枝6g，车前草30g，紫苏叶10g，蝉衣10g，丹参30g，炒枣仁30g，延胡索15g，炙甘草6g，大枣10g。再进7剂以善后，电话随访，水肿全消。

按语 本患者年老体衰，病杂且久病多虚，导致肺脾肾功能失调，水湿内停，泛溢肌肤而发为水肿。方选防己黄芪汤益气利水，五苓散利水渗湿、温阳化气，两方合用，利水消肿之力倍增。辅以五皮饮之桑白皮，归肺经，其泻肺之功使肺气肃降，通调水道，下输膀胱，大腹皮行气消肿，陈皮理气健脾，乃取气行则水行之义，车前草也可归肺经，利尿渗湿以消肿，气行则肿消。

患者年老体虚，加之术后夹瘀，且水湿痰饮与瘀血之间相互影响，故用丹参活血祛瘀，可加强利水之效。紫苏叶行气发表，蝉衣疏散，发表疏风，有利消肿，且二药有消除尿蛋白之效。选用酸枣仁配延胡索，有镇静催眠之功，解除患者失眠多梦之苦。诸药合用，肺脾肾同调，水肿消退，一身轻松！

（黄宗菊，重庆市江北区中医院科主任，主任医师）

马有度治阴囊潮湿验案

彭某某，男，49岁，2019年4月20日就诊。曾于2015年2月7日初诊，阴囊潮湿三月余，在多家医院口服清热除湿敛汗剂无效。延请马有度教授诊治，伴见大便不畅，舌淡红，苔薄白，脉细缓，马老用六味地黄汤合柴芍龙牡汤加肉苁蓉，5剂而愈。

近半月又见阴囊潮湿，失眠，午后头晕，二便调，进食牛奶或小面后易致腹泻，舌淡红，苔薄白，脉沉缓。诊为脾肾不足，水湿下注之证，选四君子汤、六味地黄汤合柴芍龙牡汤：

太子参30g，炒白术15g，熟地30g，山药30g，山茱萸20g，丹皮12g，茯苓15g，泽泻15g，柴胡15g，白芍15g，煅龙牡各30g，炙甘草10g，大枣10g。

5剂，每日1剂，水煎服。后电话随访，病已痊愈。

按语　阴囊潮湿乃阴汗，一般认为多因下焦湿热郁蒸所致。然考此例，4年前兼大便不畅，近年食牛奶或小面后易致腹泻，且有舌淡苔白、脉沉缓之征，虑其脾肾不足，水湿不化，则循肝经下注于阴囊而成阴汗，故用四君子汤、六味地黄汤合柴芍龙牡汤治之。太子参、白术、茯苓、炙甘草，四君子齐备，加用大枣，共奏益气健脾之功。又用六味地黄汤补肾，其中泽泻利湿泄浊，《珍珠囊补遗药性赋》载其"退阴汗而止虚烦"。柴胡、白芍养血疏肝，煅龙骨、煅牡蛎重镇安神、收敛固摄，既可安神，又可敛汗。诸药合用，脾肾得调，水湿得化，方药对证，故阴囊潮湿戛然而止，失眠头晕等他症也随之隐没。

（黄宗菊，重庆市江北区中医院科主任，主任医师）

马派中医传薪

马有度治疗带状疱疹验案

基本情况：熊某，女，60岁，退休。初诊：2019年2月16日。患者左腰臀部一簇鲜红疹疱3天，疱壁紧张，灼热刺痛；烦躁易怒，纳可，口苦咽干，大便2日一行，小便正常，睡眠尚可，舌淡红苔白、脉弦。

诊断：带状疱疹。

辨证：肝胆湿热，气血凝滞。

治法：清利湿热，行气活血，凉血止痛。

方：龙胆泻肝汤加减。

药：龙胆草10g，黄芩30g，柴胡15g，生地黄30g，泽泻20g，车前草30g，赤芍15g，牡丹皮10g，金银花30g，连翘30g，决明子30g，延胡索30g，甘草10g，大枣12g。7剂，水煎服，每日1剂。

二诊：2019年2月23日，患者左腰臀部疱疹疼痛减轻，疹疱色暗红，大便一日一行，睡眠稍差，舌淡红苔白，脉弦。

治法：清利湿热，凉血止痛。

方药：效不更方，续上方加减。

龙胆草6g，黄芩20g，生地黄30g，泽泻15g，车前草30g，赤芍15g，牡丹皮10g，金银花30g，连翘30g，延胡索30g，炒枣仁20g，甘草10g，大枣12g。5剂，水煎服，每日1剂。

三诊：2019年3月2日：疱疹明显减轻，疱疹已结痂，疼痛消失，口臭、睡眠欠佳，大便正常，舌淡红苔白、脉弦。

处方：黄连10g，黄芩20g，生地黄20g，牡丹皮12g，赤芍15g，金银花30g，连翘30g，炒枣仁30g，知母30g，川芎12g，紫草6g，甘草6g，大枣10g，延胡索15g。5剂，水煎服，每日1剂。电话随访痊愈。

马派中医传薪

170

按语 带状疱疹是一种由带状病毒引起的沿周围神经分布的疱疹及神经痛为主要特征的病毒性疾病，因皮损状如蛇行，中医称"蛇缠腰"，又名蛇串疮，因缠腰而发，又称缠腰火丹。

本案患者为肝胆湿热郁结，使气血凝滞，络脉不通，发于躯干缠腰为疹。马老认为：肝胆湿热内蕴，熏蒸肌肤而见疱疹色红；湿热郁阻则灼热刺痛；热伤津液则口苦、口渴、大便干；脉弦滑数为肝胆湿热之象，马老用龙胆泻肝汤加减治疗。龙胆草上清肝胆实火，下清下焦湿热；黄芩苦寒泻热；牡丹皮、赤芍清热凉血；银花、连翘清热解毒；生地黄滋阴养血，决明子润肠通便；泽泻、车前草清热利湿；延胡索行气止痛，活血散瘀；柴胡引诸药入肝胆经；甘草调和诸药。以上方药共奏清肝泻热、利湿解毒、凉血活血止痛之功。患者二诊后斑疹呈暗红色，症状明显好转，三诊时，疼痛消失，进入带状疱疹恢复期，宜清热凉血，活血止痛，所以马老加川芎、紫草。因患者出现口臭，考虑胃内有热，所以在前方基础上减龙胆草加黄连清胃热。因睡眠欠佳，加酸枣仁、知母以养心安神。马老师临证治疗带状疱疹，用药精练、疗程较短、疗效显著。

（张红，重庆市渝中区七星岗社区卫生服务中心主任医师）

马派中医传薪

马有度应用合方治疗痛经验案探析

王某，女，32岁，工人，2016年11月2日初诊。近1年来痛经明显，月经先后不定，经量少，色紫黯有块，经前常伴双乳胀痛，头晕胁痛，心烦易怒，失眠多梦，经行后则好转。察其面色晦暗，形体消瘦，舌淡暗有瘀斑，苔薄白，脉弦细而涩。诊为痛经，辨为气滞血瘀之证，治以疏肝解郁、活血调经。选用四逆散加味。

柴胡 15g，枳壳 15g，白芍 30g，炒枣仁 30g，知母 30g，川芎 12g，茯神 30g，橘核 12g，荔枝核 12g，郁金 12g，当归 12g，生地黄 15g，炙甘草 6g，大枣 10g。7 剂，水煎服。

11 月 11 日复诊，今日经来，经行顺畅，色转鲜红，乳胀胁痛大有减轻，大便稀软，夜寐多梦。上方去橘核、荔枝核，生地黄改为熟地黄 15g，加炒白术 15g，夜交藤 30g，合欢皮 30g。7 剂。

11 月 18 日三诊，服药后第 5 天月经干净，眠食如常，大便自调。医嘱此后半年每次月经前服中药调理以巩固疗效，同时务必要调畅情志。随访半年，未见复发。

按语　四逆散出自《伤寒论》，由柴胡、白芍、枳实、炙甘草组成，具有透邪解郁、疏肝理脾之效。马有度教授常用本方加味治疗月经不调。马老认为，月经不调有虚实之分，其发病与肝关系密切，肝失疏泄或肝血不足，均可出现不通或不荣而出现月经不调，故其治疗月经不调重在疏肝行气，并随气滞、血虚、血瘀、痰湿等病机加减用药。本案为气滞血瘀之痛经，故用四逆散加味以疏肝解郁、活血调经。四逆散名"四逆"，虽可主治阳气内郁不能达于四末之手足不温，通过疏透气机畅达四末，阳气得行而复温，但其疏透气机之功，且方中药味多入肝经，女子以肝为先天，故本方也可发挥疏肝解郁之效，用于治肝失疏泄之月经不调、痛经诸病。方中柴胡疏肝解郁，透邪外出，白芍敛阴，养血柔肝，柴胡与白芍合用补养肝血，条达肝气；枳实理气解郁，泄热破结，与柴胡配伍，一升一降，加强舒畅气机之功；而枳实与白芍相配则可理气和血，使气血调和，经行痛止。而合用酸枣仁汤以养血安神、清热除烦，乃针对患者心烦易怒、失眠多梦而设。方中所用之当归和生地黄，与白芍、川芎相配，体现了四物汤动静相宜、补血调血之功。而炙甘草配大枣和中、缓急、止痛，调和诸药。综观全方，实乃四逆散、四物汤、酸枣仁汤三大名方之合方，合用则共奏疏肝解郁、活血调经之功。如此配方配药，患者服用后，气得行、血得活，气血流畅，故痛经自消。

（何冠，重庆市中西医结合康复医院业务院长、主任医师）

马派中医传薪

马有度治疗顽固痛经验案赏析

张某，女，39 岁，个体服装老板，2019 年 2 月 16 日来诊。反复痛经 1 年，经期腹痛难忍，无法工作，疼痛时间长，月经量少，有血块，平素嗜食生冷，腰腹冷痛，夜寐欠安，舌淡红苔白，脉细缓。诊为痛经，辨为气血不足，寒凝胞宫之证，方用四物汤合黄芪桂枝五物汤加减。

熟地黄 20g，白芍 20g，当归 12g，川芎 12g，黄芪 30g，桂枝 10g，大枣 10g，炙甘草 6g，肉桂 10g，延胡索 15g，香附 15g，郁金 15g，炒枣仁 30g。

7 剂，每日 1 剂，水煎服。疼痛减轻，腹痛时间缩短。

4 月 13 日经行第 4 天，仍有腹痛，月经色暗，经量多，眠差，舌淡红苔薄白，脉沉细。处方如下。

熟地黄 20g，白芍 20g，当归 12g，川芎 12g，黄芪 30g，桂枝 10g，香附 15g，郁金 15g，大枣 10g，延胡索 15g，肉桂 10g，炙甘草 6g，续断 15g，炒枣仁 30g。

7 剂，每日 1 剂，水煎服。

5 月 11 日经停 3 天后，电话随访，服药当天腹痛即止，有气短乏力，舌淡红苔薄白，脉沉缓。处方：

生晒参 10g，黄芪 30g，熟地黄 15g，炒白芍 15g，当归 12g，川芎 10g，桂枝 12g，制香附 15g，郁金 15g，炙甘草 6g，大枣 10g，肉桂 10g，炒白术 15g，续断 15g。

电话随访，连续数月均未再现痛经。

按语　痛经可因气、血、阴、阳不足，不荣而痛，也可因气滞、血瘀、痰阻、寒凝引起不通而痛。患者长期为生意思虑，耗伤心脾，导致气血不足，胞宫失养，气虚行血无力，血行迟滞，故见行经少腹疼痛，而心血不足，可致心神失养，则见失眠多梦；因平素嗜食生冷，日久寒凝胞宫，则腰骶腹部冷痛，痛经难忍。方选四物汤补血活血，黄芪桂枝五物益气温经、养血通痹；肉桂补火助阳，温经通脉，散寒止痛，合用理气止痛，尚可取香附、郁金、延胡索镇静止痛之功而发挥安神之效，协助酸枣仁养心安神，实属妙法。诸药合用，气血得补，寒凝得散，故经通、痛止、眠安。

（黄宗菊，重庆市江北区中医院科主任，主任医师）

马派中医传薪

马有度辨治月经不调验案赏析

病例 1　孙某，女，32 岁。2019 年 3 月 30 日初诊。3 年前剖宫产二胎后出现月经量少，二日即净，色暗夹块。现症：月经过期未至，眼眶发黑，浅睡多梦，神疲乏力，饮食可，面颊红疹，怕热，夜尿 2 次，大便正常，舌淡红苔白，脉沉缓。辨证为气血不足、血瘀不畅、心神失养之证。方选桃红四物汤合酸枣仁汤。

熟地黄 20g，白芍 20g，当归 12g，川芎 10g，桃仁 12g，红花 10g，丹参 30g，西洋参 10g，炒枣仁 30g，知母 30g，茯神 30g，夜交藤 30g，柴胡 10g，甘草 6g，大枣 10g。

7 剂，每日 1 剂，水煎服。

4 月 6 日二诊，服药 7 剂，面颊红疹减少，色变浅，神疲乏力及睡眠好转，性欲冷淡，舌红苔白，脉沉细。上次未提及性欲冷淡，考虑尚有肾阳不足之征，故处方调整为桃红四物汤加用大剂补肾之品：

生地黄 20g，白芍 20g，当归 12g，川芎 10g，桃仁 12g，红花 10g，丹参

30g, 生晒参 10g, 黄芪 30g, 淫羊藿 30g, 巴戟天 15g, 五味子 10g, 覆盆子 15g, 菟丝子 15g, 甘草 6g, 大枣 10g。

再进 7 剂, 月经已行, 经量增加, 性欲冷淡明显好转。

按语 患者因剖宫产二胎, 致气血受损, 终成气血不足夹瘀之证。 方选桃红四物汤养血活血, 加用丹参活血调经、 化瘀止痛。 马老常说 "一味丹参功同四物", 用之可加强养血活血调经之功, 而用生晒参、 黄芪、 大枣补气, 与四物汤一起共奏益气养血之效。 合用酸枣仁汤养心安神、 除烦, 加用夜交藤养血安神, 柴胡疏肝, 以增强安神之力。 二诊时失眠多梦好转故弃用酸枣仁汤, 患者提及性欲冷淡, 且脉沉细, 考虑尚有肾阳不足之征, 故加淫羊藿、 巴戟天、 五味子、 覆盆子、 菟丝子等补肾填精以振奋阳气, 缓解性欲冷淡之苦。 诸药合用, 气血双补, 肝肾同调, 故诸症缓解。

病例 2 李某,女,43 岁,2019 年 3 月 23 日初诊。常有月经提前、量少色淡, 经期 5 ～ 6 天, 潮热盗汗, 气短乏力, 心情抑郁, 血压偏低, 夜尿多达 5 ～ 6 次, 舌淡苔白, 脉沉缓, 诊为月经失调、 肾气不固、 肝气郁结之证。方选参芪六味地黄汤合四物汤加减。

生晒参 12g, 黄芪 30g, 熟地黄 20g, 牡丹皮 10g, 山茱萸 20g, 山药 30g, 茯苓 15g, 泽泻 12g, 白芍 12g, 当归 12g, 川芎 10g, 淫羊藿 30g, 巴戟天 15g, 合欢皮 30g。

7 剂, 每日 1 剂, 水煎服。

3 月 30 日二诊。服药后潮热盗汗好转, 夜尿减为 3-4 次, 仍气短乏力, 失眠多梦, 舌淡苔白, 脉沉缓。处方调为参芪六味地黄汤合酸枣仁汤加减:

生晒参 12g, 黄芪 30g, 熟地黄 20g, 牡丹皮 10g, 山茱萸 20g, 山药 30g, 茯神 30g, 泽泻 15g, 白芍 12g, 当归 12g, 川芎 10g, 炒枣仁 30g, 夜交藤 30g, 合欢皮 30g, 甘草 6g。

7 剂, 每日 1 剂, 水煎服。

4 月 6 日三诊。服药后气短乏力消失, 夜尿减为 2 次, 忧郁明显好转, 偶有盗汗, 多梦, 纳可, 舌淡苔白, 脉沉缓。服药期间月经已行, 经量增加, 颜色正常。方选参芪六味地黄汤酸枣仁汤合四物汤加减。

生晒参 10g，黄芪 30g，熟地黄 20g，牡丹皮 10g，山茱萸 20g，山药 30g，茯神 30g，泽泻 12g，炒枣仁 30g，夜交藤 30g，合欢皮 30g，白芍 15g，当归 12g，川芎 12g，丹参 30g，甘草 6g。

再进 7 剂善后，每日 1 剂，水煎服，并嘱其调畅心境。

按：月经量少，一般为精亏血少，冲任气血不足，或寒凝、血瘀、痰阻、冲任气血不畅所致。此患因抑郁导致肝气不舒，暗耗肝血，子病及母，使肾气耗损而不固，故见月经提前、量少色淡。肾气不固，加之固摄失权，可见神疲乏力、夜尿增多等症状。故用参芪六味地黄汤补肾精、固肾气，月经量少加用四物汤补血以充血海，配用酸枣仁汤调养心神，加夜交藤、合欢皮解郁安神。诸药合用，调经解郁，愁散经行。

（黄宗菊，重庆市江北区中医院科主任，主任医师）

马有度巧治闭经验案四则

案例 1　马某，女，46 岁，职员，2017 年 3 月 10 日初诊。自述月经未行已 5 月余，症见午后或深夜潮热汗出，心情烦躁，失眠多梦，舌质红边有瘀点，苔薄黄，脉弦细，诊为闭经，辨为阴虚血瘀之证，治以养阴活血、调理冲任，选用桃红四物汤加味：

桃仁 12g，红花 10g，生地黄 15g，白芍 12g，当归 12g，川芎 10g，丹参 30g，酸枣仁 15g，麦冬 12g，五味子 6g，夜交藤 30g，合欢皮 30g，郁金 15g，大枣 10g，甘草 6g。7 剂，水煎服，每日 1 剂。

4 月 7 日复诊，述服药后睡眠好转，但月经仍未来潮，余症如前，虑其临近更年期，改拟补肾活血、调理冲任为法，选用二仙汤、四物汤、五子衍宗丸合方加减：

淫羊藿 20g，仙茅 6g，知母 30g，黄柏 10g，生地黄 15g，当归 10g，白芍 15g，川芎 6g，丹参 30g，枸杞子 12g，菟丝子 12g，覆盆子 12g，炒枣仁 15g，茯神 30g，夜交藤 30g，甘草 6g。7 剂，水煎服，每日 1 剂。

患者述服用至第 5 剂时月经来行，经行顺畅，无瘀块及腰膝酸软，睡眠亦较前好转，有效守方，将上方改为水泛丸剂，每次 6g，每日 2 次，断续服用，每月服药 7 天。

随访病友，服以上丸剂后每月月经均按时来潮，历时三年余，直至 50 岁绝经。

案例 2　陈某，女，46 岁，职员，2020 年 5 月 12 日初诊。自诉月经未行已近 4 个月，症见潮热汗出，心情烦躁，腰膝酸软，纳差便溏，舌质红，有瘀点，苔薄黄，脉弦细。妇科彩超提示：宫颈囊肿、子宫肌瘤、右侧附件区囊肿；激素测定：雌激素 34.45mU/ml，雌二醇 103.00pg/ml。诊为闭经，辨为肾虚血瘀、冲任失调之证，治以补肾活血、调理冲任，选用二仙汤、桃红四物汤加味。

淫羊藿 30g，仙茅 6g，巴戟天 15g，知母 30g，黄柏 10g，桃仁 12g，红花 10g，熟地黄 15g，当归 12g，白芍 15g，川芎 10g，丹参 30g，菟丝子 12g，厚朴 12g，枳壳 10g，焦山楂 15g，神曲 10g，炙甘草 6g，大枣 10g。7 剂，水煎服，每日 1 剂。患者服用至第 5 剂时月经来行，经行顺畅，无其他不适，继续随访。

案例 3　谭某，女，45 岁，职员，2020 年 4 月 17 日初诊。自述停经半年，症见心烦失眠，时有潮热汗出，舌质红，苔薄黄，脉弦细，诊为闭经，辨为肾虚血瘀、冲任失调之证，治以补肾活血、调理冲任，选用二仙汤、桃红四物汤加减：

淫羊藿 15g，仙茅 6g，知母 30g，黄柏 10g，生地黄 15g，当归 12g，白芍 20g，川芎 10g，桃仁 10g，红花 10g，丹参 30g，泽兰 10g，酸枣仁 30g，焦山楂 15g，炙甘草 6g，大枣 10g。7 剂，水煎服，每日 1 剂。

4 月 24 日复诊，患者服药后腰膝酸软、心烦好转，月经未行，仍见眠差易醒，易怒，夜尿一行。原方去泽兰、焦山楂、生地黄，淫羊藿加至 20g，加柴胡

15g，郁金 15g，石菖蒲 10g，炙远志 10g，夜交藤 30g，合欢皮 30g，延胡索 15g，浮小麦 30g。7 剂，水煎服，每日 1 剂。

5 月 1 日三诊，述服药后潮热汗出、失眠多梦较前进一步好转。原方去仙茅、柴胡、郁金、石菖蒲、浮小麦，加厚朴 15g，枳壳 10g。7 剂，水煎服，每日 1 剂。

5 月 8 日四诊，述服药后月经已行，睡眠好转，偶有汗出。

案例 4　赵某，女，44 岁，职员，2020 年 6 月 19 日初诊。自诉停经伴右耳听力下降半年，症见时而潮热，汗不出，二便正常，舌质红苔薄黄，脉弦细，诊为闭经，辨为肾虚血瘀、冲任失调之证，治以补肾活血、调理冲任，选用二仙汤合桃红四物汤加减。

淫羊藿 30g，仙茅 6g，巴戟天 10g，知母 30g，黄柏 10g，熟地黄 15g，白芍 15g，川芎 12g，桃仁 12g，红花 10g，当归 15g，丹参 30g，厚朴 12g，枳壳 15g，大枣 10g，炙甘草 6g。7 剂，水煎服，每日 1 剂。6 月 26 日二诊，自诉 6 月 2 日，月经已来，色红，量可，无痛经，现仍有潮热，汗不出，柴胡龙骨牡蛎汤合四物汤加减。

柴胡 15g，白芍 30g，龙骨 30g，牡蛎 30g，玉竹 15g，丹参 30g，石菖蒲 12g，制远志 10g，响铃草 30g，熟地黄 15g，当归 12g，川芎 10g，炙甘草 6g，大枣 10g，7 剂，水煎服，每日 1 剂。服药后，潮热好转。

按语　二仙汤出自《中医方剂临床手册》，由上海中医药大学张伯讷教授于 20 世纪 50 年代针对围绝经期综合征研制出的经验方，由淫羊藿、仙茅、巴戟天、当归、知母、黄柏六味药组成，具有调补肝肾、育阴助阳之功效。马有度教授常用本方加减治疗临近更年期妇女之闭经。马老认为，闭经有虚实之分，虚者责之精血不足、血海空虚，实者责之冲任胞脉瘀阻，其发病与肾及冲任关系密切，而临近更年期的妇女，多因肝肾不足，肾虚精亏，以致血海空虚，无血可下，乃是其闭经病机之关键所在。而上述四则临近绝经期妇女的闭经验案，皆有肾虚血瘀、冲任失调之征，故均选用二仙汤加减，补肾活血、调理冲任而取效。马老认为，二仙汤制方受张景岳"补气以生精""补精以化气""阴中求阳""阳中求阴"等思想的启发，可发挥出同补肾阴肾阳之效，方中淫羊藿、仙茅、巴戟天温肾阳、补肾精；知母、黄柏泻肾火、滋肾阴；当归温润养血，调理冲任。方中温阳药与滋阴泻火药同用，以适应阴阳俱虚于下，而又有虚火上炎的复杂证候。而在治疗此类闭经患者的过程中，马老常合用桃红四物汤，取养血活血之用，以使瘀祛络通，冲任复常。再据患者兼证灵活加减，气滞者加郁金行气理气，调畅气机；瘀血者加丹参活血调经、祛瘀生新；心神不宁者加酸枣仁、首乌藤、远志等养心安神，为加强补肾，酌选菟丝子、枸杞子、覆盆子。因三案妇女皆处于近更年期的年龄段，心烦失眠，潮热汗出，乃有心阴不足、肝气失和之象，故临证之时常合用甘麦大枣汤养心安神、和中缓急。其中一例还加厚朴、枳壳行气而取速效。

总之，临近更年期妇女之闭经，当以补肾活血、调理冲任为法。如此可使肾精得充，瘀血得化，冲任复常，经通血行，则闭经可愈。

（何冠，重庆市中西医结合康复医院业务院长，主任医师）

马派中医传薪

郑家本妇科验案赏析

郑家本主任医师，享受国务院政府特殊津贴，重庆市非遗物质文化遗产郑氏温病学传承人，出身中医世家，从事中医临床、教学、科研工作五十余年，擅长治疗妇科月经不调、闭经、痛经、白带异常、功能性子宫出血、不孕、子宫肌瘤等。我们为继承弘扬郑老临床经验，今将跟师中收集整理的验案介绍如下，供同道研讨。

子宫内膜炎

任某，27岁，2009年2月16日初诊。

某三甲医院诊断为子宫内膜炎，经西医抗生素等方法治疗乏效，转求中医治疗。月经量少，呈咖啡色已久，有腥臭气味，白带黄臭，量多，至今没有孕育。面色少华，身体疲乏、舌质暗紫、体胖，舌苔薄白，脉沉细略滑数。

辨证：肾虚挟湿，瘀阻生热。

处方：当归 10g，玄参 15g，金银花 15g，甘草 3g，枸杞子 15g，覆盆子 15g，菟丝子 15g，五味子 6g，紫石英 30g，紫河车 20g（包煎），仙茅 10g，淫羊藿 10g，蚤休 20g，虎杖 20g，桃仁 12g，生白术 30g，7 剂，水煎服，每日一剂。

2 月 23 日二诊：服药后感觉身体舒适，其他无变化，舌脉同前。处方：当归 10g，玄参 15g，金银花 15g，甘草 3g，枸杞子 15g，覆盆子 15g，菟丝子 15g，五味子 6g，紫石英 30g，紫河车 20g（包煎），熟地黄 15g，黄芪 30g，山药 30g，丹参 30g，桃仁 12g，鸡血藤 30 克。7 付。水煎服，每日一剂

3 月 2 日三诊：已无热象症状。处方：紫河车 20g（另包），紫石英 30g，枸杞 15g，覆盆子 15g，菟丝子 15g，五味子 6g，仙茅 10g，淫羊藿 10g，川明参 20g，白术 10g，茯苓 30g，当归 10g，熟地黄 15g，山茱萸 10g，黄芪 30g，炙甘草 3 克。7 剂。水煎服，每日一剂。

3 月 9 日四诊：月经将至，建议复查妇科炎症情况。舌质红、舌体胖，舌苔薄白，脉细弦。处方：熟地黄 15g，山药 30g，山茱萸 10g，川明参 20g，生白术 30g，茯苓 30g，当归 10g，紫河车 20g（包煎），紫石英 30g，鹿角胶 10g（烊化），龟板胶 10g（烊化），仙茅 10g，淫羊藿 10g，枸杞子 15g，覆盆子 15g，菟丝子 15g，黄芪 50g。4 剂。水煎服，每日一剂。

3 月 16 日五诊：妇科检查见子宫内膜炎症已愈，卵巢正常。本次月经 4 天，经量增多，经色红、已无咖啡色。近日睡眠一般，夜尿 1～2 次。舌同前，脉沉细。

辨证：脾肾两虚，气血两亏。处方：紫河车 20g（另包），紫石英 30g，仙茅 10g，淫羊藿 10g，枸杞子 15g，覆盆子 15g，菟丝子 15，五味子 6g，益智仁 15g，山药 30g，熟地黄 15g，山茱萸 10g，黄芪 30g，黄精 30g，茯苓 30g，龟甲胶 10g（烊化），鹿角胶 10g（烊化）。7 付。水煎服，每日一剂。

按语 该患者寒热错杂，虚实互见，辨证治疗，不可偏执。初诊时，郑

老即以四妙勇安汤清热活血，二紫、二仙、五子补肾扶正，其中重楼、虎杖两味药，世人知其清热解毒、凉血利湿，考文献细绎之，多有启发。重楼，《神农本草经》载，名蚤休，言"热气在腹中"；虎杖，首见《名医别录》，"主通利月水，破留血症结"。前人所录，正好说明病变部位在腹中，病机以血不利则为水，治疗腹水等可以作为对药使用。三诊时已无热像，果断换药，寓张景岳大补元煎之意。四诊时考虑月经将至，属黄体期，气血通调，用当归补血汤，重用黄芪50g。

不孕症

陈某，40岁，四川省达州人，2018年9月12日初诊。

患者继发不孕三年，2018年6月在成都锦江区妇幼保健院做试管婴儿未成功，后经病友介绍求郑老诊治。

现症：面色萎黄，面斑隐隐，神疲乏力，阴道干涩，性功能减退，白带清稀量多，失眠多梦，二便正常，体重超标。末次月经9月3日至，经色暗红，经量少，4天净。舌嫩红边有齿印，苔薄白，脉沉弱。9月9日B超示内膜厚0.6cm。查女性激素6项示孕酮0.32 ng/ml↓（0.31～1.52）ng/ml，促卵泡刺激素23.80 mU/ml↑（3.85～8.78）ng/ml，其余4项在正常范围内。

诊断：继发性不孕。

辨证：肾气不足，冲任失养。治以滋肾养血，调补冲任。二紫四二五方（自拟验方）加减。

羊胎盘1.5克（冲服），龟甲胶3克（冲服），菟丝子15g，五味子6g，枸杞子15g，覆盆子15，川芎10g，熟地黄15g，当归10g，茯神30g，生枣仁30g，山茱萸10g，山药30g，首乌藤30g，黄芪30g，黄精30g，白芷15g。25剂，水煎服，每日1剂。

10月10日二诊：月经10月5日至，色红，量增，3天净。面色红润，神清气爽，余症好转，舌红苔薄，脉沉，效不改法，仿前方。

羊胎盘1.5克（冲服），龟甲胶3克（冲服），菟丝子15g，五味子6g，枸杞子15g，覆盆子15，川芎10g，熟地黄15g，当归10g，茯神30g，白芷15g，山茱萸10g，山药30g，首乌藤30g，黄芪30g，黄精30g，丹参30g，鸡血藤

30g，磁铁石 30g（先煎）。7 剂，水煎服，每日 1 剂。

10 月 17 日三诊：白带已经正常，眼睛干涩，梦多，舌边齿印，余症更加好转。宗前方加减。

羊胎盘 1.5g（冲服），龟甲胶 3g（冲服），菟丝子 15g，五味子 6g，枸杞子 15g，覆盆子 15，川芎 10g，熟地黄 15g，当归 10g，茯神 30g，白芷 15g，山茱萸 10g，山药 30g，磁铁石 30g（先煎），黄芪 30g，黄精 30g，白菊 10g，蒙花 10g，女贞子 15g。25 剂，水煎服，每周 5 剂。

11 月 14 日四诊：月经 11 月 5 日至，经色量正常、3 天净。通过 3 个月治疗，月经、白带及女性激素均恢复正常，诸症愈。建议试孕。再进 7 剂，巩固疗效。

羊胎盘 1.5g（冲服），龟甲胶 3g（冲服），菟丝子 15g，五味子 6g，枸杞子 15g，覆盆子 15，川芎 10g，熟地黄 15g，当归 10g，山茱萸 10g，山药 30g，夏枯草 15g，黄芩 15g，白菊 10g，蒙花 10g，百合 30g，甘草 3g。7 剂，水煎服，两天 1 剂。

2020 年 3 月 17 日患者陈某介绍其同乡王某来治疗不孕，悉知陈某于 2018 年 12 月怀孕，于 2019 年 8 月 8 日剖腹产一女婴，母女健康。当日郑老去电话庆贺，并得知她 2019 年介绍的 4 位不孕病人，经治疗后，已有 3 人正常孕产。

按语 中医学认为，肾为先天之本，肾主藏精，是人体生长发育、生殖之根本，妇女发育到一定时期，肾气旺盛，天癸成熟，冲任通盛，月经才如约而至。若肾气不足，冲任亏损，就会发生月经不调、不孕等疾病。郑老认为：该患者其证为肾气不足，冲任失养之"不孕"，故以补肾为主，并在补肾、调冲任的同时，佐以益气养血之品。方中羊胎盘、龟甲胶为血肉有情之品，补益精血，益肾增髓；山茱萸、山药、女贞子、枸杞子、覆盆子、菟丝子、五味子补肾填精，调养冲任；黄芪、黄精、川芎、当归、鸡血藤、丹参益气养血，使经血得以畅行。全方补而不滞，行而不散，使肾气足，冲任充，血海盈，经量增，胞脉通，经血畅，故而不孕愈。

继发性闭经

陈某，41 岁，律师，2019 年 2 月 19 日初诊。

停经三月余（曾顺产二胎，人流二次），白带少、质清稀水样。长期废寝忘食，神疲乏力，面黄失荣，头晕目眩，记忆力下降，失眠多梦，情绪低落，大便溏稀，夜尿频数，舌淡红、少苔，脉沉弱。

辨证：脾肾两虚，冲任失调，气血不足之闭经。拟补脾肾、调冲任、益精血之法。选二紫四二五汤加减。

紫河车 10g（冲服），紫石英 30g（先煎），当归 10g，熟地黄 15g，川芎 10g，枸杞子 15g，覆盆子 15g，菟丝子 15g，五味子 6g，仙茅 10g，淫羊藿 15g，黄芪 30g，黄精 30g，益母草 15g，茜草 10g。14 剂，水煎服，每日一剂。

4 月 19 日二诊：3 月 5 日月经至，色、量正常，5 天净。白带不多，前症改善，效不更方，宗上方再调理一月。

5 月 17 日三诊：4 月 21 日、5 月 16 日月经正常，继发闭经愈。面色红润，白带正常。妇检：宫颈息肉，纳氏囊肿。舌红苔薄白，脉沉。调治宫颈息肉、纳氏囊肿。拟二甲二四汤（自拟经验方）加味。

生牡蛎 60g（先煎），生鳖甲 30g（先煎），当归 10g，川芎 10g，赤芍 30g，熟地黄 15g，金银花 15g，玄参 15g，乌梅 15g，龟甲胶 3g（冲服），紫石英 30g（先煎），丹参 30g，柴胡 15g，黄芩 15g。30 剂，每日一剂。

2020 年 3 月 13 日四诊：纳氏囊肿及宫颈息肉已愈。末次月经 1 月 8 日至（从2019 年 3 月 5 日至 2020 年 1 月 8 日月经均正常）。近因"新冠肺炎"疫情期间，心理压力太大，加之工作繁忙及与二名子女在家隔离，情绪郁闷，家务劳累过度，故又有两个月月经未至，胸闷胁痛，寐不宁，神疲乏力，情绪急躁，舌红苔薄，脉弦细弱。拟疏肝补肾、调理冲任之法。选逍遥散、五子衍宗加减。

柴胡 15g，川芎 15g，赤芍 30g，熟地黄 15g，当归 10g，菟丝子 15g，枸杞子 15g，覆盆子 15g，五味子 6g，益母草 15g，茜草 10g，丹参 30g，香附15g，瓜蒌壳 15g，川牛膝 15g，龟甲胶 3g（冲服），紫石英 30g（先煎），川牛膝 15g。14 剂。水煎服，每日一剂。

2020 年 4 月 3 日五诊：3 月 23 日月经至，量少、色暗，5 天净。情绪好转，胸胁痛止。仿上方加减，以善其后。

按语 该患者由于从事律师工作，工作压力很大，加上家庭琐事，思伤脾，劳伤肾，致脾肾气血亏虚，不能上荣于头则头晕；不能下行血海，冲任亏虚，故月经停闭。该案例充分体现了郑老辨病与辨证相结合的诊病思想，以调冲任、补脾肾、益精血为治法，同时结合现代药理学知识调理内分泌。郑老认为紫河车、龟甲胶系血肉有情之品，平补阴阳，调补冲任，具有雌激素和孕激素的药理作用；菟丝子有类雌激素样作用；地黄、黄精有促进优势卵泡形成，改善内分泌功能及低雌激素环境，促进子宫内膜生长；仙茅、淫羊藿、紫石英等补肾温阳药有调节下丘脑 - 垂体 - 卵巢轴的功能，对促卵泡雌激素、黄体生成素等有明显调节作用。故该患者经过月余时间调理，收到月经周期恢复正常、继发闭经愈的满意治疗效果。

（郑丽，泰和祥中医馆；向静、马宇，成都武侯治恒中医诊所；李玲，北京同
仁堂四川中医诊所）

马派中医传薪

周天寒运用清肝化痰开窍法治疗"笑不休"

肖某，男，31 岁，驾驶员。住院号：405。1985 年 10 月 24 日初诊。

患者于半月前因工作安排不当，遂致焦虑异常，紧张不安，惶惶不可终日。继则失眠多梦，心烦口苦，未曾服药。两天前突然神志不清，喜笑无常，善怒易惊，语言多而不切题，故此被人强制就诊，门诊以"精神分裂症"收入住院。我应邀会诊，诊见：急性病容，面色潮红，神情惊恐，疑虑重重，喜笑多语，答非所问，舌质红，苔黄腻，脉滑数。观其脉症，属痰火为患，病由情志内伤，肝郁化火，心肝火炽，扰乱神明所致。治宜清肝泻火，化痰开窍，方予当归龙荟丸加减。

当归 15g，芦荟 12g，龙胆草 15g，栀子 15g，黄连 12g，黄芩 15g，青黛 12g（包煎），甘草 5g。

服上方 2 剂，神志稍微转清，能承认自己有病，同意服药，唯仍喜笑不休，吐痰黄稠，大便两日未解，此痰火内盛之证，治宜通腑泻热，化痰开窍，拟黄连温胆汤加减。

黄连 10g，半夏、茯苓、竹茹、柴胡各 12g，陈皮 6g，枳实、大黄、黄芩各 15g，青黛 10g（包煎）。

上方共进 8 剂，诸症皆失，神情坦然，后以逍遥丸调理善后，病愈出院。

按语 《灵枢·本神篇》云："心藏脉，脉舍神，心气虚则悲，实则笑不休。"本案心肝火盛，神明被扰，故喜笑不休。治以清泻心肝为法，方予当归龙荟丸加减清泻肝火，黄连温胆汤清泻心胆之火，且化痰开窍，使火降痰清，神明得安，故效如桴鼓。

（周天寒，主任医师，中华中医药学会常务理事，重庆市中医药学会名誉会长）

马派中医传薪
刘立华从痰论治疑难杂症二则

痰是脏腑病理变化的产物，《景岳全书·痰饮》载："痰即人之津液，无非水谷之所化，此痰亦既化之物，而非不化之属也。但化得其正，则脏腑病，津液败。"《医学正传》载："内外疾病百端皆痰之所致也。"《丹溪心法》载："百病多有兼痰者。"故有"痰为百病之根""怪病责之于痰"之说。而在临床实践中常遇到现代医学不明病因或乏有效治疗措施的疑难杂病，从痰论治，往往可收到良好的效果。笔者在长期的临床实践中，遇到某些疑难杂症，常从痰论治，颇为见效，故列案例两则，祈望指教。

1. 阳痿

刘某，男，40岁，1987年6月15日初诊。患者平素好酒嗜烟，阳痿已1年余，前医多投温肾补阳之品不效。诊见形体较胖，周身感觉困重疲惫，胸胁胃胀不舒，心情烦躁苦恼，阳事难举，脉沉有力，舌根厚白腻苔。此乃痰湿内盛阻遏肝经所致，治宜祛湿化痰，舒肝理气。二陈汤加味。

法夏、香附各12g，陈皮、竹茹、枳实各10g，茯苓、郁金、川楝子、白术各15g，甘草5g。嘱戒烟酒，常食清淡、服8剂后，阳事可举，但举而不坚。药已中病，仍守前方加菟丝子20g以补肾壮阳，续服十余剂后，阳痿愈，诸症皆除。

按：患者平素常恣食豪饮，痰湿内盛，阻滞肝经，宗筋失养，故阳痿不举。故以二陈汤除湿化痰，竹茹清热化痰，白术健脾燥湿，枳实、川楝子、郁金、香附疏肝解郁理气。湿祛气顺痰消，宗筋得养，故阳物即举。

2. 闭经

钱某，女，35岁，1980年5月12日初诊。患者数年以来，经常月经愆期，经量逐渐减少，渐至数月一行，以致停经已年余。诊见形体较胖，胸闷不适，头晕沉重，倦怠乏力，大便溏，带下量多，色白质黏如痰，苔白腻，脉滑。此乃痰湿阻滞，冲任不调。治宜健脾燥湿化痰。二陈汤加味。

法夏、陈皮、香附各12g，茯苓、白术、当归、泽兰各15g，益母草30g，胆南星10g，甘草5g。连续服用15剂后，诸症减轻，经量少而色淡。仍以前方去胆南星加党参30g。隔天服1剂，26天后，经事正常，诸症消失。经追访半年，此疾未复发。

按语 《陈素庵妇科补解·经水不通有痰滞方论》云："经水不通有属积痰者，大率脾气虚，土不能制水，水谷不化精，生痰不生血。痰久则下流胞门，闭塞不行，或积久成块，占住血海，经水闭绝。"患者平素恣食膏粱厚味，损伤脾胃，运化失调，水湿内停，滞留日久，痰湿内生，流注胞宫，阻滞经脉，冲任不调，而致经闭。故以二陈汤燥湿化痰；胆南星祛风化痰，清肝经之热；白术健脾燥湿以助化痰；当归、益母草、泽兰、香附养血活血舒肝调经；续用党参益气健脾以绝生痰之源。脾健湿祛痰化，经遂通畅，冲任调和，故经水自通。

以上阳痿、闭经两个案例，病症虽不同，但同属中医理论中的痰湿为患，故按中医异病同治方法，以二陈汤为主方加减治疗，皆获显效。

马派中医传薪

杨国汉治疗饮证医案

姜先生，86岁，2016年12月26日初诊。

患者原系某医院神经外科主任，年逾七旬后因易于伤风感冒而不再上班。4个月前因伤风复发咳嗽、咯痰7天，气短、胸闷加重4天入院住呼吸科治疗（已是近6年来的第7次入院）。后因心慌气短加重、血压波动明显转入心内科治疗。复因尿少、水肿并胸腹腔积液转入肾内科治疗。终因病情胶着不解，嗜睡昏朦而转入重症监护室。其夫人与笔者老师戴裕光教授相熟，所以经其主治医师同意后邀请中医师参与全院会诊并尝试中医联合治疗。

刻诊：主诉痰多、气短、嗜卧懒言、厌食、大便溏泻每天5～7次、量少，小便少，头面汗多。诊见患者空调房内倦卧覆被，呈半卧位，头面浮肿，唇暗颧红，颈项肩背皮肤湿润欠温，舌胖淡红，舌苔白润满布白沫，诊间频繁以纸巾擦拭痰涎，痰多白黏，体丰胸满腹胀，但按之柔软无抵抗，双下肢凹陷性水肿，双足冷且皮肤干燥，脉浮弦数，沉取有不足之感。

辅助检查主要有肺部炎症表现、胸腹腔积液、心包积液、心律不齐、频发室性早搏等。

西医诊断：双下肺炎；右肺支气管扩张；胸腔积液；冠心病；不稳定性心绞痛；心功能Ⅳ级；高血压病3级；极高危期低蛋白血症。

中医诊断：痰饮，风寒束表，阳郁水泛。

治法：散寒化饮，理中回阳。选方用小青龙汤加理中汤、桂枝龙牡汤原方，在规范的西医治疗基础上配合中药 5 剂。

炙麻黄 3g，桂枝 10g，制附片 6g，赤芍 15g，干姜 10g，细辛 3g，法半夏 15g，五味子 5g，生甘草 6g，苍术 15g，党参 15，生龙牡各 15g，大枣 15 克。以配方颗粒剂分 2 次空腹冲服，每次约 150ml。

上方为主前后用药约 30 余剂，其间短期加用己椒苈黄丸、葶苈大枣泻肺汤、射干麻黄汤、泽漆汤等，病情逐渐向好。先是大便次数及形质恢复，口味及食欲改善，咳痰减少，手足转温，自汗偶发，尿量增加而利尿药停用，胸腹水消失，生活恢复自理。但仍有极少量心包积液，乏力，气短，寐欠安。诊见唇赤颧红，舌嫩红胖大，舌苔白腻，脉浮弦数，但双尺脉短且沉弱。拟潜阳封髓丹合归芍六君子汤加味。

处方：制附片 6g，肉桂 3g，盐黄柏 10g，醋龟甲 6g，砂仁 10g，牡蛎 15g，当归 12g，炒白芍 15g，法半夏 12g，白术 12g，茯苓 12g，党参 15g，生甘草 6 克。15 剂，带药出院。并嘱如有伤风受凉，即时以姜汤冲服小柴胡冲剂，每次 2 包，每天 3 次，连续 2 天。

节后患者自行复诊。生活完全自理，言行自如。睡眠及饮食和大小便无明显异常。只是仍然易伤风、偶发自汗、晨起咳痰，舌胖淡红，舌苔薄白，脉弦尺弱。以丸药调理，资生丸加味。

生黄芪 20g，生晒参 10g，苍术 12g，茯苓 15g，芡实 12g，炒扁豆 12g，莲子 12g，黄连 5，陈皮 12g，砂仁 10g，藿香 15g，建曲 15g，桂枝 15g，炒白芍 15g，法半夏 15g，紫菀 12g，款冬花 12g，桔梗 12g，枳实 12g，生甘草 5g，大枣 15 克。3 剂，研细末，制成水泛丸，每次 10g，每天 2 次，分别于上午 10 点和下午 4 点左右服。

此后没再联系。今年 5 月初我于疫情隔离期满上班后，该患者夫人因双眼病毒性角膜炎久治不愈来试用中医治疗，同时姜先生陪同来诊并为前些年的中医诊疗致谢。虽高寿衰年，但神清语利，行动爽利，全无咳喘气短之象。言及出院以来一直以前述资生丸加味方制丸药于冬春两季间断服用。既往的伤风、自汗、感冒咳嗽之类都很少出现，体能和精神状态也大异从前。

按语　此案有几点印象深刻。其一是完备且专业的西医学诊疗及支持体系，给患者及家人和医者本人提供了安全保证和救治信心。其二是对中医学痰饮证的理论及治法的理解和忠实应用，是保证中医药疗效的关键。其三是分步骤分阶段的辨治过程，在转化病情演进的方向和结果上发挥了实质性的影响。整体观念指导的辨证论治在实施中是人与病、证既三位一体，又主次有序、轻重有别的。其四是体质调整可以守脾胃中宫之本，久而无害，缓中见功。道德经所谓"多闻数穷，不若守中"，其理同然。

（杨国汉，陆军特色医学中心教授，中医科主任）

马派中医传薪

黄兴谷诊治胃痞验案

患者刘某，女，49岁，住重庆市渝中区大溪沟。

患者因饮食不慎，一月来总觉胃部不适，食后胃脘胀满，伴打呃、泛酸、烧心、口苦、口干不欲饮，大便黏滞，时有便秘。近日症状加重，隐隐作痛，纳差食减，心绪不宁，失眠多梦，故于2017年3月22日来诊。

诊时所见：其人面色萎黄，精神萎靡，神情忧虑。舌尖边红，舌苔薄腻微黄，脉濡细。

中医辨证：寒热错杂，脾虚湿滞之胃痞证。

治法：寒热平调，健脾燥湿，行气消痞。

方药：半夏泻心汤合平胃散加减。

法半夏15g，黄连10g，黄芩15g，党参30g，枳壳15g，木香15g，柴胡15g，陈皮15g，厚朴15g，苍术15g，浙贝母（捣碎）15g，海螵蛸15g，枣仁15g，夜交藤20g，生姜12g，甘草6g。5剂，每日1剂，煎取600ml，分3次空腹服。

医嘱：饮食注意规律，切勿过饥过饱、过冷过热。忌食酸、甜、辛辣、咖啡、红苔、芋头及豆类食物。

3月27日二诊：述服药后诸证均有减轻，唯泛酸稍重。原方加吴茱萸5g，砂仁12g（后下），5剂。饮食忌宜同前。

4月7日三诊：二诊服药后症状大减，纳食增加，腹胀减轻，大便已调，睡眠改善，精神好转，但仍有轻度泛酸烧心之象。舌淡红，苔薄白。前方去柴胡，芩连减量，另加白术15g，5剂。饮食忌宜仍遵前嘱。

后随访得知，药后诸证悉除，生活及饮食恢复正常。

按语 胃脘痞满，现称胃痞，是众多胃肠疾病中较为常见的证候。从张仲景《伤寒杂病论》中得知，本证是因为治疗伤寒小柴胡汤证因误下所致。临床所见，除确有因误治或误服药物伤胃而出现胃痞之证外，更多是因寒热失调，或湿热中阻，或脾胃虚弱、饮食积滞、情志抑郁等一种或多种因素损伤脾胃，造成脾气不升，胃气不降，胃肠气机逆乱而致。据临床观察，胃痞以寒热错杂，虚实互见之证为多（如本案之胃痞）。笔者治疗此类胃痞，仍宗仲景和解之法，以半夏泻心汤寒热平调、健脾和胃为主，再视其寒、热、虚、实的盛衰而加减用药，确能收到较好的临床效果。如肝气犯胃者加柴胡、白芍、香附；气胀痞甚者加陈皮、木香、枳实；纳差食滞加谷芽、麦芽或莱菔子；泛酸烧心加吴茱萸、煅瓦楞；有胃黏膜糜烂溃疡者加乌贼骨、浙贝母；湿重便溏加藿香、佩兰、平胃散；眠差难寐加枣仁、夜交藤、珍珠母；呃重反流加旋覆花、枇杷叶甚至代赭石等。另外，值得注意的是，在辨证施药的同时，饮食调护尤为重要，要嘱咐患者注意饮食规律，勿过饥过饱，勿食生冷硬辛辣刺激难化之物；忌食容易生酸产气之品，如醋、糖、咖啡、红苔、芋头、豆类及其制品等。治养结合，可收事半功倍之效。

（黄兴谷，主任医师，重庆市渝中区中医院原院长，重庆市名中医）

高昌慧治疗外阴白斑案

黄某，女，45 岁，2019 年 4 月 30 日就诊，述外阴瘙痒半年余，加重 1 周。

患者半年前无明显诱因出现外阴瘙痒，月经量减少，色暗夹瘀块，经期延后 5～7 天，精神欠佳，腰骶酸软乏力。外院中西医结合治疗后时有缓解，但随月经周期变化反复发作。1 周前再次出现外阴瘙痒加重，白带量多黏稠，外用洁尔阴洗液，阴道内上药（具体不详）效果不显，经人介绍前来我院就诊。

现症：外阴瘙痒，时有灼痛，白带量多黏稠，阴道干涩，心烦易怒，精神欠佳，面色暗沉，腰骶酸软，纳食尚可，失眠多梦，大便干燥，小便稍黄，舌红少津，苔薄腻，舌下脉络瘀滞，脉细弦。妇检示大阴唇萎缩，右侧尤甚，局部皮色变浅，皮肤干燥失去弹性。白带常规示清洁度Ⅱ°，未见滴虫、霉菌。

辨病：外阴白斑（阴痒）

辨证：肝肾阴虚，湿热下注。

治法：调补肝肾，滋阴泻火，除湿止痒。

方药：内服＋熏洗＋外用。

内服：知柏地黄丸合二至丸加减。知母 15g，黄柏 20g，生地黄 15g，泽泻 15g，牡丹皮 15g，土茯苓 20g，山药 20g，薏苡仁 20g，山茱萸 15g，女贞子 15g，墨旱莲 15g，败酱草 30g，香附 15g，制首乌 12g，白鲜皮 20g，地肤子 15g。

七剂，每日一剂，日三次，饭后半小时服。

熏洗：二妙散＋五味消毒饮加减。黄柏 20g，苍术 20g，野菊花 30g，蒲公英 30g，地肤子 20g，金银花 30g，蛇床子 15g，苦参 20g。

七剂，每日一剂，日二次熏洗。

外用：每次熏洗后，以胎盘多肽注射液涂抹外阴局部皮肤。

二诊：治疗后，外阴瘙痒灼痛明显好转，心烦易怒、腰骶酸软改善，精神转佳，二便正常，月经来潮，于上方加减，去白鲜皮、地肤子，加黄芪30g，益母草30g。经期停熏洗及外用。

三诊：月经已净2天，自述外阴瘙痒灼痛已基本消失，无明显心烦腰酸，精神佳，睡眠饮食如常，二便调，月经正常，心情愉悦，夫妻和谐。续原方继服七剂。随访至今未复发。

按语 西医学的外阴色素减退性疾病及外阴白斑归属于中医阴痒范畴，本病主要发病机制有虚、实两个方面，因肝肾阴虚、精血亏损、外阴失养而致阴痒者，属虚证；因肝经湿热下注，带下浸渍阴部，或湿热生虫，虫蚀阴中以致阴痒者，属实证。常由肝肾阴虚、肝经湿热、湿虫滋生所致。根据本案患者年龄及临床表现辨证为肝肾阴虚，湿热下注。属于虚实夹杂，治以调补肝肾、滋阴泻火、除湿止痒。选用知柏地黄丸合二至丸加减内服调补肝肾，滋阴泻火；外用二妙散合五味消毒饮加减熏洗清热泻火，除湿止痒；再加紫河车提取物胎盘多肽注射液涂抹患处滋补精血，改善外阴失养；内外合治，扶正祛邪，相得益彰。

（高昌慧，主任医师，重庆市渝中区中医院原院长）

刘世峰用苍膝独活汤治痛风病尿酸高

痛风病名，历代医家早有论述。元·朱丹溪《格致余论》就有痛风专篇论述，并载上中下通用痛风汤方（《丹溪心法》）。现代西医所指的痛风是因嘌呤生物合成代谢增加、尿酸产生过多或因尿酸排泄不良而致血中尿酸升高，尿酸盐结晶沉积在关节滑膜、滑囊、软骨及其他组织中引起的反复发作性炎性疾病。所以中医古代所言痛风病与现代西医所说痛风病应该不是指同一种疾病。

痛风病多发生于中老年人，近年也有少数年轻人发病。主要表现在四肢局部关节红肿疼痛，脚趾肿疼最为常见。中医治疗常以祛风利湿、活血通络为主，兼补肝肾。

痛风病人大多喜欢首选西医诊治，也有部分病人相信中医。笔者在长期临床实践中，自拟一方取名苍膝独活汤，治疗痛风病、血尿酸增高有较好疗效。

曾治患者刘某，男，64岁。右脚踇趾关节红肿疼痛，血尿酸增高。予苍膝独活汤3剂，肿痛缓解，继服上方3剂，肿痛消失。

对痛风病的治疗，在用药物治疗的同时，还要告诫病人在饮食方面要忌食动物内脏、虾、蟹、过浓肉汤、菌类、海藻类、蛤类、豆类和啤酒等，也要少吃蔗糖、蜂蜜等能使尿酸增高的食品。

中医有句俗语"千方易得，一效难求"。虽然不免有点夸张，但毕竟也说明获得一个有效良方确实来之不易。笔者虽然不敢保证苍膝独活汤对每一位痛风病人都百分之百有效，至少应该对大多数病人有效，可供中医同仁借鉴参考。患痛风病且尿酸增高，除了注意饮食禁忌外，不妨试试苍膝独活汤。

苍膝独活汤：苍术15g，川牛膝20g，独活15g，车前子20g（包煎），当归15g，黄柏10g，萆薢20g，防己20g，秦艽15g，薏苡仁30g，木瓜20g，桑寄生30g，甘草6g。

（刘世峰，重庆市荣昌区人民医院中医科主任，重庆市中医药学会科普分会
副主任委员）

马派中医传薪

毛得宏内外兼顾辨治梅核气

梅核气多由情志不畅，肝气郁结，肝郁脾虚，聚湿生痰，痰气结于咽喉

所致。气郁、痰结、痰气互结，是基本的病理变化。因此，理气、化痰、散结是本病治疗重点，本病也体现久病入络的病机，气郁痰凝日久，阻塞经络，导致经络不通，不通则痛，表现喉颈局部或肩背等关联组织疼痛掣扯。《丹溪心法》载："痰之为物，随气升降，无所不到""善治痰者，不治痰而治气，气顺则一身之津液，亦随气而顺。"故治痰需要先治气，因而理气则为治疗梅核气之关键所在。

理气的关键是疏理气机，理气则重温散，温散则用干姜、细辛等药物温肺化饮。调气不忘化痰，化痰亦重温散。笔者临证用解忧舒喉方：半夏 10g，厚朴 10g，紫苏叶 10g，茯苓 10g，玄胡 10g，苏木 10g，干姜 5g，细辛 3g，薄荷 10g，柴胡 10g，枳壳 10g，伸筋草 10g，甘草 10g。

本方是由治疗梅核气的经典方剂半夏厚朴汤化裁而成。气不行则郁难解，痰不行则结难散，方中半夏入肺胃，化痰散结，降逆和胃为君药；厚朴苦辛性温下气除满，助半夏散结降逆为臣药；茯苓健脾利湿助半夏化痰，痰遇寒则凝，气遇寒则滞；细辛、干姜辛温散寒结，祛寒暖胃，助半夏温散凝结之顽痰；紫苏叶、枳壳、柴胡、薄荷芳香行气，理肺疏肝，助厚朴行气宽中，宣通郁结之气，共为佐药；久病入络，痰气阻络，用伸筋草配玄胡、苏木通经活络，散结止痛。该方辛苦合用，辛以行气散结，苦以燥湿降逆，使郁气得舒，痰涎得化，全方共奏疏肝行气、温散化痰之功。此方随证加减，疗效甚佳。

艾醋舒喉汤由艾叶 30g，米醋四两，加水适量，煮沸约 10 分钟，加白酒二两配制而成。热敷时将毛巾放入刚煮好的汤中浸透，拧至半干，包裹颈项前部，热敷咽喉会厌对应之处，特别是按压寻找有异物阻塞之处。若毛巾热度减退则重复将毛巾浸透拧至半干再行热敷，热敷以热而不烫，每次10～20 分钟，一日三次为宜。艾醋舒喉汤取艾叶温阳散寒、温经通络、行气活血、祛湿逐寒、消肿散结之功效，加白酒助其温散通经之功，加醋活血通络助其渗透之力。在服药期间嘱患者每天早、中、晚以热毛巾敷喉颈部，使颈部之无形之痰温散得舒。热毛巾内蕴含了阳气，通过贴近颈前的皮肤可以让阳气温煦喉部，持续的热敷有利于阳气逐渐向咽喉深部扩散。有阳气温煦的地方，气血就会加速运行，如果持续的温煦颈部，咽喉经络里面的气血就会加快流动。咽部异物感很多时候是来自咽喉内部经络气血流动的缓慢或者不通畅，所以用热毛巾持续温敷颈部时，随着咽喉经络气血的加速流动，咽部异物感会得到减轻，持续多天的热敷，有助于强化经络疏通，从而彻底缓解症状。艾醋舒喉汤是笔者长期使用的一个外敷汤剂，具有温经散寒、通络散结之功效，屡用不爽，效果很好。

穴位贴敷疗法是中医学传统的外治方法，通过中医辨证与中医经络学为基础，通过对人体表穴位的刺激，使药物的药力经过皮肤进而作用于经络和脏腑，激发经络的功能，调和阴阳气血，改善血液循环，同时可以平衡机体与外在环境，调整机体的免疫功能，从而促进疾病痊愈。通常选用穴位主要有大椎、天突、肺俞、中府、膻中、涌泉、肝俞、脾俞、胃俞等穴位，每次根据辨证选取 2～3 个穴位，每次贴敷 2～4 小时。药物选择白芥子、细辛、甘遂、延胡索，用生姜汁或蜂蜜调成干稠膏状。穴位贴敷可鼓舞人体阳气，阳气旺盛则气的运动通畅，从而有效地通散阻结于咽喉的无形之气，缓解咽部异物感。

肖某，女，47 岁。四川省泸州市沪县立石镇人。2015 年 6 月 5 日初诊。患者自述 1 年前重感冒后咽喉疼痛，发烧，在当地镇卫生院输头孢青霉素和维生素后疼痛发热消除，但适逢其母去逝，连续 5 天办理丧事，悲伤加之兄妹间纠纷，导致胸闷喉阻，逐渐感觉咽喉有异物黏附，用力咯咳不出，费劲吞咽不下，始终黏附在咽喉部位，吃饭喝水不受影响，打嗝后可减轻一会，伴左侧颈部疼痛连胸，时轻时重。后又多次到镇医院治疗，诊断咽喉炎，给予打针吃药等抗炎治疗无效。后到泸县人民医院耳鼻喉科治疗，诊断慢性咽炎，给予口服抗生素、维生素、咽喉含片、谷维素等治疗仍不能治愈，自觉病情加重，经人介绍到我处诊治：患者身体消瘦，面露愁容，面色苍白，双眼微红，下睑轻度浮肿，以手不断揉左颈，时有嗝逆声，述睡眠差，梦多，头晕，心胸烦闷，食多则腹胀，大便时稀时干，黏腻不爽，月经量少，色红，经期下腹胀痛，白带不多，舌淡紫，舌下经络紫黑，苔白薄腻，脉弦细。查咽喉黏膜色淡红，滤泡轻度增生，扁桃体 I 度大，会厌正常，声带正常。

诊断：梅核气。

辨证：气郁痰凝络阻。

治疗：行气解郁化痰通络，方用解忧舒喉方。半夏10g，厚朴10g，紫苏叶10g，茯苓20g，干姜5g，细辛3g，延胡索10g，苏木10g，柴胡10g，枳壳10g，薄荷10g，伸筋草10g，甘草5g。

水煎服，7剂，每日一剂，并予以穴位贴敷治疗。取穴：膻中、天突、大椎。并嘱患者每天早、中、晚用艾醋舒喉汤浸热毛巾敷喉颈部。一周后复诊，诸症缓解，上方加神曲10g，再服7剂，继用穴位贴敷及艾醋舒喉汤浸热毛巾敷喉颈部。服药7剂后病愈，随访1年未复发。

按语 本案患者有情志不舒，胸闷喉阻，自觉喉中有异物黏附，咯之不出，咽之不下，吃饭喝水不影响，结合上述症状梅核气诊断成立。伴随症状有左侧颈部疼痛连胸，时轻时重，身体消瘦，心胸烦闷，食多则腹胀，大便时稀时干，黏腻不爽，月经量少，色红，经期下腹胀痛，白带不多，参考舌脉可辨证为气郁痰凝络阻。治疗以行气解郁，化痰通络，其中半夏、厚朴、紫苏叶、茯苓取半夏厚朴汤之意以行气散结，降逆化痰，缓解咽部异物感；配合干姜、细辛温肺以化痰饮；柴胡、枳壳、薄荷增强疏肝行气之力，使情志得舒、心胸烦闷减轻；苏木、延胡索、伸筋草相配活血止痛，祛瘀通络，减轻左侧颈部疼痛连胸；甘草调和诸药。全方配伍恰当，行气与解郁并行，化痰与通络并重。复诊时加用神曲以健脾开胃，加大运化痰湿之功。此外，穴位敷贴膻中、天突、大椎三个穴位通络散结止痛，服药期间艾醋舒喉汤浸热毛巾敷喉颈部以温经通络、行气活血。内外兼顾，共奏良效。

随着社会的进步和发展，现代人的学习、工作、生活的压力越来越大。人的情志变化与肝的疏泄功能关系非常密切，情志过极则会伤肝。中医认为肝的主要特点是喜条达，若肝失条达，气机郁结，木郁乘土，运化失职，升降失常，痰湿内生，痰与气相互搏结，咽喉是气机升降出入之关窍，敏感之地，痰气郁结聚于咽喉而发病；暴饮暴食饮食不节必然导致脾胃受损。脾失健运导致水湿内停，湿聚痰生，痰湿阻滞，土壅木郁，肝气上逆，痰气交阻，结于咽喉而发病。所以梅核气临证表现为虚实夹杂，脾虚肝郁为本，痰凝气滞为标。脾虚气滞与痰湿可以导致包括咽部异物感等多种异常的表现。临床中我们发现梅核气以肝郁气滞型和痰气互结型最为常见。有学者研究发现咽异感症的发生与心理社会刺激强度有关，或者伴有忧郁和焦虑情绪反应，并以肝郁气滞型症状更加明显，且焦虑与忧郁呈高度相关，认为心理学因素是咽异感症发病的重要因素。梅核气发病不仅仅局限于咽喉病症，还可以由消化系统、神经系统、精神因素、循环系统中的多种疾病引起。

（毛得宏，重庆市永川区中医院院长，主任医师，重庆市名中医）

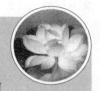

马派中医传薪

黄学宽脉内瘀血理论运用举隅

　　针对脉内有瘀血停滞的各类疾病，黄教授特创心脑血脉通调方：黄芪15～30g，太子参20g，白术20g，茯神20g，川芎15g，白芷15g，丹参30g（或三七粉15g），葛根20g，鸡血藤20g，延胡索15g，香附15g，郁金15g。

　　黄教授以此方为基础进行化裁，高血压者加天麻15g，钩藤15g，白蒺藜15g；糖尿病者加黄连6g，桑叶20g，玉米须30g；下肢静脉曲张者加怀牛膝15g，水蛭5g；中风后遗症者加地龙15g，僵蚕15g；心动过速者加黄连6g，黄芩15g，葶苈子15g；心动过缓者将太子参换为人参15g，加炙甘草6g；胸闷者加瓜蒌皮20g，薤白20g；胁痛者加佛手15g，炒川楝子12g；腰痛者加杜仲20g，续断20g；食欲不振者加焦山楂20g，隔山撬20g；大便稀溏者加莲子30g，芡实30g；便秘者加柏子仁20g，槐花20g；气阴不足者加麦冬15g，五味子15g；血虚者加熟地黄20g，当归15g；精亏者加黄精20g，熟地黄20g；阴虚者加麦冬15g，地骨皮15g；阳虚者加淫羊藿20g，巴戟天20g；寒湿重者加藿香20g，佩兰20g；湿热重者加知母20g，黄柏15g；肝肾亏虚者加枸杞子20g，菊花20g；心脾两虚者加龙眼肉15g，酸枣仁15g；心肾不交者加黄连6g，肉桂3g等。

　　对于非典型之心、脑、血脉病症，因其他致病因素影响气血运行而出现络脉瘀阻者，黄教授仍常用心脑血脉通调方化裁治疗。如治疗痛证，除头痛、胸痹等典型心脑血脉病症之外，黄教授认为，痛证病机，无非是不通则痛，不荣则痛。然不通之理，气滞、痰湿、湿热、瘀血等阻滞而不通，不荣之理，气血阴阳不足是也。无论是实证还是虚实夹杂之证，络脉瘀阻都是多种痛证隐含的基本病机。如治颈肩腰腿痛，急性或传染性脑病引起的项痛除外，若项强痛不适因外感寒湿或落枕、颈项扭伤引起者加羌活 15g，姜黄 15g；痰瘀阻络，筋脉失和引起者加刘寄奴 15g，伸筋草 15g；阴血亏少，筋脉失荣引起者加白芍 20g，木瓜 15g；诊为颈椎骨质增生或有椎间盘膨出者再加威灵仙 15g，肉苁蓉 15g；肩痛因风寒凝滞，脉络失和引起者加桂枝 10g，鸡血藤 20g；寒湿阻滞络脉引起者加桂枝 10g，木瓜 15g；诊为肩周炎者再加桑枝 20g，秦艽 20g。腰痛因寒湿引起者加苍术 15g，桂枝 10g；因湿热引起者去黄芪，加黄柏 15g，车前子 20g（布包），薏苡仁 30g；因肾虚引起者加杜仲 20g，续断 20g；诊为腰椎骨质增生或有椎间盘膨出者再加狗脊 20g，骨碎补 20g。下肢疼痛因寒湿引起者独活 15g，千年健 20g；因肾虚引起下肢酸软疼痛者加牛膝 15g，续断 20g；膝关节肿痛因寒湿引起者加穿山龙 15g，丝瓜络 15g；因湿热引起者去黄芪，加车前子 20g（布包），萆薢 20g，秦艽 20g；肝肾不足引起者加枸杞子 20g，杜仲 20g，怀牛膝 15g。而足跟痛则加补骨脂 15g，刘寄奴 15g 等。女性痛经，因寒湿凝滞引起者加小茴香 10g（布包），炮姜、桂枝各 10g；因湿热引起者去黄芪，加车前子 20g，萆薢 20g，黄柏 15g；因肝郁化火引起者去黄芪，加牡丹皮 15g，栀子 12g，炒川楝子 12g；气滞血瘀引起者加乌药 15g，山楂 20g，益母草 30g；气血不足引起者加当归 15g，白芍 20g，鸡血藤 20g；肝肾不足引起者加枸杞子 20g，山茱萸 15g，巴戟天 20g 等。

又如治输卵管阻塞引起的不孕症，黄教授认为，无论是气滞、痰湿、湿热等因实致瘀引起的实证，还是气血阴阳不足等因虚致瘀引起的虚实夹杂之证，络脉瘀阻贯穿其始终，也常用心脑血脉通调方化裁治疗。气滞血瘀引起者加橘络 15g，橘核 20g，青皮 15g，陈皮 15g；痰湿瘀阻引起者加法半夏 9g，瓜蒌皮 20g，浙贝母 20g；湿热阻络者去黄芪，加龙胆草 15g，土茯苓 20g，车前子 20g、萆薢 20g；阳气不足引起者加巴戟天 20g，淫羊藿 20g；阴虚血燥阻络者去黄芪，加知母 20g，黄柏 15g，当归 15g，赤芍 15g。如此等等，不胜枚举。

[王慕南（重庆医科大学中医药学院）整理]

马派中医传薪

杨德钱验案两则赏析

病案 1

张某，男性，61 岁，长寿人，2015 年 6 月就诊。患前列腺增生肥大，小便难 5 年，近 2 年加重。尿频急，达 12 ～ 15 次 / 晚，严重影响睡眠。小腹膨胀，小便细小，无冲击力，且每次小便至少数分钟。于成渝两地西医治疗，病情无好转，动员其行手术治疗，患者不同意，改用中医治疗，前后服用了 100多剂中药，观其方，大抵皆茯苓、泽泻、车前子、木通一类的药物，初服之，似有效，久之则效罔然，遂由朋友介绍来诊。初观其外，似无大病，然其舌体胖大，舌质淡，舌边明显齿痕，舌苔白滑而腻，脉象沉缓，重取无力。

据此，断其为肾阳虚衰，水湿停滞。治以温阳化气、利水泄浊，方用真武汤化裁。药用：制附片 70g（先煎两小时），生白术 15g，茯苓 25g，淫羊藿20g，生姜 60g。初诊仅服 3 剂，第 1 剂后，尿量增加，小便次数减少，排尿较前通畅。3 剂过后，小便通利，夜尿减为两次，排尿乏力。二诊，于原方加用桂枝 25g，排尿力度明显增加。三诊，于上方再增砂仁 15g，以纳五脏之气归肾。整个治疗，用药不到 30 剂，患者情况得到完全改善。精力增加，排尿正常，每晚仅 1 次夜尿。随访 2 年，诸情安然。

综观此案，患者年高体衰，体内阳气衰减而气化不及，水湿停滞，循少阳三焦下注前阴，导致前列腺增生、肥大，堵塞尿路，造成小便困难，从标与本来看，肾阳虚衰，气化不足为其本；尿路受压，阻塞不通为其标。所以，对于此病的治疗，理应抓住根本，以温阳化气，利水泄浊为大法。真武汤正是仲景为少阴阳虚，水湿内停而设，故用于中老年之前列腺肥大，效果显著。

病案 2

李某，男性，56 岁，教师，梁平人，2016 年 12 月诊。一月前因气温骤降，少衣受寒，出现头痛、项强、恶寒，自服 3 片解热镇痛片，服后大汗出，头痛遂轻。然至次日，突然暴哑，声音俱无，病者惊慌，到当地医院就诊，经治一月未见好转，遂经介绍来诊。初诊因患者无法出声，仅以文字交谈，其书：头痛、项强、身痛、微微恶寒、咽痛。

诊其舌淡红，苔白润，脉沉紧。

遂断该病乃寒中太少两经所致之暴哑。治以宣肺、温肾、暖脾，予麻黄附子细辛汤加生姜。处方：制附片 70g（先煎两小时），麻黄 15g，辽细辛 15g，生姜 60g。方用 1 剂，病人汗出，随之头痛、项强、身痛、恶寒显减，声音微出。2 剂后，头痛、项强、身痛、恶寒罢，声音复常，仅遗乏力未除。遂于原方去麻黄、细辛，加桂枝 30g，淫羊藿 20g，砂仁 15g。2 剂后，体力恢复正常而愈。

综观此案，患者身体虽似强盛，毕竟年近六旬，阳气渐衰，由于突然受寒，寒邪由太阳直达少阴，加之过服发汗西药，阳气更损，终致肺窍闭塞，声音暴哑。此病之标象虽然在肺，然其病机核心却为少阴经脉凝闭，所以用麻黄附子细辛汤加生姜而获捷效。

（杨德钱，重庆市垫江县中医院副院长，国家级师带徒导师，重庆市名中医）

王辉用运轴复轮法治疗急性重症胰腺炎案

病史简介

刘某某，男，37 岁，家住重庆市北碚区天府镇大田村 3 组。

主诉：腹痛腹胀 25+ 天，伴高热 10 天。

现病史：25 天前入院，2014 年 4 月 15 日突发中上腹及左上腹剧烈疼痛，为持续性剧痛，阵发性加剧，伴恶心欲吐，按压疼痛加重，伴肩胛间区放射痛，烦躁，心悸，无发热畏寒，无黄疸，无黑便，无血便，无嗳气。遂到我院就诊，当时查血尿淀粉酶增高，根据影像学变化诊断为"重症急性胰腺炎"，经积极治疗 1 天，患者病情迅速恶化，心率达 170 次 / 分，呼吸困难。第 2 天转入市内一所著名三级甲等医院重症监护室治疗，给予抗感染、营养对症支持、安置腹腔引流管，插胃管，并给予气管切开呼吸机支持通气，导尿术等。治疗期间患者病情反复，逐渐加重，反复抢救多次，患者病情仍持续恶化，先后发生急性肾衰竭，急性心力衰竭，呼吸衰竭等。经过该院重症监护室连续治疗 22 天患者病情仍持续恶化出现多脏器功能衰竭，拟放弃治疗。于 2014 年 4 月 14 日办理自动出院，拟处理后事。熟料患者回家后次日早晨仍未死亡，家属不忍，又送我院以聊尽人事。急救车接入我院，并以"重症急性胰腺炎"收入住院治疗。

入院症见：患者形体肥胖，体重 110kg。急性痛苦面容，嗜睡，呼之能应，患者诉腹胀腹痛明显。乏力，卧床不能自主活动，带管呼吸，呼吸急促，呼吸 30 次 / 分，无吸气三凹征，咳嗽时气管导管内可见大量黄色浓稠痰液，腹腔引流管引流出大量酱红色腹腔分泌物。入院时随机血糖：29.3mmol/L，大便未解。查体见 T39.2℃，P145 次 / 分，R30 次 / 分，BP：190/111mmHg。舌红，苔黄厚，脉洪数无力。

入院诊断

中医诊断：胰瘅。中土不运，浊瘀热毒内聚、升降失调。

西医诊断：重症胰腺炎，多脏器功能衰竭，腹腔间歇综合征，低蛋白血症。

治疗过程

首诊：（4月15日），考虑患者饮食不节，中土不运，土虚填实，升降出入严重障碍，浊瘀热毒内聚，郁而化热，故出现高热不退，肺气不降则见呼吸急促，腑气不降则见大便干结不解。患者患病日久，伤津耗气，故见患者虚羸少气，就诊时已是正虚邪实，命悬一线。方予大承气汤加减，以通腑泄热，急下存阴，驱邪气为急。厚朴24g，枳实24g，生大黄12g，芒硝20g，玄参30g，生地黄30g，麦冬30g，牡丹皮20g，桃仁20g，人参30g，西洋参20g。

二诊：入院第2天（4月16日），患者夜间间断入睡，精神差，意识清楚，呼之能应，呼吸急促，呼吸26次/分，伴发热，最高体温39.3℃，今晨体温38.2℃，仍诉腹胀，腹痛，无恶心、呕吐，患者诉服中药后解污臭如腐泥大便一盆。舌红，苔黄腻，脉洪数无力。

考虑患者大便畅下后，毒瘀减退，遂用大承气汤与附子泻心汤合用，攻补兼施，仍以驱邪为主。厚朴24g，枳实24g，生大黄12g，芒硝20g，制附片15g，黄芩20g，黄连6g，生姜18g，人参30g，西洋参20g。

三诊：入院第3天（4月17日），今日予以拔除胃管，患者夜间间断入睡，睡眠较入院时稍好，精神仍差，意识清楚，呼之能应，仍诉腹胀，无腹痛，无恶心、呕吐，呼吸急促，无吸气三凹征，氧饱和度94%。发热，体温38.2℃，呼吸24次/分，舌红，苔白，脉沉弦。

经过两天的通腑泄热治疗，盘踞在中焦浊瘀热毒势头明显减弱，患者正气不足，邪热未退。遂用附子理中合大承气汤合用，以扶正驱邪。制附片18g，干姜18g，厚朴18g，人参30g，炒白术20g，枳实18g，生大黄12g，芒硝20g，炙甘草12g，麦冬30g，牡丹皮20g，桃仁20g，西洋参20g，3剂。

四诊：入院第7天（4月21日），体温降至正常，最高体温37.1℃，今晨体温36.5℃，大便正常，舌红，苔白腻，脉沉。

患者病情明显缓解，考虑为中土不运，脾肾阳虚为主，乃用附子理中略加消导之品再进。制附片30g，干姜30g，炒白术30g，人参30g，砂仁12g，炙甘草 30g，牡丹皮 20g，桃仁 20g，姜半夏 30g，炒白芥子 20g，炒莱菔子 20g，茯苓 30g，焦四仙各 30g，3 剂。

五诊：入院第 10 天（4 月 24 日）患者夜间入睡尚可，精神尚可，可在协助下床旁活动四肢，遂守方治疗月余，患者病情稳定出院。随访 5 年患者情况良好，无特殊不适。

临证感悟

运轴复轮法是根据清末医家彭子益"轴轮互运"理论提出的。彭子益认为"中气如轴，四维如轮。轴运轮行，轮运轴灵"。换言之，轴就是中气，轮就是木、火、金、水四轮，运轴复轮法也就是通过调理中焦气机而达到治疗人体其余四轮疾病的方法。

急性胰腺炎中医诊断为"腹痛"或则"胰瘅"病，该患者的病机是中土不运，土虚填实，浊瘀热毒内聚，正虚邪实，导致人体气机升降出入严重障碍，中医认为最容易出现死症。《内经》曰"出入废则神机化灭，升降息则气立孤危"，因此，患者来院时，已是命悬一线，九死一生之际，此时是调节出入的关键时期，尤其是"出"。因此，笔者当机立断用大承气汤酌加益气养阴之品以急下存阴，解决出入之后，始终抓住中土不运这一根本病机，采用斡旋中焦气机的方法，最终获效治愈这一重症胰腺炎。

（王辉，重庆市北碚区中医院主任医师）

马派中医传薪

唐志宇治慢性咽炎案

陈某，45 岁，男性，教师，于 2017 年 2 月 16 日初诊。因咽部有异物感 1 年余，加重 3 天就诊。1 年前因琐事与人争执后心生郁闷，致心烦易怒，夜寐不宁，咽部有异物感，轻微咽痛咽痒，在院外行消炎及清热解毒中药治疗效不明显，且症状常反复，时轻时重，甚为苦恼。3天前患者因受凉后咽部异物感加重，伴咽微痛，咽干痒，鼻塞，流涕，失眠多梦，盗汗，四肢厥冷，大便调，小便色黄，舌质红，苔薄黄，脉弦数。

西医诊断：慢性咽炎。

中医诊断：慢喉痹。

中医证型：内有郁热，外感风寒证。治以解表利咽、清热解郁。拟方升降散加减。

蝉蜕12g，炒僵蚕12g，酒大黄3g，姜黄12g，桔梗20g，炒栀子10g，紫苏叶10g，炒苍耳子15g，生麦芽25g，煅龙骨25g，煅牡蛎25g，生甘草15g。

煎服法：5剂，水煎服，每日1剂。

2月22日二诊：患者诉5剂药服后症状有所缓解，夜寐安、盗汗止，咽痛、鼻塞、流涕有所减轻，咽部异物感仍在，余无特殊，舌质红，苔薄白，脉弦数略细。原方去煅龙骨、煅牡蛎，加薄荷7g解郁利咽，5剂。

2月28日三诊：患者诉鼻塞、流涕消失，咽部异物感、咽痛较前明显好转，但口干欲饮，舌红，苔薄白、脉沉弦。以解郁透热为主，兼养阴液，前方去紫苏叶、炒苍耳子，加百合15g、知母15g生津润燥，5剂。

3月3日四诊，患者诉上述症状消失，咽部已无异物感，无充血，患者痊愈。

按语　患者因琐事与人争执，心生郁闷，肝气郁结，肝失疏泄，气机壅滞，郁而化热，熏浊于上，发为喉痹。郁火内生，搏结咽部，则出现咽部异物感，咽干痒、微痛；郁火扰心，神明不安，出现失眠多梦，心烦易怒；郁火内生，邪陷阴中，则出现盗汗；热灼膀胱则见小便色黄；风寒束表，肺气失宣，则见鼻塞、流涕之状；阳郁不发，则见四肢厥冷，其中舌红苔薄黄、脉弦数皆为内有郁热之象。治疗内有郁火所致慢性咽炎，以"火郁发之"论治，辛温发散之药结合寒凉沉降之药，奏清透郁热、解表之功。二诊夜寐安、盗汗止，去安魂魄、敛汗之煅龙骨牡蛎，加薄荷疏风行气开郁利咽。三诊口干，为郁热灼伤津液，故加百合、知母滋养阴液，鼻塞、流涕消失，示表证已解，去紫苏叶、炒苍耳子辛温散寒之品。最后复诊，郁火已外出而透，喉痹得愈。

所以，在临床上，应找出疾病的病因病机，抓住病症之本质所在，擅用辨证论治，方能药到病除。

（唐志宇，副主任医师，重庆永川区中医院科研科副科长）

马派中医传薪

唐志宇治舌麻案

吴某，女，74岁，2019年6月27日首诊。

主诉：舌边尖麻木4个月。

证见：舌边尖麻木，咽干，口干苦，纳可，睡眠差，入眠困难，二便可，舌边尖红，舌下脉络纤曲、瘀点，苔薄黄，脉弦滑数。

辨证：舌麻，心肝火旺，血虚失养。予归脾汤、柴胆牡蛎汤加减。

处方：当归12g，党参10g，白术12g，黄芪15g，茯神15g，制远志10g，木香10g，龙眼肉15g，淡竹叶15g，北柴胡10g，龙胆草6g，煅牡蛎30g，炒酸枣仁15g，丹参12g。7剂。

二诊：2019年7月5日。

舌边尖麻木减轻，失眠缓解，口干苦、咽干加重，心烦，舌边尖略红，舌下脉络纤曲瘀点，苔薄黄，脉弦数，重按稍减。

辨证：血虚失养，相火上逆。改用麦门冬汤加减。

处方：麦冬45g，生石膏30g，法半夏7g，人参10g，当归10g，黄芪10g，制远志10g，丹参12g，大枣15g，淡竹叶20g。继进7剂。随访患者，诸症本消失，未再服药。

按语　一诊，《灵枢》云："心气通于舌，心和则舌能知五味矣。""脾气通于口，脾和则口能知五谷矣。"脾主运化，化生气血，舌体赖气血充养，气血足则舌体感觉灵敏，心血亏虚，血不养荣，故患者一诊时症见舌边尖麻木。睡眠差，入眠困难，舌边尖红，苔薄黄，脉弦滑为心肝火旺之征，故投归脾汤益气补血，柴胆牡蛎汤清泻肝胆之火。归脾汤具有益气养血、健脾养心之功效。黄芪甘温，益气补脾，龙眼肉甘平，既补脾气，又养心血以安神；党参、白术补脾益气，助黄芪益气生血；当归补血养心，助龙眼肉养血安神；茯神、酸枣仁、远志宁心安神；木香辛香而散，理气醒脾，与大量益气健脾药配伍，补而不滞，滋而不腻。柴胆牡蛎汤以柴胡、龙胆、牡蛎清肝泻火，加淡竹叶利小便以清心火；加丹参化瘀。全方共奏益气补血、健脾养心、清肝泻火之功。

二诊，口干、咽干明显，心烦，其余诸症明显缓解，考虑前方温补有余，清火滋阴不足，导致肺胃阴伤，虚火灼津，则津不润喉，则口干咽干加重。《金匮要略》曰："大逆上气，咽喉不利，止逆下气者，麦门冬汤主之。"故选用麦门冬汤加减治疗。麦冬既养肺胃之阴，又清肺胃虚热；人参益气生津；大枣益气养胃，合而益胃生津，胃津充足，自能上归于肺。黄芪、当归补益气血；淡竹叶、生石膏清热生津、除烦；制远志养心安神；丹参化瘀。

通过此病例，感悟到临证之时医者从错综复杂的症状群中抓住主证十分关键，灵活运用经典方剂，才能做到既有效又快捷。

（唐志宇，副主任医师，重庆市永川区中医院科研科副科长）

马派中医传薪

任胜洪运用化痰祛瘀法治疗中风病案

肖某，男，44岁，驾驶员，2019年9月11日初诊。患者昨日早晨起床后即感右侧肢体不遂，右手不能持物，不能自己行走，言语不利，口角向左歪斜，伸舌右偏，神志清楚，身体偏胖，舌淡紫，舌体胖大，舌边有瘀点，舌下脉络纡曲，苔白厚腻，脉弦滑。辅助检查头颅 MRI 提示左侧基底节区脑梗死。西医诊断：左侧基底节区脑梗死。

中医诊断为中风病——中经络，辨为痰瘀阻络证，治以燥湿化痰、平肝息风，养血活血，化瘀通络，选用半夏白术天麻汤合桃红四物汤加减。

法半夏 9g，炒白术 15g，天麻 12g，橘红 15g，茯苓 20g，桃仁 10g，红花 10g，当归 10g，白芍 15g，川芎 10g，生地黄 15g，地龙 15g，川牛膝 30g。7 剂，水煎服。

9 月 18 日复诊，右侧肢体自觉轻松有力，右手能勉强持物，能在家人搀扶下站立行走，言语较前流利，舌淡紫，舌体胖大，舌边有瘀点，舌下脉络纡曲，苔白微腻，脉弦滑。

效不更方，继用 40 余剂，用药期间随症调节饮食及大便，随访半年，患者生活基本能够自理。

按语　中风病又称为脑卒中，临床是以猝然昏仆、不省人事、半身不遂、口眼喎斜、言语不利为主症的病症。伴随着中老年人的发病率、致残率、复发率和病死率不断增加，已严重威胁人类健康。《灵枢·百病始生》之"凝血蕴里而不散，津液涩渗，著而不去，而积皆成矣"。说明了痰湿与瘀血在病理上的相互影响。《景岳全书》云"津凝血败，皆化为痰"。丹溪曾云"痰挟瘀血，遂成窠囊""久得涩脉，卒难得开，必费调理"，指出了痰瘀互结的严重性及复杂性。津聚为痰，血滞为瘀，由于气血津液形同一体的紧密关系，痰与瘀常互结为患。因现代人嗜食肥甘厚味、饮酒过度，致使脾失健运，聚湿生痰，痰既是一种病理产物，又是一种继发的致病因素，痰湿、瘀血皆是津液代谢的病理产物。朱丹溪在《丹溪心法》中云："中风大率主血虚有痰，治痰为先，次养血行血。"痰浊与血瘀又常相互交作，合而为病，活血化瘀与化痰豁痰常结合使用，随血瘀与痰浊的轻重而辨证施治。痰瘀形成的根本原因是元气亏虚、痰瘀阻滞血脉，影响血脉的正常运行，从而导致中风病的发生。

本案为痰瘀阻络之中风，故选用半夏白术天麻汤合桃红四物汤加减，以燥湿化痰、平肝息风，养血活血，化瘀通络。半夏白术天麻汤出自《医学心悟》，功效为燥湿化痰，平肝息风，是治疗风痰的代表方剂。方中半夏燥湿化痰，降逆止呕；天麻平肝息风潜阳；白术、茯苓健脾祛湿，治痰之源；橘红理气化痰。桃红四物汤出自《医宗金鉴》，由四物汤加桃仁、红花组成，功效为养血活血。方中桃仁、红花活血化瘀，当归补血活血，川芎活血行气。本方佐以川牛膝及地龙以达活血祛瘀，疏通经络。本案全方共奏燥湿化痰、平肝息风、养血活血、化瘀通络之功。

（任胜洪，主任医师，重庆市九龙坡区中医院脑科主任）

马派中医传薪

罗庆涛用桂枝汤加减治顽固性鼻炎案

杨某，男，55 岁，警务员，2011 年 12 月初诊。自述患过敏性鼻炎 12 年，每因气候变化、冷空气刺激而诱发，冬春季发作较为频繁，发作时鼻干且痒，鼻塞流清涕，曾服用中药疗效不佳，平时自购抗过敏西药（西替利嗪、扑尔敏片等）控制，但仍逐年加重，经朋友介绍前来诊治。除鼻塞干痒外，伴有体型较胖，畏寒肢冷，精神不振，头晕目眩，喜温热饮食，口干频饮而不解，大便稀溏，小便不利，舌苔水滑，脉细弱。辨为肺脾阳虚之证，治以补肺健脾、温阳通窍为法，方选桂枝加附子汤加减：

桂枝 20g，白芍 20g，茯苓 15g，白术 15g，附片 15g（先煎 1 小时），生姜 20g，炙甘草 10g，辛夷 15g（布包），苍耳子 15g。7 剂，每日 1 剂，水煎分 3 次温服。

7 剂后二诊，舌苔变为白腻，不再水滑，脉细而有力，鼻塞已通，不再频繁饮水，精神好转。效不更方，守方 15 剂，半月后患者复诊述诸症均减，体重减轻，舌脉趋向正常。为巩固疗效，上方制作丸服数月，随访 8 年未再复发。

按语 根据本患临床表现诊为肺脾阳虚之证，乃因患病日久致肺气虚弱，卫外不固，且子病及母，子盗母气，以致脾气不足，而成肺脾气虚之证，又因病情反复，缠绵难愈，气虚日久而温煦失司，终于酿为阳虚之候。而流清涕、打喷嚏为过敏性鼻炎之主要症状，《证治要诀》云："清涕者，脑冷、肺寒所致。"故治以补肺健脾、温阳通窍之法，而选用的桂枝汤方中桂枝解肌发表，温通卫阳，白芍补血养血，其酸可收敛涕液，两者合用，一散一收，调和营卫；桂枝汤去大枣而加用茯苓、白术，不仅有健脾除湿之功，还有培土生金以补肺气之妙；生姜辛温，可佐桂枝祛风散寒；炙甘草调和药性，合桂枝辛甘化阳以实卫，合白芍酸甘化阴以和营，功兼佐使之用。桂枝汤加附片可增强温阳祛寒之力，乃针对阳虚病机而设。方中辛夷辛散温通、芳香走窜，上行头面而善通鼻窍，与苍耳子配伍，温通鼻窍之力倍增，实乃治标之品。现代药理研究表明，桂枝汤对汗腺分泌、体温、免疫功能、胃肠蠕动及血压有双向调节作用，且有抗炎、抗菌、抗病毒、抗过敏、镇痛、降血糖及保护心血管等药理作用。有研究表明，桂枝汤治疗过敏性鼻炎的作用，还可能与降低嗜酸性粒细胞趋化因子、嗜酸性粒细胞阳离子的水平来抑制嗜酸性粒细胞的聚集和活化有关。可见，全方药虽九味，共奏补肺健脾、温阳通窍之功，而达治愈顽固性过敏性鼻炎之效。

（罗庆涛，副主任医师，重庆市永川区仙龙镇卫生院医务科长）

马派中医传薪

吴光速用加味双粉双藤方
治疗非失眠性病症案

马有度教授在失眠的治疗方面有丰富的经验，他早年曾发明了一个治疗失眠的验方，名曰"双粉双藤方"，由酸枣仁、延胡索、夜交藤、鸡血藤四味中药组成，具有安神养心、补虚镇痛、镇静催眠之功，可用于治疗各类失眠，疗效显著。

笔者拜师马有度教授，有幸习得此方。在临床工作中，发现"双粉双藤方"的镇静安神功效，不仅可用于治疗失眠，还可应用于治疗更多病症。现列举二则案例，以资参考。

病案 1

周某，女，41 岁，2019 年 5 月 5 日初诊。

主诉：胸痛、胸闷 1 月余。

病史：1 个多月前感冒后出现胸前区间歇性隐痛、胸闷、心悸、气短。当地医院查血提示肌酸激酶 258.5U/L，肌酸激酶同工酶 159.5U/L；胸片提示双肺纹理增多；彩超提示三尖瓣局限性反流；动态心电图提示窦性心律不齐，多源室上性早搏。诊断为心肌炎。经口服西药后，上述症状未见缓解。1 周前复查提示肌酸激酶 229.91U/L，肌酸激酶同工酶 198.80U/L。自诉病后易出汗，多噩梦，平素性急易焦虑。

刻诊：面色稍显㿠白，舌淡红胖嫩，舌尖红，舌边有齿痕，苔薄偏黄，脉细数。

辨证：气阴两虚。

治则：益气养阴，复脉宁心。

方药：党参 15g，黄芪 20g，麦冬 15g，五味子 10g，生地黄 15g，丹参 15g，酸枣仁 20g，延胡索 15g，夜交藤 20g，鸡血藤 15g，炙甘草 6g。7 剂，每日 1 剂，水煎服。

2019 年 5 月 12 日二诊。胸闷、心悸、气短减轻，偶有胸痛，出汗减少，未再噩梦。面色稍红润，舌淡红胖嫩，舌尖稍红，苔薄偏黄，脉细数。前方继用 10 剂。

2019 年 5 月 23 日微信随访，诉诸症大减，仅偶觉胸闷。后因工作原因离渝，电话随访，病情亦未再发作。

按语　患者不慎感受外邪，入里化热，耗伤心之气阴，心失所养，则胸痛、胸闷、心悸、气短、眠差；阴血不能上华于面，则面色㿠白；卫外不固，阴不内守，则汗多；舌胖嫩有齿痕，苔薄，脉细数乃气阴不足之证。治当益气养阴，复脉宁心。方中党参、黄芪补益心气；麦冬、生地黄、五味子滋养心阴；丹参、鸡血藤养血活血；酸枣仁、夜交藤宁心安神；延胡索、鸡血藤活血止痛；炙甘草调和诸药。"双粉双藤方"镇静除烦、止痛安神，配合全方诸药，共奏益气养阴、复脉宁心之效。

病案2

邓某，男，10岁，2019年5月7日初诊。

主诉：眨眼、揉鼻、噘嘴1个月。

病史：家长代诉，1个月前出现不自主眨眼、揉鼻、噘嘴，情绪紧张时明显，且越见频繁。口臭明显，容易激动，夜间入睡后频繁翻身。

刻诊：面色偏暗淡，精神一般，舌红苔薄，脉滑。

辨证：阴虚火旺，肝风内动。

治则：养阴平肝，清心安神。

方药：酸枣仁15g，延胡索10g，夜交藤15g，合欢皮15g，生牡蛎15g，石决明15g，鸡血藤10g，白芍10g，生地黄10g，麦冬10g，莲子心5g，钩藤10g，僵蚕5g，龟板5g，鳖甲5g，全蝎2g，炙甘草5g。10剂，每日1剂，水煎服。

2019年5月19日二诊。眨眼、揉鼻、噘嘴及口臭减轻，夜间入睡后翻身减少。面色较前红润，精神可，舌淡红苔薄，脉稍滑。前方继用10剂。

2019年5月23日微信随访，诉诸症大减，基本未再发作。

按语　此患为小儿抽动症。因肾水不足，导致肝阳上亢。精神紧张，容易焦虑，导致肝气不疏。肝主筋，开窍于目。故表现为眨眼等面部及躯体不自主抽动。抽动症的孩子大多心火旺，而致心烦、失眠、口臭。治当养阴平肝、清心安神。方中龟甲、鳖甲、生牡蛎、石决明、白芍养阴平肝潜阳；生地黄、麦冬、莲子心养阴清心；钩藤、僵蚕、全蝎平肝息风；酸枣仁、夜交藤、合欢皮宁心安神；延胡索、鸡血藤活血安神；炙甘草调和诸药。"双粉双藤方"镇静安神。配合其余诸药合用，共奏养阴平肝、清心安神之效。

小结　现代研究表明，酸枣仁具有镇静催眠、抗惊厥、抗焦虑、抗心律失常、降血脂、增强免疫等多种作用，并对心肌及脑缺氧、缺血有保护作用。夜交藤具有调节神经系统、抗氧化、调节免疫等药理作用。国医大师颜正华教授治疗胸痹的处方中就常用到酸枣仁和夜交藤。延胡索除用于镇痛、镇静外，还是治疗阵发性房颤、快速型室上性心律失常的有效药物。鸡血藤具有改善心血管系统、镇痛等多种药理作用。

根据中医辨证，结合上述现代药理研究，笔者尝试将"双粉双藤方"加味应用于治疗病因病机与心肝相关的多种病症，常获良效。借以上二则案例抛砖引玉，将中医临床诊疗思路拓广，发现验方更多的适应证，进而丰富中医药的应用。

（吴光速，重庆市九龙坡区吴泽生大环医术研究所所长）

马派中医传薪

陈永亮用温肾散寒法治膝痹验案

叶某，男，46岁，近几年在浙江务工，现在工地上班。2020年2月12日初诊。

主诉：双膝关节疼痛20余年。

患者自诉于20余年前由于常年从事深井湿冷环境下采矿工作，后逐渐出现双膝关节疼痛，夜间痛不可眠，需俯卧位双下肢交叉叠压才能勉强入睡，疼痛不受季节影响，就诊于山西某煤矿医院，考虑为风湿性关节炎，以中药丸剂（药名不详）口服，双膝疼痛无明显缓解。

现证：双膝关节疼痛，夜间痛不可眠，需俯卧位双下肢交叉叠压才能勉强入睡，晨起活动缓解，得温痛稍减。无肿胀、畸形。上下楼梯及下蹲尚可，余无不适。双膝关节疼痛经VAS评分为8分。无畏寒、发热、头晕痛，纳可，眠差，二便调。舌淡胖有齿痕，苔薄白，舌下脉络轻度纡曲，脉沉弱，双尺尤甚。

检查：心电图示窦性心律，正常心电图。双膝关节 DR 片示双侧胫骨内侧平台下尖角状骨性突起，考虑骨软骨瘤，结合临床；双膝关节退行性改变。三大常规、生化检查、风湿二项无异常，肿瘤标志物未见。

辨治：膝痹病（膝骨关节炎），肾阳不足，寒湿阻络。治以温肾助阳，散寒通络法。方拟右归丸化裁。

处方：

熟地黄30g，附片30g（先煎），肉桂15g，山药15g，山茱萸12g，菟丝子20g，杜仲15g，鹿角霜15g，枸杞子15g，干姜20g，独活20g，防风15g，北细辛6g，赤芍15g，牛膝30g，川续断20g，黄芪30g，淫羊藿20g，仙鹤草20g，炙甘草9g。

5剂，每日1剂，水煎500ml，分3次，饭后半小时温服。附片先煎2小时，尝不麻口时，再同煎，嘱忌寒冷食物，服药期间避风寒湿气。

二诊：2020年2月17日，患者双膝疼痛较前减轻，仍见舌淡胖，齿痕较深；经VAS评分左膝为5分，右膝3分；上方去防风，附片加至60g，炒白术15g，再服5剂，服法、饮食宜忌同前。

三诊：2020年2月24日，患者服药后诉疼痛明显好转，经VAS评分左膝为2分，右膝0分；夜间睡眠佳，偶感眩晕，余无不适。舌淡胖，有浅齿痕，苔薄白，脉沉弱。守上方加山茱萸20g，天麻15g，5剂。每日1剂，服法、饮食宜忌同前。

1个月后电话回访，病情进一步好转。

按语 中医认为痹病的发生是内有正气虚弱之本，外又感受风寒湿邪，气血瘀阻故而成痹。本例患者因久处深井阴寒之地，人体阳热之气耗散太过，阳气不足，致正气虚弱，易受邪攻，遂成寒痹。正如《素问·生气通天论》所言："阳气者，若天与日，失其所，则折寿而不彰。故天运当以日光明。"阳气不足，卫外不固，阴寒之邪乘虚而入。冷痹者，阴邪实也；寒邪收引、凝滞、主痛，易伤阳气；阴寒之气侵袭关节，致膝部经脉运行不畅，发为膝痹病。本例应诊为阳气虚弱为主，阴寒邪侵次之。用右归丸化裁，以温肾助阳，散寒通络。全方附子、肉桂温壮元阳，为君药。熟地黄、山茱萸、枸杞子、山药滋阴益肾。独活除痹止痛，细辛、防风散寒通络止痛，共为臣药。鹿角霜、菟丝子、杜仲、川续断、淫羊藿、牛膝补肝肾、强腰膝；仙鹤草、枸杞子治虚劳膝痛，黄芪升阳通痹，共为佐药。附子无姜不热，牛膝引药下行，炙甘草缓急止痛，共为使药。诸药合用，共奏温肾助阳、散寒通络之效。本证未见血虚血瘀之证，故去当归。舌淡胖，齿痕较深，二诊加大附片用量，用白术健脾益气，燥湿利水。三诊加大山茱萸用量，加天麻理眩晕。本案以阳气不足立法，治以扶阳固本为基，兼祛阴寒之邪，取得令人较为满意的疗效。

（陈永亮，重庆市忠县中医院副院长，主任医师；重庆市忠县中医院疼痛科

执业中医师陶静整理）

马派中医传薪

陈永华治顽固晨起咳痰案

214

吴某，男，59岁，2019年8月27日初诊。

主诉：晨起咳痰20年余。

现病史：患者自述，20年前感冒后出现晨起咳痰，伴头重、肩背痛、小腿软痛。曾在黔江及重庆主城区多家医院就诊，服用中、西药均无效。

现证：每日晨起咳痰，痰色黄、量多、质稠易出，咳声沉闷，甚者出现噜噜声，吐痰数口，痰出咳止；头晕头重，耳蒙，肩背重而紧，小腿软痛，每遇天气变化诸证加重明显；口干喜饮，心烦，眠差，食可，无腹胀，大便不成形，排便不畅，尿黄。舌红，有齿痕，苔白厚略腻，左脉弦，右脉浮缓。

既往史：无其他基础疾病。

体格检查：咽喉壁大量滤泡增生，肺部听诊未闻及干湿啰音。

辨证：湿热并重，煎津成痰。

治则：清热化湿，宣肺化痰。予甘露消丹加减。

广藿香 15g（后下），滑石粉 12g，连翘 15g，浙贝母 15g，射干 12g，黄芩（酒炙）12g，茵陈 18g，防风 20g，秦艽 15g，黄连（酒炙）9g，葛根 15g，石菖蒲 15g（后下），薄荷 8g（后下）。

5 付，每天 1 剂，分 3 次口服。

二诊：就诊日期：2019 年 9 月 5 日。患者服上方后咳痰量明显减少，再未出现噜噜声，每天吐痰 2～3 口，头晕头重明显减轻，心烦好转明显，睡眠转正常；仍然耳蒙，肩背重而紧，小腿软痛，每遇天气变化诸证加重；口干喜饮，大便不成形，排便不畅，尿黄；又诉畏寒明显，夜尿 1 次，汗出不畅。舌红有齿痕，苔白厚略腻，左脉弦，右脉浮缓。

辨证：寒湿郁热，煎津成痰。

治法：清热化湿，宣肺化痰。宗原方加减。

广藿香 15g（后下），滑石粉 12g，连翘 15g，浙贝母 15g，射干 12g，黄芩（酒炙）12g，茵陈 18g，防风 20g，秦艽 15g，香薷 12g，葛根 15g，石菖蒲 15g（后下），薄荷 8g（后下）。

5 付，每天 1 剂，分 3 次口服。

三诊：就诊日期：2019 年 9 月 20 日。患者述服用前方后咳痰诸症基本消除，偶有咳嗽，头晕头重明显减轻，心烦已除，睡眠转正常；耳蒙好转，肩背重紧好转，小腿软痛减轻，大便时干时稀，排便欠畅；仍然口干喜饮，尿黄；畏寒，夜尿 1 次，汗出不畅；又诉手足心热。舌红，边有齿痕，苔白厚，脉弦，右寸脉浮。

辨证：湿热蕴于经络，阴伤。

治法：利湿清热，疏风止痛，予宣痹汤加减。

香薷 15g，苦杏仁 10g，鳖甲（砂烫醋淬）12g，苍术（麸炒）12g，秦艽 15g，防风 20g，木瓜 30g，广藿香 15g（后下），薏苡仁 30g，栀子（清炒）12g，滑石 18g，羌活 12g，防己 15g，海桐皮 15g。

5 付，每天 1 剂，分 3 次口服。

回访患者，晨起咳痰已除，肩背重而紧及小腿软痛基本消除，仍然大便不成形，嘱患者继续服药，健脾利湿。

按语 患者咳痰迁延多年，遂成顽疾。医云"肺为贮痰之器，脾为生痰之源"，余深究其病史，盖因寒湿闭表，湿邪蕴热，湿热相搏，健运失司，水津不布，炼津成痰。

遂以藿香、薄荷、蔻仁、菖蒲之属芳香化浊，开宣肺气；黄芩、黄连清热解毒，滑石、木通、茵陈清利湿热，全方仅贝母一味化痰药。湿去热清，三焦通畅，水津四布，化解顽痰，疗效显著。继而又以宣痹汤解经络之湿热，最后以健脾善后。

（陈永华，重庆市黔江区中医院副院长，主任医师）

马派中医传薪

焦前川治局部体温升高验案

陈某，男，49 岁，农村干部。

2020 年 3 月 18 日就诊，主诉近 1 周，因新冠肺炎防控测体温（体温枪）发现前额温度 39.0℃，测腋下体温（体温计）36.6℃，每次如此，故来就诊。现症为面色微黄，舌质偏红，舌苔黄厚腻，精神、饮食尚可，偶有胃痛、灼热感、口苦、口臭，大便粘便槽，排便不畅，尿偏黄，前额轻微昏闷，天气变化颈背部有酸重感。我院胸 CT 未见异常。左脉弦滑，右脉沉弦滑。体温枪测前额温度 39.0℃，体温计测腋下 36.6℃。自述 2018 年胃镜检查示贲门溃疡，慢性非萎缩性胃炎伴糜烂。服西药（具体药不详）后症状基本消失。

辨病：局部体温升高。

辨证：阳明经湿热。

治法：清热祛湿透表。

处方：葛根 30g，黄芩 20g，黄连 10g，虎杖 30g，生甘草 5g，炒苍术 10g，茵陈 30g，栀子 10g，羌活 15g，防风 10g，生姜 30g。5 剂，水煎 2 次，每日 1 剂，饭后服。

二诊：2020 年 3 月 24 日，患者诉：前额轻爽，活动后前额颈背微发热出汗；胃痛已止，饮食尚可，胃灼热感、口苦、口臭减轻，排大便渐畅，大便黏便槽好转，尿偏黄。体温枪测前额温度 37.8℃，温度计测腋下体温 36.6℃。面色微黄，舌质偏红，舌苔黄厚腻减。左脉弦滑略浮，右脉弦滑。治法仍以清热祛湿透表。守上方加厚朴 10g。5 剂，每日 1 剂，饭后服。

三诊：2020 年 4 月 1 日，患者诉活动后前额颈背轻微发热汗出，余无不适，体温枪测前额温度 36.5℃，体温计测腋下体温 36.4℃。舌苔微黄薄腻。左脉弦略滑，右脉弦滑偏浮。治法仍守二诊原方祛除余邪。

2020 年 4 月 7 日电话告知前额体温已正常（36.3℃）；各种症状均已消失。

按语 如果不是新冠肺炎防控测体温，本例患者前额温度增高可能还未发现。人体局部温度异常增高在临床中少见，我在临床中只发现本例。前额为足阳明胃经所系，患者素有慢性胃病，症状有口苦、口臭、烧心，大便黏滞不畅，辨证为阳明经湿热表里证，阳明为多气多血之腑，湿热壅滞，在其他脏气不虚的情况下，正邪相搏，郁而气旺，故局部温度升高。葛根黄芩黄连汤出至《伤寒论》34 条："太阳病，桂枝证，医反下之，利遂不止，脉促者，表未解也；喘而汗出者，葛根黄芩黄连汤主之"，治太阳病表证，医误下之，邪入阳明，协热下利，阳明里湿热兼表证。本患者表症有前额昏闷，颈椎背部有酸重感，里症有胃痛、烧心、口苦、口臭、大便黏便槽、排便不畅、尿黄等症；舌苔黄厚腻，左脉弦滑，右脉沉弦滑。舌脉症大体相符，故在葛根黄芩黄连汤中增羌活、防风、生姜祛表邪透湿，加炒苍术、厚朴、茵陈、栀子、虎杖清里热利湿，服药后微汗而解。

（焦前川，副主任医师，重庆市黔江区中医院门诊部主任）

李艳景治不寐验案

余某，男，67岁，2019年3月16日就诊，诉"睡眠障碍伴头晕头胀2年，加重1月。"

患者诉2年前无明显诱因出现睡眠障碍，具体表现为心烦，头胀，性情急躁，动则发怒，夜间入睡困难，入睡后恶梦不断，兼有口干口苦。院外以中西医治疗处理后，症状可缓解，但反复发作。1月前，患者因琐事与人争吵，其后再次出现入睡困难加重，甚至彻夜不寐，再服用"甜梦胶囊"，效果不显。现症：入睡困难，睡后多梦，以噩梦为主，醒后不能再寐，头晕头胀，双眼干涩，伴有心慌、心烦，纳食可，口苦，大便偏干，每日一行，小便黄，舌质红，苔微黄腻，脉弦数。

辨病：不寐。

辨证：肝血不足，肝失疏泄，心神被扰。

治法：养血生脉安神，舒畅气机。

选方：四逆散合酸枣仁汤加减。

用药：柴胡12g，枳壳12g，白芍12g，甘草6g，酸枣仁30g，知母10g，川芎10g，茯神30g，太子参30g，麦冬15g，五味子12g，竹茹10g，丹参30g，枸杞子18g，天麻12g，钩藤18g，火麻仁30g。

7剂，水煎服，日一剂，分三次服。

二诊：服用药物后，睡眠较前改善，每晚平均能睡5小时，头晕、心慌改善，大小便正常，于上方去天麻、钩藤、火麻仁，加夏枯草30g，7剂，用法同前。

三诊：自诉睡眠佳，心境开朗，守方再服7剂，诸症悉除。随访3个月，未再复发。

按语 《黄帝内经》载"少壮者，血气盛，肌肉滑，气道通，荣卫之行，不失其常"，强调肝血充足于气机条畅的重要性；又指出"气血衰，肌肉不滑，荣卫之道涩"而致不寐；不寐日久，气机不畅，化生瘀血，扰乱神明而导致不寐，《灵枢·百病始生》曰："若内伤于忧怒，则气上逆，气上逆则输之不通，温气不行，凝血蕴里而不散。"总体而言，中医认为，不寐的主要病机为脏腑功能阴阳失调，气血阴阳失和，致心神不安或心神失养，其主要病机与心肝胆脾胃肾关系密切。

本例患者，肝血不足，血不养心，则入睡困难，睡后多梦，血不荣头目，则头晕头胀，双眼干涩，日久心血心阴耗伤，则心慌，心烦，肝失疏泄，则口苦。舌质红，苔微黄腻，脉弦数，此乃肝血不足，气机不畅，且有化热趋势。

方中柴胡苦辛微寒，能调达肝气，疏肝解郁；白芍苦酸微寒，能养肝敛阴，柔肝止痛；枳壳苦辛酸温，行气散结，泄热除痞；酸枣仁甘酸而平，能养心益肝，宁心安神；茯神甘淡而平，能健脾宁心；知母苦甘寒，能清热泻火，滋阴润燥；川芎辛温，能调养肝血，舒达肝气；夏枯草辛苦寒，能清热泻火，疏解肝热；丹参苦微寒，能活血凉血，除烦安神；天麻、钩藤祛风利头目；太子参、麦冬、五味子益气养阴；竹茹清虚烦；枸杞子养肝肾；火麻仁润肠道；甘草和中而调诸药。诸药合用，共奏养血生脉安神，舒畅气机之功。以此为基，收效显著。

（李艳景，重庆市垫江县中医院副主任医师）

马派中医传薪

胡春蓉运用中药配合心理疏导治抑郁症验案

患者方某，女，未婚，30岁，公司职员。2020年2月6日因新冠病毒疫情及工作压力，遂致夜不能寐，情绪低落，不能坚持正常工作。心烦急躁，时欲发怒，又时欲悲泣。面容憔悴，疲惫不堪。大便干结，小便色黄。诊脉弦细滑数，重按有力，舌红苔微黄。

西医诊断：抑郁发作。

中医辨病：郁症。

辨证：肝失疏泄，心神被扰。

治法：疏调气机，宣泄木火之郁。

选方：升降散加减。蝉衣6g，僵蚕10g，片姜黄6g，大黄3g，柴胡6g，黄芩10g，川楝子10g，石菖蒲10g，钩藤10g（后下），7付。

二诊：药后大便畅行，心烦易怒减轻，夜晚已能安睡3～4小时。患者精神状态较前判若两人。诊脉仍弦滑数，舌红苔白，郁热尚未全清，继用升降散守方加减。蝉衣6g，僵蚕10g，片姜黄6g，大黄3g，柴胡6g，黄芩10g，川楝子10g，炒枳壳6g，焦三仙各10g，7付。

三诊：患者情绪显著好转，入夜已能安然入睡，食欲较前大增，面色已显润泽。意欲上班，恢复工作，但思之仍不免心有余悸，唯恐上班后再导致失眠发生。诊脉弦滑且数，舌红苔薄白，仍宜前法进退，并给予调心方案，嘱其饮食忌辛辣厚味。动静平衡，每日坚持散步锻炼。并重视中医心理治疗，话疗开导，嘱患者务必思想开朗，切勿以小事为意。处方如下：柴胡6g，黄芩10g，川楝子10g，丹参10g，茜草10g，赤白芍各10g，蝉衣6g，僵蚕10g，片姜黄6g，焦三仙各10g，7付。电话随访，病愈。

按语　此例患者由于新冠病毒疫情及工作压力不堪重负致精神高度紧张，夜不能寐，属精神情志因素所致，故责之于肝经郁热不得宣散，木旺则火生，而成木火同盛，神魂不安。故予升降散疏调气机，解郁散结，并加疏肝泄热之品，方药对症，七剂而获显效。

失眠一症，多从心神不安、心肾不交辨之，动辄堆砌大堆安神之品，如酸枣仁、茯神木、远志，合欢皮、珍珠母之类。而本症失眠乃因郁证所致，此肝胆郁火不得发越，内扰心神，以致魂魄俱不安宁。采用疏调气机，宣泄木火之郁。未用一味安神之药而收安神定志之效。在采用中药治疗的同时，配合身心同治，形神合一等综合治疗方法，诸如：认知行为治疗、叙事疗法、音乐放松疗法、呼吸放松疗法、舞动疗法，因而获效显著。

（胡春蓉，主任医师，重庆市第九人民医院风湿免疫科／心身医学科／中西医结合科主任）

马派中医传薪

胡春蓉治肠癌术后腹泻案

初诊：王某，女，68 岁。因升结肠低分化腺癌于 2019 年 9 月 29 日在全麻下行"根治性右半结肠切除术"，2019 年 11 月 2 日因术后腹泻月余就诊。患者白天大便 5～6 次，难以自制，质稀，腹胀，纳少，寐差，舌淡，苔黄腻，脉滑数。处方用党参 12g，炒白术 20g，茯苓 15g，泽泻 15g，升麻 9g，黄芪 30g，白扁豆 15g，木香 20g，山药 15g，芡实 15g，葛根 15g，砂仁 6g，苍术 15g，厚朴 12g，枳壳 12g，炙甘草 6g，鸡内金 15g，白花蛇舌草 15g。水煎服，连服 10 剂。嘱患者注意饮食清淡，忌食生冷。

二诊：治疗 2 周后患者复诊，大便次数减为每日 4 次，腹胀较前缓解，舌质偏干，苔薄略黄，脉滑数。处方用党参 12g，炒白术 20g，茯苓 15g，升麻 9g，白扁豆 15g，山药 15g，葛根 12g，砂仁 6g，苍术 15g，厚朴 12g，枳壳 12g，炙甘草 6g，防风 12g，羌活 12g，生薏苡仁 30g，三七 3g，丹参 12g，红花 6g，大腹皮 12g，玉竹 15g，百合 30g，柴胡 12g，枳实 12g。

三诊：大便次数减为每日 3 次，尚能自控，睡眠较前改善。患者自诉汗出较多，四肢怕冷。处方用制附子 10g，干姜 9g，桂枝 12g，炒白术 15g，山药 15g，补骨脂 15g，吴茱萸 2g，肉豆蔻 15g，五味子 15g，黄芪 25g，升麻 9g，柴胡 15g，灵芝 15g，仙鹤草 15g，桔梗 12g，鸡内金 15g，甘草 6g。水煎服，连服 10 剂。

四诊：患者大便次数每日 2 ～ 3 次，尚能成形，且能自控，肠鸣音亢进。处方用党参 12g，白术 12g，苍术 12g，茯苓 12g，炒薏苡仁 30g，白扁豆 12g，乌梅炭 20g，白豆蔻 6g，木香 9g，砂仁 6g，鸡内金 12g，炒谷芽 9g，炒麦芽 9g，升麻 12g，桔梗 12g，丹参 12g，水蛭 3g，三棱 9g，莪术 6g，三七 3g。水煎服，连服 1 月。

其后患者门诊随访，诉大便每日 1 ～ 2 次，且能自控，饮食睡眠均佳，起居如常。

按语 该患者中年女性，因肠癌行手术治疗，术后体虚未行放化疗，术后 1 月无明显诱因出现腹泻，且难以自控，严重影响其心理及生活质量，根据就诊时的症状，审证求因，考虑主要以脾肾虚弱为主。患者中年，本就肾阳不足，失于温煦，阴寒内生，故见四肢不温；腰膝失养，故见腰膝酸软；且肾司二便，肾气不固，故见大便溏泻，难以自控；脾气虚弱，不能腐熟水谷，故见食少腹胀；清浊不分，故见腹泻不止；脾失健运，气机不畅，故见腹胀纳呆。治疗以温补脾肾为主，灵活运用参苓白术散及四神丸，并采用了大量温补药物，如附子、干姜以温补脾肾，山药、党参、白术以健脾益气；其次因患者腹泻时间较长，故配用涩肠止泻之品，如肉豆蔻、乌梅炭、五味子、芡实等涩肠止泻；又结合肠癌易复发转移，故佐以白花蛇草等抗肿瘤；使以风药，如升麻、葛根等使补而不滞，且风能胜湿，加强全方止泻效果。连续服药后患者症状明显改善，腹泻基本控制。由此可见，中药在治疗大肠癌术后难治性泄泻中具有良好的疗效。

（胡春蓉，主任医师，重庆市第九人民医院风湿免疫科 / 心身医学科 / 中西医结合科主任）

马派中医传薪

王俊运用香栀除湿汤验案

湿热病证在临床上很常见，治疗起来比较棘手，因为湿与热是一对矛盾，又纠缠在一起，治疗时重用寒凉之品则有助湿之虞，香燥除湿又易生热，所以"缠绵难愈"。王俊老师在长期的临床实践中总结出了一个清热除湿的基本方——香栀除湿汤，疗效显著。

刘某，男，19岁。2019年12月15日来诊，其人头轻微抖动，手微抖动，手心出汗，心情总放不轻松，喝水多，小便黄，气味大，大便软，舌质红，苔黄腻，脉沉数。

辨证：湿热内伏。口渴、小便黄、气味大、大便软、舌质红，苔黄腻，脉沉数，是典型的湿热症状，手与头微抖动，手心出汗，也是受湿热内伏的影响，肝气不疏。

辨证：肝郁湿热。

处方：藿香15g，栀子15g，佩兰15g，薏苡仁30g，茯苓30g，黄柏15g，黄连15g，白茅根30g，忍冬藤30g，竹茹15g，车前草20g，石斛20g，龙骨30g，牡蛎30g，柴胡15g，枳壳15g，白芍30g，甘草5g，灯心草30g，莲子心5g，枣仁30g，糯稻根30g。

2019年12月22日二诊。口干好多了，小便虽有热气，但已不那么黄了，手心有汗也有改善，但头仍有晃动，颈子僵，腰也僵，头发油，舌质红，苔仍黄腻，脉沉细。

辨证：湿热阻络。

处方：藿香15g，栀子15g，佩兰15g，薏苡仁30g，茯苓30g，黄柏15g，黄连15g，白茅根30g，忍冬藤30g，竹茹15g，车前草30g，石斛20g，生龙牡各30g，灯心草30g，莲子心5g，糯稻根30g，浮小麦30g，柴胡15g，

医论　医话　医案

223

枳壳 15g，白芍 30g，法半夏 10g，陈皮 15g，黄芩 15g，甘草 5g。

2020 年 1 月 5 日三诊。病人症状明显改善，仅有小便略黄，手心微汗，头发油也有改善，头、颈、腰基本不再僵，并且心情好，鼻稍凉有点流鼻涕，舌质红，苔黄腻。

辨证：肝郁湿热。

处方：藿香 15g，栀子 15g，佩兰 15g，薏苡仁 30g，茯苓 30g，黄连 15g，黄芩 15g，忍冬藤 30g，白茅根 30g，竹茹 15g，枳壳 15g，车前草 30g，生龙牡 30g，灯心草 30g，莲子心 8g，浮小麦 30g，糯稻根 30g，柴胡 15g，白芍 30g，法半夏 12g，陈皮 15g，石斛 20g，甘草 6g。

经跟踪了解，病人痊愈，心情愉悦，为巩固疗效，病人一直坚持每天锻炼。

从本案例可以看出，病人的三次就诊，都以湿热内伏为主要病机，其中都用到一个固定的处方结构：藿香、栀子、佩兰、薏苡仁、茯苓、黄柏、忍冬藤、白茅根，这就是王俊老师命名的"香栀除湿汤"。本方结构清晰，疗效显著，王俊老师每每辨证为湿热内伏之病机时，总以本方为基本结构，再临证加减，取得了显著的疗效。

怎样来认识这个"香栀除湿汤"呢？方中除湿、清热药并用，藿香、佩兰、薏苡仁、茯苓除湿；栀子、黄柏清热，并辅之以凉润的忍冬藤、清热利水的白茅根。这个结构还有一个突出的特点，清热、除湿都是彻上彻下，脏腑、经络兼顾，三焦内外兼及。比如，方中已用了藿香、佩兰、薏苡仁、茯苓等清湿热的药外，又用了栀子，既清三焦热，又能利湿，栀子加上黄柏，就能除三焦之热，忍冬藤不仅能清热解毒，还能疏风通络，这样也能去除经络中之湿。

"香栀除湿汤"还可根据不同的病症进行加减。上焦有痰，可加竹茹；心热可加灯心草、莲子心；中焦湿热重，病人脘腹胀满，大便稀溏，还可加白术；下焦湿热重，还可加车前草；肝气不疏，可加四逆散；肝阴虚，可加石斛。总之，运用起来，既有章法，又灵活多变。

[唐纲（中医爱好者，《重庆与世界》杂志主编助理）整理]

彭支莲运用针灸治疗鼻咽癌放化疗后遗症医案

　　车某，男，46 岁，2018 年 12 月 25 日初诊。主诉鼻咽癌放化疗后味觉、嗅觉丧失，口干、无唾液，吃东西味同嚼蜡 2 个月。

　　患者于 2018 年 7 月 18 日于西南医院确诊为鼻咽部非角化癌，经放疗 32 次，化疗 2 个周期（5 天一次，共 2 个月），放化疗后颈部两侧肌肤溃烂、疼痛，味觉、嗅觉丧失，精神差。现颈部两侧肌肤溃烂已愈，皮肤粗糙，遗留色素沉着，仍感觉颈部略僵，有条索感，无味觉、无嗅觉，口干、无唾液，吃东西味同嚼蜡，精神差，体力差，易疲乏，舌质干红，无苔，脉沉细数。

　　辨证：气阴两虚，予以醒脑开窍、补益肝肾，行针灸治疗。

　　取穴：百会、上星、风池、完骨、天柱、双侧内关、双侧足三里、三阴交。其中上星向百会穴透刺，风池、完骨两穴针尖分别刺向患者的鼻部、咽喉，余穴均直刺，得气后留针 30 分钟。

　　第一周为每日治疗一次，后调整为每周两次，嘱患者在家艾灸足三里、三阴交，每日一次，每次 20 分钟，每日用热水熏鼻，不限次数，有条件就熏，平时多喝热水温润口腔及咽喉。

　　经治疗月余，患者于 2019 年 1 月底开始感觉有味觉、嗅觉，口腔有唾液分泌，针刺调整为每周一次，取穴同前。

　　春节过后经人介绍名中医口服中药，针药并用，3、4 月份已感觉味觉、嗅觉逐渐恢复，唾液分泌明显增多，感觉比较正常，已有信心下厨房做饭，8 月自觉味觉基本正常，嗅觉已基本恢复正常，停止治疗，嘱加强锻炼，增强体质。

　　按语　中医学中无鼻咽癌病名，但古医著有记载如"鼻渊""控脑砂""失荣""上石疽""真头痛"等病。《医宗必读》曰："积之所成者，正气不足而邪气踞之。"《外证医案汇编·乳岩附论》云："正气虚则成岩。"故正虚是恶性肿瘤发病的根本。恶性肿瘤患者通常伤阴耗气，气血衰败，加之放化疗造成多个脏腑受损，损伤人体正气，进一步加重气血衰竭，气阴两虚。

鼻咽癌放化疗后的主要表现为口干、鼻塞、味觉减退，颈部纤维化等。采用中医针灸治疗，目的是补肝肾、调气血，补阳气，扶正气，以改善机体的免疫状态，使阴阳平衡，气机流畅。百会穴是"诸阳之会"，总督人体一身阳气，具有醒脑开窍、宁心安神、升阳举陷的功能，达提补阳气，扶助正气的作用。上星穴。上，上行也，星，指穴内的上行气血如星点般细小也，意指督脉气血在此吸热后缓慢蒸升。上星配合百会主治鼻塞不闻香臭。风池穴为足少阳、阳维之会，具有壮阳益气、醒脑开窍、疏风清热、通利官窍的功能。鼻为肺之窍，针刺时向鼻尖方深刺可增强其祛风散寒、宣肺解表、宣通鼻窍之功效，向咽喉方向深刺，可增强其醒脑开窍、通利咽喉之功效。针刺完骨穴具有疏导水液之效。天柱穴属足太阳膀胱经，在项部斜方肌起始部，天柱骨之两旁，故名天柱，可治颈肩肌肉僵硬、酸痛。足三里、三阴交均为养生保健、强身健体的要穴，二者配合使用，可使津液上输咽喉，达到润燥作用。针刺、艾灸足三里、三阴交具有健脾胃、益肝肾、补益气血、益气壮阳、扶正祛邪的作用。诸穴合用，共奏醒脑开窍、健脾和胃、补益肝肾、通经活络、培本固原之效。

（彭支莲，重庆市九龙坡区中医院副院长，主任医师）

马派中医传薪

邓秀琴针刺治疗脊源性心律失常病案

冯某，男，35岁，职工。2014年3月30日初诊。诉心悸10个月。患者于2013年5月，无明显诱因出现心悸不适，遂到重庆某三甲医院心内科就诊，心电图检查示窦性心率，心律失常（室性早搏）。进一步做24小时动态心电图检查示窦性心率（最高心率 123 次 / 分钟，最低心率 46 次 / 分钟，平均心率 67 次 / 分钟）；最长 RR 间期 1338ms，为室性早搏后的代偿间期；室性早搏均为单个室早；心率变异指标未见异常。心脏超声检查、心脏血管造影检查、心肌酶谱均未见明显异常。予酒石美托洛尔片 12.5mg 口服每日 1 次，果糖二磷酸钠口服溶液 10ml，口服，每日 3 次。服药 10 天后，患者心悸症状无明显改善，复查心电图提示：窦性心动过缓，心律失常（室性早搏）。遂停服酒石美托洛尔片，予稳心颗粒，1 袋，口服每日 3 次，果糖二磷酸钠口服溶液 10ml，口服每日 3 次。患者症状如前。2013 年 7 月，赴北京某三甲中医院就诊，中医诊断：心悸，予中药煎服，每日 1 剂，持续半年，患者症状无明显改善。于 2014 年 1 月，患者心悸仍存，予针灸治疗：主穴，内关、神门、心俞、少府，随证加减穴位，治疗 2 个月，患者症状仍存。2014 年 3 月 30 日到我院就诊，患者心悸，浅睡多梦，神疲乏力，饮食可。大小便正常，舌淡红苔白，脉弱而结代。

疑惑：①病因不明，患者心律失常（频发性室性早搏）无心脏器质性病变引起，如冠心病、心肌病、心脏瓣膜病变；②经中西医常规且正规治疗无明显疗效。

进一步寻找病因：追问患者目前症状心悸，浅睡多梦，神疲乏力，伴背部胀痛不适，久坐后明显，工作数十年处于坐位。予胸椎正侧位片检查提示：胸椎小关节紊乱，胸椎脊柱轻度侧弯，胸椎棘突同侧移位。查体：T_3-T_7 椎旁压痛，左侧明显，以 T_3、T_5、T_6 椎旁为甚。

诊断：脊源性心律失常。

治疗：脊椎区针刺治疗。

布针方案：按软组织损害的检查方法，确定进针点。沿 T_3 ～ T_7 棘突旁 1cm、2cm 处分别选准软组织特定压痛点左右各 2 行（两侧约 28 个点），针间距 1cm。

针具：细银质针系 85% 白银制成，针端尖而不锐，针身直径 0.6mm，针身长度 11 ～ 13cm

操作方法：①病员采取俯卧位，充分暴露治疗部位。②按布针方案，用龙胆紫在治疗部位定点。③严格皮肤消毒，铺无菌治疗巾，治疗者戴无菌手套，选择直径 0.6mm，长度 11 ～ 12cm 的银质针分别刺入皮肤，针刺方向与深层椎管，神经、肌纤维的走向平行，逐渐达到胸椎椎旁小关节、椎板处骨面。④使用银质针导热巡检仪于银质针针尾加热，调节温度。⑤留针20钟后出针，局部压迫3～5分钟后，局部常规消毒，并覆盖无菌敷料，嘱患者3天内治疗部位保持干燥。⑥治疗次数，第1天治疗一次，第30天治疗第二次，第60天治疗第三次。

按语 该患者工作长期处于久坐状态，久坐形成脊柱周围软组织损伤，形成脊柱周围无菌性炎症，软组织机化、粘连，进一步导致脊椎本身的椎间关节错位、小关节紊乱、脊柱侧弯，椎周软组织与骨组织刺激或压迫椎周的脊神经、内脏神经，从而引起心律失常。

运用针刺治疗脊源性心律失常，其治疗机制：①脊柱椎旁为华佗脊穴，针刺脊柱椎旁的腧穴可以通过经络治疗五脏六腑的疾病；②脊柱周围无菌性炎症，软组织机化、粘连，针刺治疗，选取白银合金之针，可消除脊柱周围无菌性炎症，修复软组织机化和粘连，从而减少软组织刺激或压迫椎周的脊神经、内脏神经；③脊柱小关节紊乱、脊柱侧弯，通过针刺治疗，可松解脊柱周围肌肉、韧带，改善左右侧肌肉张力不等的状态，侧弯脊柱自动归位，从而恢复因脊椎错位的关节也可刺激或压迫脊神经及交感神经节。综合以上情况，脊柱区针刺治疗可以达到消除致病因素，解除脊柱源的心律失常。

（邓秀琴，重庆市中西医结合康复医院主治医师）

马派中医传薪

刘军兵针药并用治疗
慢性格林－巴利综合征1例

许某，女，19岁，2017年9月26日初诊。因"四肢无力、麻木5个月"

就诊。今年春节后起渐觉提重物后双上臂及颈部无力，伴酸胀，双手指远端麻木，逐渐出现双下肢麻木，伴行走后乏力，右侧下肢行走拖沓，右侧足背抬起受限，进行性加重，行走时不稳、摇晃，多次跌倒。继而进一步出现四肢麻木、无力，间歇不能行走。舌质紫暗，苔薄白，脉滑。在外院诊断为"慢性格林－巴利综合征"，现仍口服激素治疗，为进一步康复来我院求治。

西医诊断：慢性格林－巴利综合征。

中医辨证：痿证，瘀阻脉络、脾胃气虚。

拟以健脾益气，疏经通络，活血通脉论治。针药并用治疗。

1. 针灸：用董氏奇穴配合醒脑开窍疗法针刺治疗。醒脑开窍疗法间断选取水沟、极泉、内关、合谷、委中、三阴交为主穴；其中合谷、极泉、委中、三阴交施提插至肢体抽动后出针。水沟向鼻中隔方向斜刺，用雀啄手法，至眼球湿润为度。董氏奇穴取双侧云白穴、曲陵穴、灵骨穴、大白穴、通肾穴、通胃穴、驷马一穴、下三皇、三重穴、侧下三里、火主穴，皆施平补平泻手法，其中下三皇穴、三重穴采取倒马针法，接电针，以患者能耐受的最大量为度，予断续波刺激。留针 30 分钟，日行 1 次，10 天为 1 个疗程。

2. 中药内服治疗：方以补中益气汤配合补阳还五汤加减：生晒参 10g，黄芪 60g，白术 15g，当归 15g，升麻 10g，枸杞子 15g，山药 30g，杜仲 15g，红花 15g，地龙 15g，甘草 6g。7 剂，水煎服，每日 2 次。

二诊：2017 年 10 月 5 日，针药并用后病情有所改善，周身仍觉酸胀麻木，行走不稳，摇晃，大便溏，少气乏力，舌质紫暗，苔白腻，脉滑。此系顽症，须守法再进。上述中药方黄芪增为 90g，加熟地黄 25g，7 剂，水煎服，每日 2 次。

三诊：周身酸胀麻木明显改善，行走欠稳，少气乏力缓解，舌质紫暗，苔稍黄腻，脉滑。针刺给予调补脾胃为主，取通胃穴、通肾穴采取牵引针法，上述中药加茯苓 20g，7 剂，水煎服，每日 2 次。连续针药并用治疗两个月，病愈，随访 2 年未复发，形如常人。

按语 患者以四肢无力、麻木，行动不稳为主症，由为脾胃亏虚，精微输布不运，久病及肾，久病多瘀，宗筋失养，痿废不用。选用中药补中益气汤激发经气、补阳还五汤理气化瘀，气至病所以提高针灸疗效，正如《标幽赋》所载"气速至而速效，气迟至而不治"，针药并用，标本兼治，调和脾胃，温通经脉，水谷精微得以运化，气血津液畅达，四肢得以濡养，痿废之症可愈。慢性格林 - 巴利综合征属中医"痿证"范畴。一般医家都强调"治痿独取阳明"原则，而忽略了补脾益气，祛风通络药物的应用。

本案在中药治疗的基础上，选取多气多血的手足阳明经脉，采用醒脑开窍针刺法联合董氏奇穴加电针疗法，电刺激可提高组织的兴奋性，且可保持肌纤维收缩和舒张特性，防止肌肉萎缩、促进局部血液循环。"倒马针法、牵引针法"用针重在远道用穴，与病变部位遥相呼应，多穴同时进针加强了针刺作用的循经效应。

本案取得良好疗效，贵在辨病与辨证结合，针药并用，联合奏效。

（刘军兵，重庆市九龙坡区中医院主治医师）

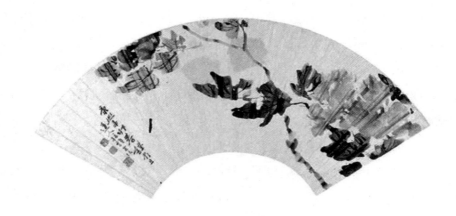

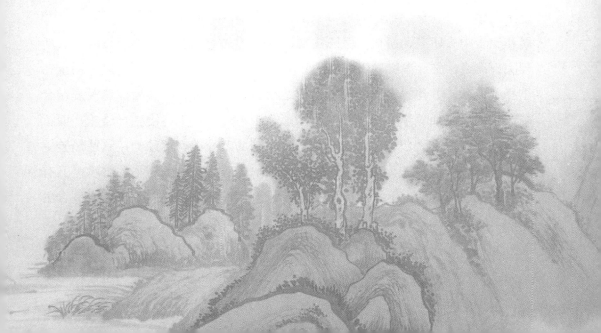

科研　科普　传播

以中言中　衷中参西

科研要以中言中，发展创新

中医药科研要遵循中医自身发展轨迹，向前推进中医，"就中医言中医"，即是用传统的研究方法去继承、整理、创新、提高中医。这种继承创新方法，医圣仲景早已垂范，他在《伤寒论·序》中强调"勤求古训，博采众方"，就是要求努力继承先辈理论和各家经验，但他又特别批评"各承家技，始终顺旧"的不足，就是要求我们要开拓创新。这种"就中医言中医"的研究方法很容易体现中医特色，而且不需要特殊的设备和条件，只要对古今文献进行系统的综合整理，并结合现代中医临床实践的新经验，就能发现新的规律，从而为中医学术增加新的内容，这当然是对中医学术的发展和创新。这种研究方法特别适合于广大中医药工作者，其重要性显而易见。运用这种传统研究方法，固然要注意研究经典著作，但又绝不能迷信经典著作，将其视为句句皆金玉，字字是珠玑。而应紧密联系后世各家学说，联系当今医家见解，在发展和比较中去研究。明代名医陈实功说得好："古今前贤书籍，及近时明公新刊医理词说，必寻参看以资学问，此诚为医家之本也。"参看古今之目的全在于择善而从，并得出自己的结论。而运用传统研究方法尤其要注意医理结合临床，切忌坐而论道，纸上谈兵。医理是否正确全在于能否指导临床，而运用传统研究方法还应特别注意总结当代中医的新经验、活经验，这些经验更加切合当今实际，尤为宝贵。这些经验的取得既有对前人精华的继承，又有自己的独创，是活生生的继承和发扬。马老以 1986 年与丛林、李庆升联合主编的《中医精华浅说》为例讲解了众多医家如何从理、法、病、证、方、药等方面以中言中，发展创新。古往今来的许多名医，遵循中医传统，按照中医自身发展规律，在中医学术上不断创立新的学说，在医疗技术上不断开拓新技术、新方法，推动中医药与时俱进，代有创新。毫无疑问，这种"就中医言中医"的传统研究方法是继承发扬中医学的一条重要道路。

科研要衷中参西，发展创新

"就中医言中医"的科学研究是发展创新中医药的重要途径，理应高度重视，探讨规律，发挥效益。然而只依靠传统研究方法来研究中医理论和临床毕竟有一定局限性，所以还应尽可能地利用现代科学技术的理论和方法来研究，其中也包括对中西医理论和临床之间内在联系的研究，同样能够给中医学术增添新的内容，这也是对中医学术的发展和创新。这种研究方法有助于促使传统的中医学术与现代科学技术结合，逐渐趋于同步发展，从长远观点来看，它对于振兴中医学术具有重要意义。但必须强调指出，这种现代研究也必须坚持以中为本，衷中参西，西为中用，只有这样才能真正取得有益于中医药学术发展和疗效提高的成果。如果违背了中医思维，丢弃了中医特色，即使投入极大的人力财力，即使采用最现代化的科技手段，也很难取得真正发展创新中医药的成果。比如中医的经络学说，原本是以从活人肌体上观察到的经络现象为基础，却偏偏要在死人的尸体上去寻找解剖组织结构的物质基础，几十年来采用解剖学、组织学等各种方法来开展研究，从器官、组织、细胞一直深入到分子水平，结果至今还是一无所获。又比如中医的阴阳学说原本是借用哲理来说明生理，分析病理，辨识病证，归纳治则、治法和方药的一种说理工具、思维方法。如果不按东方思辨的中医思维，却按西方原子论、机械论思维去寻找"阴元素""阳元素"，希望找到阴阳的特定物质基础，可谓用心良苦，多年艰辛的研究也取得了不少科研成果，但对于说明中医的生理病理、提高中医临床疗效，并未产生实际效果。

科研要突出临床，开展新药研究

基于这样的认识，以最能体现中医特色的中医复方为研究对象，采用传统的和中西医结合的两种方法进行探讨，以"补中益气汤"的研究为例。古今医家不仅对补中益气汤的方义各有发挥，临床应用各有心得，而且在其组方规律的启发下还创制了一些新方,张锡纯的"升陷汤"和近年新创的"升脏灵"皆源于补中益气汤而又不拘于该方,增删化裁,加以发展,疗效益彰,可谓深得东垣心法,并为中医方剂学增添了新的内容。补中益气汤除按传统适应证使用之外,其应用范围日益广泛,事实证明补中益气汤不愧为一首有效名方,而且具有新的生命力。

现代药理研究表明,补中益气汤对子宫及其周围组织有选择性的兴奋作用,能增强子宫收缩并加强子宫周围组织的张力。而对于小肠的作用,当肠蠕动亢进时呈抑制作用,当张力下降时则有兴奋作用。这一结果与本方"补中益气,升阳举陷"的功能颇相吻合。实验还证明,在有升麻、柴胡的制剂中以上作用明显;当去掉这两味药物时则作用减弱,且不持久。这提示升麻、柴胡与方中其他的药物具有协同作用,说明本方的配伍是合理的,古人的经验是宝贵的。实验还表明,当本方加入益母草和枳壳之后其作用更为明显,这又为本方的加减变化提供了新的药理依据。

在中医临床研究中,既要重视对古方名方的临床疗效、运用范围和药理作用等进行研究;而为了适应临床需要,还可对古方的剂型进行改革,如银翘散、六味地黄丸、龙胆泻肝汤等方药的剂改都是成功的范例,而应用最为广泛的藿香正气液的剂改成功并扩大临床应用,尤其令人瞩目。

中医临床科研既要针对疑难病,也要针对常见病,特别要放在中医药疗效显著的优势病种的研究上,要不断总结自己的临床经验,形成某一病种、某一证型有显著疗效的经验方,以此作为研究对象开发新药,以便更好地服务于中医临床。我先后开展辛凉清解冲剂治疗外感高热,退疹止痒胶囊治疗湿热内蕴、外兼风热的皮肤病,复方枣仁胶囊治疗失眠症,麻芩止咳糖浆治疗"寒包火"咳等多项临床科研和新药开发。

总之,无论"以中言中"的科研,或是"西为中用"的科研都要始终坚持中医思维这个根本,突出中医特色,但又必须大胆创新,并充分借用现代科技的一切先进成果,做到与时俱进,多出中医科研成果,出好中医科研成果。而中医药科研成果可以通过发表论文、出版著作、研发产品投放市场等形式进行展示,以期更好地服务于大众。中医药科研最关键就是一句话:科研的创新必须以中为根。而以中为根,即衷中,就是衷心地相信中医,热爱中医,忠诚中医，坚守中医，传承中医，创新中医，发展中医！参西，参考西医，参照西医，参西扬中，取长补短，西为中用，弘扬中医。麻芩止咳糖浆这项中医新药科研就是以中医药理论为指导，遵循辨证论治的中医思维，始终抓住中医之"证"这个核心，不仅依"证"组方选药，而且以治"证"作为观察疗效的金标准，借助现代西医检测技术，终于取得成功的。

（马有度，重庆医科大学教授，国家级师带徒导师，国务院特殊津贴专家）

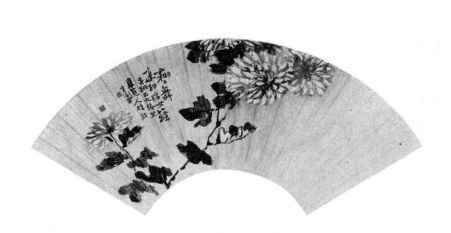

麻芩止咳糖浆的药效学毒理学实验研究

麻芩止咳糖浆为昆药集团重庆武陵山制药有限公司研制的中药止咳新药，采用中药复方，以麻黄和黄芩为主药，辅以紫苏叶、防风、鱼腥草和连翘，另加桔梗、法半夏、苦杏仁、紫菀、罂粟壳、甘草进行配伍。多种药物共同作用发挥散寒宣肺、清热化痰、止咳平喘的功效，临床上用于治疗咳嗽表寒里热证及急慢性支气管炎[1]。为了更好地了解其药物作用原理和相关毒性，指导临床用药，本文通过动物实验等观察麻芩止咳糖浆的疗效和安全性，进而为全面、客观的评价该药的有效性和安全性奠定基础。

1. 实验材料

1.1 实验药物

麻芩止咳糖浆（含生药量浓度为150%，即1.5g（生药）/ml；四川省中药研究所提供，批号980226）；通宣理肺丸（重庆桐君阁药厂生产，批号970704）；赋形剂：62% 蔗糖溶液（四川省中药研究所提供，批号980236）；磷酸可待因注射液（沈阳第一制药厂生产，批号961001）；氯化铵（自贡制药厂生产，批号940409）；氢化可的松（由上海信谊制药厂生产，批号970301-2）；青霉素（华北制药有限公司，批号9711488）；庆大霉素（山东鲁抗医药股份有限公司生产，批号971028）。

1.2 实验菌种及培养基

菌种：肺炎球菌27株；溶血性链球菌22株；肺炎克雷伯杆菌56株；金黄色葡萄球菌40株；表葡球菌18株；草绿色链球菌12株；卡他球菌4株；大肠埃希菌9株；铜绿假单胞杆菌6株；聚团杆菌2株；藤黄微球菌2株；共计198株。以上细菌由重庆医科大学附一院抗生素研究室采自临床感染患者所获菌株，经鉴定均为致病菌株。

培养基：pH.7.4 ～ 7.6Mueller-Hintin（M-H）肉汤和 Mueller-Hintin（M-H）琼脂培养基。

1.3 受试动物

健康合格一级昆明种小鼠 70 只（重庆医科大学实验动物中心提供，动物合格证明书为医动字第 24301041 号），体重 18 ～ 22g，雌雄各半；健康合格一级豚鼠 70 只（重庆医科大学实验动物中心提供，动物合格证明书为医动字第 24301046 号），体重 230 ～ 250g，雌雄各半。

2. 实验方法

2.1 止咳实验

2.1.1 浓氨水刺激所致咳嗽

实验前选取对氨水刺激咳嗽敏感小鼠 70 只，将 70 只小鼠随机分为 7 组，每组 10 只，麻芩止咳糖浆大剂量组 15g/kg（相当于临床用量 16 倍），中剂量组 7.5g/kg（相当于临床用量 8 倍），小剂量组 3.8g/kg（相当于临床用量 4 倍）；通宣理肺丸组 4.5g/kg（相当于临床用量 15 倍）：赋形剂组和生理盐水对照组同以上各实验组 [2]。均行灌服给药，每次给药容量均为 0.3ml/10g 体重，磷酸可待因腹腔注射 0.03g/kg。各实验组动物给药一次，于给药后 1 小时，将小鼠逐只放入 500ml 干燥广口瓶内，瓶内置一棉球，向棉球注入浓氨水 0.5m1/ 只，立即密封瓶口，5 秒钟后将小鼠迅速取出，观察小鼠咳嗽潜伏期（自注入浓氨水开始，到发生咳嗽所经时间为潜伏期）和自注入浓氨水开始 3 分钟内咳嗽次数（小鼠咳嗽表现为腹肌收缩，同时张大嘴，有时发生咳声）。分组统计各组小鼠咳嗽潜伏期和咳嗽次数，然后行组间 t 检验统计学处理。

2.1.2 二氧化硫刺激所致咳嗽

实验前选取对二氧化硫刺激咳嗽敏感小鼠 70 只，随机分为 7 组，每组 10 只，麻芩止咳糖浆大剂量组 15g/kg（相当于临床用量 16 倍），中剂量组 7.5g/kg（相当于临床用量 8 倍），小剂量组 3.8g/kg（相当于临床用量 4 倍）；通宣理肺丸组 4.5g/kg（相当于临床用量 15 倍）；赋形剂组和生理盐水对照组同以上各实验组动物 [2, 3]。均行灌服给药，每次给药容量均为 0.3ml/10g 体重，磷酸可待因腹腔注射 0.03g/kg。各实验组动物给药一次，于给药后 1 小时，将小鼠逐只放入 250ml 干燥广口瓶内，并向瓶内注入 5ml 二氧化硫气体，立即密封瓶口，观察小鼠在充满二氧化硫瓶内 3 分钟咳嗽潜伏期和咳嗽次数（观察标准同氨水引咳）。分组统计各组小鼠咳嗽潜伏期和咳嗽次数，然后行组间 t 检验统计学处理。

2.1.3 枸橼酸刺激所致咳嗽

实验前一天对豚鼠预先挑选。将豚鼠置密闭钟罩内，以 80kPa 压力通过射流雾化器向钟罩内喷枸橼酸气雾，1 分钟后，观察豚鼠 5 分钟内咳嗽少于 10 次者不用，共选豚鼠 70 只。选取的 70 只豚鼠随机分为 7 组，每组 10 只。按照人体与动物等效剂量折算，麻芩止咳糖浆大剂量组 5g/kg（相当于临床用量 5.3 倍），中剂量组 2.5g/kg（相当于临床用量 2.6 倍），小剂量组 1.3g/kg（相当于临床用量 1.3 倍）；通宣理肺丸组 1.5g/kg（相当于临床用量 5 倍）；赋形剂组和生理盐水对照组同以上各实验组动物，均行灌服给药，每次给药容量均为 1ml/100g 体重 [2,4]，磷酸可待因腹腔注射 0.01g/kg。各实验组动物给药一次，于给药后 1 小时，将豚鼠逐只放入 4L 容积的密闭钟罩内，用 10M-6 型气体压缩机（天津市医疗器械二厂生产），以 80kPa 的压力通过射流雾化器向密闭钟罩内喷入 17.5% 枸橼酸，流速 15L/ 分钟，喷雾 1 分钟，然后观察 5 分钟内豚鼠咳嗽潜伏期和咳嗽次数。分组统计各组豚鼠咳嗽潜伏期和咳嗽次数，然后行组间 t 检验统计学处理。

2.1.4 机械性刺激所致咳嗽

将 70 只豚鼠随机分为 7 组，每组 10 只。按照人体与动物等效剂量折算，麻芩止咳糖浆大剂量组 5g/kg（相当于临床用量 5.3 倍），中剂量组 2.5g/kg（相当于临床用量 2.6 倍），小剂量组 1.3g/kg（相当于临床用量 1.3 倍）；通宣理肺丸组 1.5g/kg（相当于临床用量 5 倍）；赋形剂组和生理盐水对照组同以上各实验组动物，均行灌服给药，每次给药容量均为 1ml/100g 体重 [2]，磷酸可待因腹腔注射 0.01g/kg。各实验组动物给药一次，于给药后行戊巴比妥钠 15mg/kg 腹腔注射浅麻，并仰卧固定，做颈部正中切口，暴露气管，在距锁骨 1.5cm 的气管前面剪开一个小孔，沿与气管长轴 20 ～ 30°斜向气管下端插入长 2cm、直径为 1.5cm 的塑料管，将一根猪鬃经塑料管向气管内插入，对气管分叉处黏膜进行机械性刺激，分别于给药后 15、

30、60、90、120 分钟进行刺激，用 25W 电动搅拌机控制（江苏江阴周庄红旗冲件厂）刺激强度和频率。如刺激后不再出现咳嗽，则表明药物有明显的止咳效果。分组统计各组豚鼠咳嗽数目，然后行组间卡方检验统计学处理。

2.2 祛痰实验

将 70 只小鼠随机分为 7 组，每组 10 只，麻芩止咳糖浆大剂量组 15g/kg（相当于临床用量 16 倍），中剂量组 7.5g/kg（相当于临床用量 8 倍），小剂量组 3.8g/kg（相当于临床用量 4 倍）；通宣理肺丸组 4.5g/kg（相当于临床用量 15 倍）；氯化铵组 1.0g/kg（相当于临床用量 16 倍），赋形剂组和生理盐水对照组同以上各实验组动物 [2]，均行灌服给药，每次给药容量均为 0.3ml/10g 体重，连续给药 3 次，间隔时间为 12 小时，于末次给药后 1 小时，腹腔注射 5% 酚红溶液 0.2ml/ 只，注射后 30 分钟脱颈椎处死小鼠，仰卧固定于手术板上，剪开颈正中皮肤，分离气管，于喉头下将磨平的 7 号针头插入气管内约 0.3cm，用丝线结扎固定后，用 1ml 注射器吸取 5%$NaCO_3$ 溶液 0.5ml，通过针头来回灌气管 3 次，收集并混合 3 次灌洗液，然后置试管中离心，结束后吸取上清液放入 720 型分光光度计，在波长 546nm 处测定 OD 值，并用酚红做标准曲线，依据标准曲线计算酚红含量（μg/ml）。分组统计各实验组酚红含量，然后行组间 t 检验统计学处理。

2.3 平喘实验

实验前一天，将 150～200g 豚鼠逐只放入 4L 容积密闭的玻璃钟罩内，以 53kPa 恒压通过射流雾化器向玻璃钟罩内喷致喘溶液（2% 氯化乙酰胆碱与 0.1% 磷酸组胺 1：1 混合液）15 秒，喷雾停止后，观察豚鼠 2.5 分钟内出现喘息性抽搐，若不出现喘息性抽搐视为不敏感动物，弃之。选取对喘敏感豚鼠 70 只，第二天随机分为 7 组，每组 10 只，麻芩止咳糖浆大剂量组 5g/kg（相当于临床用量 5.3 倍），中剂量组 2.5g/kg（相当于临床用量 2.6 倍），小剂量组 1.3g/kg（相当于临床用量 1.3 倍）；通宣理肺丸 1.5g/kg（相当于临床用量 5 倍）；赋形剂组和生理盐水对照组同以上各实验组动物 [2,4]，均行灌服给药，每次给药容量均为 1ml/100g 体重。氨茶碱腹腔注射给药 0.144g/kg。各实验组动物给药一次，于给药后 1 小时，将豚鼠逐只放入 4L 容积的密闭钟罩内，用 WM-6 型气体压缩机（天津市医疗器械二厂生产）以 53kPa 的压力通过射流雾化器向密闭钟罩内喷入致喘液 15 秒，然后观察 5 分钟，记录各豚鼠自停止喷雾后至发生喘息性抽搐为哮喘潜伏期，若超过 5 分钟不发生喘息性抽搐，其哮喘潜伏期仍按 300 秒计。分组统计各组豚鼠哮喘潜伏期，然后行组间 t 检验统计学处理。

2.4 抗炎实验

将 60 只小鼠按随机数字表法分为 6 组，每组 10 只。麻芩止咳糖浆大剂量组 15g/kg（相当于临床用量 16 倍），中剂量组 7.5g/kg（相当于临床用量 8 倍），小剂量组 3.8g/kg（相当于临床用量 4 倍）；赋形剂组和生理盐水对照组同以上各实验组动物均行灌服给药，每次给药容量均为 0.3ml/10g 体重[3]，氢化可的松肌内注射 0.025g/kg。各实验组动物连续给药 3 天，每天 1 次，于末次给药 1 小时后，对小鼠右耳前后两面涂致炎试剂二甲苯 50μl，左耳作对照，致炎后 1 小时将各实验组小鼠脱颈椎处死，沿耳郭基线剪下左右两耳，用直径 6.6mm 的打孔器，切取双耳同部位相同面积的耳片，用电子天平称取重量，左右耳重量之差为肿胀程度，统计各组肿胀程度和肿胀抑制率，然后行组间 t 检验统计学处理。

$$耳肿胀抑制率 = \frac{空白对照组耳肿胀度 - 给药组耳肿胀度}{空白对照组耳肿胀度} \times 100\%$$

2.5 体外抑菌实验

麻芩止咳糖浆、通宣理肺丸和青、庆大霉素均用双倍稀释法测定[5]MIC。

按实验药物麻芩止咳糖浆、通宣理肺丸所含生药量，用 MH 肉汤稀释为 800mg/ml；400mg/ml；200mg/ml；100mg/ml；50mg/ml 和 25mg/ml 6 个浓度。青霉素和庆大霉素也用 M-H 肉汤稀释为 128μg/ml，64μg/ml，32μg/ml，16μg/ml，8μg/ml，4μg/ml，2μg/ml，1μg/ml，0.5μg/ml，0.25μg/ml，0.125μg/ml，0.06μg/ml 和 0.03μg/ml，共 13 个浓度。上述各药不同浓度分别取量 1ml 于不同试管。将孵育培养 18 小时的细菌用 M-H 肉汤适当稀释为细菌应用液，向上述各受试药物不同浓度试管中加细菌应用液 0.05ml，使每管细菌浓度为 10^5CFU/ml，然后 36℃ 18 小时孵育，经测定无细菌生长管为最低抑菌浓度（青、庆 MIC）。但由于中药有颜色，加在培养基中形成混浊，不易判断结果，因此再将每管中药各取一环转种于平板上（M-H 琼脂平板），再孵育 18 小时无细菌生长者为 MIC。

2.6 小鼠灌胃急性毒性实验

在室温 20℃的实验室中，取禁食 12 小时昆明种小鼠 50 只，雌雄各半，按随机数字表法分为 5 组，每组 10 只。各组动物均行灌胃给药，给药容量为 0.4ml/10g 体重 [3, 4]。参照预初实验结果，最高剂量组为 150g/kg 体重。其他组间剂量之比为 1 ：0.8。给药后观察 7 天，自由进水和进食，记录各组动物服药后的症状、体征及其死亡数目和时间。

2.7 小鼠腹腔注射急性毒性实验

在室温 20℃的实验室中，取禁食 12 小时昆明种小鼠 50 只，雌雄各半，随机分为 5 组，每组 10 只。各实验组动物均行腹腔注射给药，给药容量为 0.3ml/10g 体重 [3, 4]。参照预初实验结果，最高剂量组为 30g/kg。其余组间剂量之比为 1 ：0.8。给药后观察 7 天，自由饮水和进食，记录各组动物服药后的症状、体征及其死亡数目和时间。

3. 实验结果

3.1 止咳实验

3.1.1 浓氨水刺激所致咳嗽

结果如表 1 所示，麻芩止咳糖浆大、中、小剂量 3 分钟内咳嗽潜伏期分别为（133.10±29.73）、（112.92±26.15）、（112.32±25.61）秒，与空白对照组（32.92±15.56）秒相比较，差异有统计学意义（$P<0.01$），3 分钟内咳嗽次数分别为（3.10±3.18）、（3.42±2.65）、（4.32±2.34）次，与空白对照组（20.90±6.45）次相比，有极显著差异。表明麻芩止咳糖浆对浓氨水所致咳嗽有明显的止咳作用。

表 1　麻芩止咳糖浆对浓氨水所致小鼠咳嗽的止咳作用

组　别	动物数（只）	药物剂量（g/kg）	咳嗽潜伏期（秒）（X±SD）	3分钟内咳嗽次数（X±SD）
生理盐水对照组	10	等容量生理盐水（0.3ml/10g）	32.29±15.56	20.90±6.45
赋形剂组	10	等容量62%蔗糖（0.3ml/10g）	29.45±11.26	18.38±5.62
磷酸可待因组	10	0.03	144.00±14.18**##	1.70±2.06**##
通宣理肺丸组	10	4.5	83.60±18.65**##	6.20±2.30**##
麻芩止咳糖浆大剂量组	10	15.00	133.10±29.73**##	3.10±3.18**##
麻芩止咳糖浆中剂量组	10	7.50	112.92±26.15**##	3.42±2.65**##
麻芩止咳糖浆小剂量组	10	3.80	112.32±25.61**##	4.32±2.34**##

注：与生理盐水对照组比较 *$P<0.05$；**$P<0.01$；与赋形剂组比较 #$P<0.05$；##$P<0.01$

3.1.2　二氧化硫刺激所致咳嗽

结果如表 2 所示，麻芩止咳糖浆大、中、小剂量 3 分钟内咳嗽潜伏期分别为（36.88±15.46）、（33.87±17.96）、（28.12±18.81）秒，与生理盐水对照组（11.38±4.95）秒相比，差异有统计学意义（$P<0.01$），3 分钟内咳嗽次数分别为（5.50±3.96）、（8.50±5.26）、（11.25±8.61）次，与空白对照组（35.50±20.27）次比较，差异有统计学意义间（$P<0.01$）。表明麻芩止咳糖浆对二氧化硫所致小鼠咳嗽有明显的止咳作用。

表 2　麻芩止咳糖浆对二氧化硫所致小鼠咳嗽的止咳作用

组　别	动物数（只）	药物剂量（g/kg）	咳嗽潜伏期（秒）（X±SD）	3分钟内咳嗽次数（X±SD）
生理盐水对照组	10	等容量生理盐水（0.3ml/10g）	11.38±4.95	35.50±20.27
赋形剂组	10	等容量62%蔗糖（0.3ml/10g）	13.26±5.36	31.32±13.58

组　别	动物数（只）	药物剂量（g/kg）	咳嗽潜伏期（秒）（X±SD）	3分钟内咳嗽次数（X±SD）
磷酸可待因组	10	0.03	49.50±10.92**##	7.50±4.44**##
通宣理肺丸组	10	4.5	29.88±7.96**##	8.50±5.26**##
麻芩止咳糖浆大剂量组	10	15.00	36.88±15.46**##	5.50±3.96**##
麻芩止咳糖浆中剂量组	10	7.50	33.87±17.96**##	7.60±6.26**##
麻芩止咳糖浆小剂量组	10	3.80	28.12±18.81**##	11.25±8.61**##

注：与生理盐水对照组比较 *$P<0.05$；**$P<0.01$；与赋形剂组比较 #$P<0.05$；##$P<0.01$。

3.1.3　枸橼酸刺激所致咳嗽

结果如表3所示，5分钟内麻芩止咳糖浆大、中、小剂量组咳嗽潜伏期分别为（196.00±38.40）、（139.40±55.60）、（73.80±18.30）秒，与生理盐水对照组（51.10±12.4）秒相比，差异有统计学意义（$P<0.01$），5分钟内咳嗽次数分别为（3.30±2.7）、（9.10±5.3）、（12.80±4.5）次，与空白对照组（19.80±6.6）次相比，差异有统计学意义（$P<0.05$ 或 $P<0.01$）。表明麻芩止咳糖浆大、中、小剂量对喷雾枸橼酸所致小鼠咳嗽有明显的止咳作用。

表3　麻芩止咳糖浆对喷雾枸橼酸所致小鼠咳嗽的止咳作用

组　别	动物数（只）	药物剂量（g/kg）	咳嗽潜伏期（秒）（X±SD）	3分钟内咳嗽次数（X±SD）
生理盐水对照组	10	等容量生理盐水（1ml/100g）	51.10±12.4	19.80±6.60
赋形剂组	10	等容量62%蔗糖（1ml/100g）	47.20±13.40	17.90±5.40
磷酸可待因组	10	0.01	199.60±48.40**##	3.20±2.30**##
通宣理肺丸组	10	1.50	107.40±45.70**##	4.00±2.30**##
麻芩止咳糖浆大剂量组	10	5.00	196.00±38.40**##	3.30±2.70**##

（续 表）

组 别	动物数（只）	药物剂量（g/kg）	咳嗽潜伏期（秒）（X±SD）	3分钟内咳嗽次数（X±SD）
麻芩止咳糖浆中剂量组	10	2.50	139.40±55.60**##	9.10±5.30**##
麻芩止咳糖浆小剂量组	10	1.30	83.80±18.30**##	12.80±4.50**##

注：与生理盐水对照组比较 *$P<0.05$；**$P<0.01$；与赋形剂组比较 #$P<0.05$；##$P<0.01$

3.1.4 机械性刺激所致咳嗽

结果如表4所示，给药90分钟后麻芩止咳糖浆大、中、小剂量组均无咳嗽，与空白对照组豚鼠10只均咳嗽相比较，组间差异有统计学意义（$P<0.01$）。表明麻芩止咳糖浆大、中、小剂量给药后60分钟对机械性刺激所致豚鼠咳嗽有明显的止咳作用。

表4 麻芩止咳糖浆对机械性刺激所致小鼠咳嗽的镇咳作用

组 别	动物数（只）	药物剂量（g/kg）	给药后15	30	60	90	120（分钟）	P值
生理盐水对照组	10	等容量生理盐水（1ml/100g）	10	10	10	10	10	
赋形剂组	10	等容量62%蔗糖（1ml/100g）	10	10	10	10	10	
磷酸可待因组	10	0.01	10	4	0	0	0	<0.01
通宣理肺丸组	10	1.50	10	10	9	8	8	>0.01
麻芩止咳糖浆大剂量组	10	5.00	10	5	2	0	0	<0.01
麻芩止咳糖浆中剂量组	10	2.50	10	7	4	0	0	<0.01
麻芩止咳糖浆小剂量组	10	1.30	10	9	5	0	0	<0.01

注：咳嗽潜伏期（秒）（X±SD）

244

3.2 祛痰实验

结果如表 5 所示，麻芩止咳糖浆大、中、小剂量对小鼠气管酚红排泌量分别为（1.76±0.70）、（1.58±0.36）、（1.46±0.32）μg/ml，与空白对照组（0.57±0.27）μg/ml 相比，差异有统计学意义（$P<0.01$）。实验结果表明麻芩止咳糖浆大、中、小剂量均有显著的促进酚红排泌的作用，其作用有一定的量效依赖关系。

表 5　麻芩止咳糖浆对小鼠气管段酚红排泌的影响

组　别	动物数（只）	药物剂量（g/kg）	气管酚红排泌量（μg/ml）
生理盐水对照组	10	等容量生理盐水（0.3ml/10g）	0.75±0.27
赋形剂组	10	等容量62%蔗糖（0.3ml/10g）	0.65±0.31
氯化铵组	10	1.00	1.84±0.72
通宣理肺丸组	10	4.50	1.52±0.45[**##]
麻芩止咳糖浆大剂量组	10	15.00	1.76±0.71[**##]
麻芩止咳糖浆中剂量组	10	7.50	1.58±0.36[**##]
麻芩止咳糖浆小剂量组	10	3.80	1.46±0.32[**##]

注：与生理盐水对照组比较 [*]$P<0.05$；[**]$P<0.01$；与赋形剂组比较 [#]$P<0.05$；[##]$P<0.01$。

3.3 平喘实验

结果如表 6 所示，麻芩止咳糖浆大、中、小剂量平喘潜伏期分别为（204.22±39.31）、（167.55±39.31）、（138.46±36.56）秒，与空白对照组（92.54±12.46）秒相比，差异有统计学意义（$P<0.01$）。表明麻芩止咳糖浆对致喘液所引起的哮喘有明显的平喘作用。

科研　科普　传播

表6　麻芩止咳糖浆对豚鼠的平喘作用

组　别	动物数（只）	药物剂量（g/kg）	抽搐性哮喘潜伏期（秒）
生理盐水对照组	10	等容量生理盐水（1ml/100g）	92.54±12.46
赋形剂组	10	等容量62%蔗糖（1ml/100g）	89.90±10.83
氨茶碱组	10	0.144	220.00±58.90** ##
通宣理肺丸组	10	1.50	178.00±36.61** ##
麻芩止咳糖浆大剂量组	10	5.00	204.22±39.31** ##
麻芩止咳糖浆中剂量组	10	2.50	167.55±39.52** ##
麻芩止咳糖浆小剂量组	10	1.30	138.46±35.65** ##

注：与生理盐水对照组比较 $^*P<0.05$；$^{**}P<0.01$；与赋形剂组比较 $^#P<0.05$；$^{##}P<0.01$。

3.4 抗炎实验

结果如表7所示，麻芩止咳糖浆大、中、小剂量抑制耳郭炎症肿胀率分别为41.02%、25.53%、19.08%，与空白对照组和赋型形组相比均有显著差异或极显著差异（$P<0.05$ 或 $P<0.01$），表明麻芩止咳糖浆对二甲苯所致炎症均有明显的抑制作用，其作用有量效依赖关系。

表7　麻芩止咳糖浆对二甲苯所致小鼠耳郭炎症的影响

组　别	动物数（只）	药物剂量（g/kg）	小鼠耳肿胀程度（X±SD）	抑制率（%）
生理盐水对照组	10	等容积生理盐水（0.3ml/10g）	12.58±2.12	
赋形剂组	10	62%蔗糖（0.3ml/10g）	12.49±2.76	0.7
氢化可的松组	10	0.025	5.16±2.22** ##	58.98
麻芩止咳糖浆大剂量组	10	15.00	7.42±2.35** ##	41.02
麻芩止咳糖浆中剂量组	10	7.50	9.62±2.05** ##	23.53
麻芩止咳糖浆小剂量组	10	3.80	10.18±2.16* #	19.08

注：与生理盐水对照组比较 $^*P<0.05$；$^{**}P<0.01$；与赋形剂组比较 $^#P<0.05$；$^{##}P<0.01$。

马派中医传薪

3.5 体外抑菌实验

结果如表 8 和表 9 所示，麻芩止咳糖浆对肺炎球菌 MIC_{50} 和 MIC_{90} 为 200mg/m1，对溶血性链球菌和草绿色链球菌 MIC_{50} 和 MIC_{90} 均为 100mg/ml，而通宣理肺丸对上述细菌 MIC_{50} 和 MIC_{90} 均为 400 ～ 800mg/ml，表明麻芩止咳糖浆 MIC_{50} 和 MIC_{90} 较通宣理肺丸强 4 ～ 8 倍。

表 8　麻芩止咳糖浆体外抗菌活性（青、庆大霉素，μg/ml）

细菌名称	菌株数	青霉素			菌株数	庆大霉素		
		MIC 范围	MIC_{50}	MIC_{90}		MIC 范围	MIC_{50}	MIC_{90}
肺炎球菌	8	0.125 ～ 4	0.125	1.0	8	2 ～ 16	4	16
溶血性链球菌	6	0.03 ～ 0.25	0.125	0.25	6	0.125 ～ 16	0.5	4
肺炎克雷伯菌	15	>128	>128	>128	15	0.06 ～ 128	0.5	64
金葡球菌	12	0.25 ～ 128	16	32	12	0.5 ～ 125	64	128
表葡球菌	3	0.125 ～ 0.5			3	0.06 ～ 2		

表 9　麻芩止咳糖浆体外抗菌活性比较（mg/ml）

细菌名称	菌株数	麻芩止咳糖浆			菌株数	通宣理肺丸		
		MIC 范围	MIC_{50}	MIC_{90}		MIC 范围	MIC_{50}	MIC_{90}
肺炎球菌	5	100 ～ 200	200	200	6	200 ～ 800	400	800
溶血性链球菌	5	50 ～ 100	100	100	5	200 ～ 800	400	800
草绿色链球菌	7	25 ～ 200	100	100	5	800->800	800	>800
卡他球菌	2	25 ～ 25			5	800->800	800	>800
金黄色葡萄球菌	11	25 ～ 200	25	200	5	800->800	800	>800
表葡球菌	7	12.5 ～ 100	25	100	5	800->800	800	>800
大肠埃希菌	4	200 ～ 400	400	400	13	800->800	800	>800
肺炎克雷伯菌	13	200 ～ 400	400	400	3	800->800	800	>800
铜绿假单胞菌	3	400						
军团菌	2	25						
藤黄微球菌	2	25 ～ 100						

3.6 小鼠灌胃急性毒性实验

小鼠灌胃给药后 20 ~ 30 分钟开始产生中枢兴奋现象，活动增加，躁动不安，然后活动减少，嗜睡，继后呼吸困难，全身肌肉震颤，最后呼吸、心跳相继停止死亡。解剖结果未在裸眼下心、肝、脾、肺、肾、脑等重要器官发现明显异常。多数动物于给药后 2 ~ 4 小时死亡，约占死亡动物总数的 95% 以上，极少数动物于给药后 6 ~ 8 小时死亡。幸存动物在给药后 24 小时左右恢复正常，1 周内无异常发生。结果经 Bliss 法程序统计处理，如表 10 所示

表 10 麻芩止咳糖浆小鼠灌胃 LD_{50}

剂量组别 g/kg	对数剂量 （X）	动物数 （只）	死亡数 （只）	死亡率 （%）	概率单位 （Y）	LD50 及其可信限
150.0	2.17612	10	8	80	5.8000	
120.0	2.07920	10	5	50	5.0291	LD_{50} 为 118.99g/ kg，95% 可信限为 104.32 ~ 135.74g/ kg
96.0	1.98229	10	2	20	4.2583	
76.8	1.88539	10	1	10	3.4874	
61.4	1.78819	10	0	0	2.7143	

3.7 小鼠腹腔注射急性毒性实验

小鼠腹腔注射麻芩止咳糖浆后 10 ~ 20 分钟，动物开始活动减少，俯卧不动，然后呈嗜睡状，继后呼吸困难，挣扎，最后呼吸心跳相继停止死亡。解剖结果未在裸眼下观察心、肝、脾、肺、肾、脑等重要器官发现明显异常，仅见腹腔内有棕黑色液体存在，肠系膜有充血现象。多数动物于给药后 1 ~ 2 小时死亡，约占死亡动物总数的 80% 以上，极少数动物于给药后 2 ~ 4 小时死亡。幸存动物于给药后 24 小时左右恢复正常，1 周内无异常现象发生。结果按 Bliss 法程序统计处理，如表 11 所示。

表 11 麻芩止咳糖浆小鼠腹腔注射 LD_{50}

剂量组别 g/kg	对数剂量 （X）	动物数 （只）	死亡数 （只）	死亡率 （%）	概率单位 （Y）	LD_{50} 及其可信限
30.00	1.4771	10	10	100	6.7769	
24.00	1.3802	10	7	70	5.7298	
19.20	1.2833	10	4	40	4.6826	LD_{50} 为 20.54g/kg，95% 可信限为 18.67 ～ 22.60g/kg
15.36	1.1864	10	1	10	3.6354	
12.28	1.0892	10	0	0	2.5851	

4. 讨论

咳、痰、喘是呼吸系统疾病的常见症状，三者之间互相影响。呼吸道中有痰会引起咳嗽和喘息，祛痰则可减少对呼吸道的刺激，从而缓解咳嗽和喘息；而平喘有利于降低呼吸道阻力，有助于止咳和祛痰。因而，止咳、祛痰、平喘是常用的对症治疗方法[6]。目前临床常见的呼吸道疾病，其常见的病理变化包括炎症细胞浸润，炎症递质释放，进而导致气管分泌物增多，支气管平滑肌痉挛[7]，因而通过抑制气道炎症以及抑制炎症介质的释放有利于从根本上治疗哮喘[8]。

麻芩止咳糖浆根据中医辨证论治理论，针对外感咳嗽常见的表寒里热型咳嗽而研制的新药，采用中药复方，包括四组药物：第一组，麻黄、紫苏叶、防风；第二组，黄芩、鱼腥草、连翘；第三组，桔梗、法半夏；第四组，苦杏仁、紫菀、罂粟壳，最后都使用甘草调和。其中，麻黄外散风寒，内开肺气，宣肺平喘为君药；臣以紫苏叶、防风辛温发散，既散肌表风邪，又除经络之湿邪，以加强解表散寒之功；同时配合黄芩清热燥湿，泻火解毒，黄芩尤长于清泻肺热；法半夏化痰止咳；罂粟壳敛肺止咳。方中麻黄配黄芩，温凉并用，清宣互助；黄芩配法半夏，清热化痰；罂粟壳配麻黄，一宣散一收敛，相辅相成，起着宣通、收敛肺气的作用[9]。以上诸药寒湿并用，宣敛同施，共奏散寒宣肺、清热化痰、止咳平喘之功[1]。

本文通过不同刺激咳嗽敏感小鼠模型，包括浓氨水、二氧化硫、枸橼酸、机械刺激，发现麻芩止咳糖浆大、中、小剂量对以上刺激所致咳嗽均有显著的止咳作用，小鼠的咳嗽次数显著少于对照组（P<0.05）；麻芩止咳糖浆对小鼠气管酚红排泌实验表明麻芩止咳糖浆具有明显促进气管对酚红的排泌作用；在麻芩止咳糖浆对豚鼠的平喘作用实验中，麻芩止咳糖浆各种用药剂量的平喘潜伏期均比对照组长（P<0.01），表明麻芩止咳糖浆具有显著的平喘作用；刘光海[10]等人的研究中也证实了麻芩止咳糖浆具有显著的镇咳、祛痰、平喘作用。通过二甲苯小鼠耳郭炎症模型，发现麻芩止咳糖浆大、中、小剂量对二甲苯所致炎症均有明显的抑制作用（P<0.05或P<0.01）；体外抑菌实验表明麻芩止咳糖浆对61株细菌（包括革兰阳性菌和革兰阴性菌）均有抑菌作用，其 MIC_{50} 和 MIC_{90} 较通宣理肺丸强4～8倍；其结果与吴友良[11]的研究结果一致，提示麻芩止咳糖浆具有抑菌、抗炎的作用，有利于呼吸道常见疾病的治疗。毒理学实验证明，在小鼠灌胃和腹腔注射急性毒性实验中，麻芩止咳糖浆小鼠灌胃 LD_{50} 为118.99g/kg，为人体临床用量的124倍，表明该制剂口服毒性小，安全范围较大。

综上所述，麻芩止咳糖浆不仅具有明显的止咳、祛痰、平喘的作用，并且具有显著的抑菌、抗炎的功效。毒理学结果表明该药口服毒性小，安全范围大。

（周远大，教授，重庆医科大学药理教研室主任）

参考文献

[1] 张进，李珂. 麻芩止咳糖浆治疗急性支气管炎20例分析 [J]. 中华中医药学刊，2004，22（5）：948-949.

[2] 陈奇，中药药理研究方法学. 1993，人民卫生出版社.

[3] 徐叔云，药理实验方法学. 1982，人民卫生出版社，第一版.

[4] 中药新药研究指南《药学、药理学、毒理学》. 1994，中华人民共和国卫生部药政管理局.

[5] 李仲兴，诊断细菌学. 1992，黄河文化出版社，第一版. 646.

[6] 中华医学会呼吸病学分会哮喘学组. 咳嗽的诊断与治疗指南（2015）[J].

中华结核和呼吸杂志，2016，39（5）：323-354.

[7] 孙展鹏，李孟全，王元奕，等. 咳尔康口服液止咳祛痰平喘的实验研究 [J]. 医药导报，2009，28（3）：297-298.

[8] 安霞，叶伶，龚颖，等. 哮喘患者初始抗炎治疗前后炎症状态的变化 [J]. 复旦学报，2013，40（5）：545-549.

[9] 刘雯雯，王嘉玲，刘巧，等. 基于古代文献研究的咳嗽用药规律分析 [J]. 环球中医药，2018，11（5）：697-700.

[10] 刘光海. 麻芩止咳糖浆的镇咳、祛痰、平喘作用研究 [J]. 中国药房，2010，21（23）：2135-2136.

[11] 吴友良. 麻芩止咳糖浆的抑菌、抗炎作用研究 [J]. 中国药房，2010，21（27）：2512-2514.

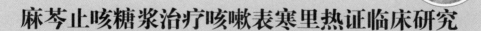

马派中医传薪

麻芩止咳糖浆治疗咳嗽表寒里热证临床研究

　　麻芩止咳糖浆系昆药集团重庆武陵山制药有限公司研制的中药止咳新药，由麻黄、黄芩、紫苏叶、防风、鱼腥草、连翘、桔梗、法半夏、苦杏仁、紫菀、罂粟壳、甘草组成。具有散寒宣肺、清热化痰、止咳平喘功能，适用于咳嗽表寒里热证，症见咳嗽、咯痰、喘息、痰鸣、恶寒、发热、身痛、口渴、舌苔薄白或黄，适用于急性支气管炎及慢性支气管炎急性发作期见上述症状者 [1, 2]。本文由成都中医药大学附属医院作为临床试验负责单位，湖南中医学院第一附属医院、湖北中医学院附属医院为参加单位，共同完成麻芩止咳糖浆治疗咳嗽表寒里热证（急性支气管炎、慢性支气管炎急性发作期）的Ⅲ期临床研究，对其临床有效性与安全性做出评价。

1. 对象与方法

1.1 对象

从成都中医药大学附属医院、湖南中医学院第一附属医院以及湖北中医学院附属医院呼吸内科（2002 年 1 月至 2002 年 12 月），随机选出中医诊断辨证符合咳嗽表寒里热证的急性支气管炎、慢性支气管炎急性发作期患者共428 例。年龄为 18 ～ 65 岁的男性或女性。

1.2 诊断标准

1.2.1 中医咳嗽表寒里热证诊断标准：参照《中医内科学》第五版咳嗽章节有关内容制定

主症：咳嗽，咯痰黏稠，色白或黄，或伴喘息。

次症：恶寒发热，身痛，有汗或无汗，口渴。

舌象：舌苔薄白或黄，舌质红。

脉象：脉浮数或浮滑。

1.2.2. 西医诊断标准

（1）急性支气管炎诊断标准：参照《实用内科学》（第九版）上册 222 页急性支气管炎诊断标准制定。

①诊断主要靠临床表现。起病往往先有上呼吸道感染症状，咳嗽开始不重，呈刺激性，痰少。1 ～ 2 天后咳嗽加剧，痰由黏液性转为黏液脓性。较重的病例往往在晨起、晚睡体位改变、吸入冷空气或体力活动后，有阵发性咳嗽，有时甚至终日咳嗽。可有哮鸣音和气急，或有粗的干性啰音，或肺底部听到湿性啰音。血白细胞数正常。胸部 X 线检查也无异常。

②排除伴发急性支气管炎的其他疾病（如肺结核、肺癌、支原体肺炎、肺脓肿、麻疹百日咳、急性扁桃体炎等）。

（2）慢性支气管炎急性发作期诊断标准：参照［1979 年 11 月全国慢性支气管炎临床专业会议修订的标准及慢性阻塞性肺疾病（COPD）诊治规范（草案）］[3] 有关内容制定。

A. 慢性支气管炎诊断标准

①临床上以咳嗽、咯痰为主要症状或伴有喘息，每年发病持续 3 个月，并连续 2 年以上。

②排除具有咳嗽、咯痰、喘息症状的其他疾病（如肺结核、尘肺、肺脓肿、支气管哮喘、支气管扩张、心脏病、心功能不全、慢性鼻咽疾病等）。

B. 分期

①急性发作期：1 周内出现脓性或黏液脓性痰，痰量明显增多或伴有其他炎症表现；或 1 周内咳、痰、喘症状任何 1 项加剧至重度，或重症病人明显加重者。

②慢性迁延期：指病人有不同程度的咳、痰、喘症状，迁延不愈或急性发作期症状在 1 个月后仍未恢复到发作前水平。

③临床缓解期：指病人经过治疗或自然缓解，症状不足轻度，可维持 2 个月以上。

（3）病情程度分级

临床病情的判定，按就诊时之咳嗽、咯痰（含痰色、痰质）及喘息症状，任何一项够重度者为重度，够中度者为中度，均不足中度者为轻度。

1.3 纳入标准

1. 符合中医咳嗽表寒里热证诊断标准。

2. 符合西医急性支气管炎或慢性支气管炎急性发作期诊断标准。

3. 病情程度分级为轻度、中度，体温≤ 38.0℃者。

4. 年龄：18 ～ 65 岁。

5. 知情同意，志愿受试并签署知情同意书。

凡符合上述五项标准者，即可纳入试验病例。

1.4 排除标准

1. 病情程度分级属重度者。

2. 慢性支气管炎并发严重心功能不全者。

3. 单纯感冒患者。

4. 经检查证实由结核、麻疹、百日咳、急性扁桃体炎、真菌、肿瘤、刺激性气体过敏等因素所致咳嗽喘息患者及经胸部 X 线片显示明显的肺部感染患者。

5. 合并有心血管、肾、肝和造血系统等严重原发性疾病，精神病患者。

6. 妊娠或哺乳期妇女。

7. 过敏体质者。

1.5 治疗方法

受试者随机分配为治疗组和对照组，接受 1～2 周的药物治疗。急性支气管炎患者治疗组与对照组按 2 ∶ 1 比例入选，慢性支气管炎急性发作期患者的治疗组与对照组按 3 ∶ 1 比例入选，其中 6 例（治疗组 5 例，对照组 1 例）因不完全符合纳入标准或门诊失访而计为剔除或脱落病例，按方案完成临床试验共 422 例。随机分为治疗组和对照组，其中治疗组包括急性支气管炎患者 120 例、慢性支气管炎急性发作期患者 182 例；对照组包括急性支气管炎患者 60 例、慢性支气管炎急性发作期患者 60 例。治疗组每次服麻芩止咳糖浆 10ml，每日 3 次；对照组每次口服复方满山红糖浆 10ml，每日 3 次。试验期间不得合并使用任何抗感染药物及止咳平喘药物。急性支气管炎疗程 1 周，慢性支气管炎急性发作期疗程 2 周。

1.6 观察指标

1. 主要疗效指标：咳嗽、咯痰、喘息、肺部啰音的改善情况。

急性支气管炎分别在治疗阶段的第 0、3、7 天观测记录 1 次咳嗽、咯痰、喘息、肺部啰音。慢性支气管炎急性发作期分别在治疗阶段的第 0、7、14 天观测记录 1 次咳嗽、咯痰、喘息、肺部啰音。

2. 次要疗效指标：中医症状疗效、血象、胸片。

3. 两组患者不良反应。

1.7 疗效标准

A．单项症状疗效判定标准

（1）临床控制：咳、喘、痰症状基本消失，肺部啰音消失。

（2）显效：咳、喘、痰等症状有明显好转（6 分→2 分，或 3 分→1 分），肺部啰音减少（3 分→1 分）。

（3）有效：咳、喘、痰等症状有所好转（4 分→2 分，或 3 分→2 分，2 分→1 分），肺部啰音减少（2 分→1 分）。

（4）无效：咳、喘、痰等症状及肺部啰音无改变或减轻不明显，或症状及肺部啰音加重者。

B. 急性支气管炎疗效判定标准

（1）痊愈：咳、喘、痰及肺部啰音消失，客观检查指标恢复正常，积分值为0。

（2）显效：咳、喘、痰及肺部啰音明显减轻，客观检查指标接近正常，积分值减少≥70%。

（3）有效：咳、喘、痰及肺部啰音有所减轻，但程度不足显效，客观检查指标有改善，积分值减少＜70%，≥30%。

（4）无效：治疗结束时咳、喘、痰及肺部啰音无明显改善，或较治疗前加重，客观检查指标无改善，积分值减少＜30%。

C. 慢性支气管炎急性发作期疗效判定标准

（1）临床控制：咳、喘、痰及肺部啰音消失或恢复到急性发作前水平，客观检查指标基本恢复正常，积分值减少≥90%以上。

（2）显效：咳、喘、痰及肺部啰音明显减轻，但未恢复到急性发作前水平，客观检查指标接近正常，积分值减少＜90%，≥70%。

（3）有效：咳、喘、痰及肺部啰音有所减轻，但程度不足显效，客观检查指标有改善，积分值减少＜70%，≥30%。

（4）无效：治疗结束时咳、喘、痰及肺部啰音无明显改善，或较治疗前加重，客观检查指标无改善，积分值减少＜30%。

D. 中医证候疗效判定标准

证候疗效率＝（治疗前总积分－治疗后总积分）/ 治疗前总积分 ×100%

（1）临床控制：治疗后证候疗效率≥95%。

（2）显效：治疗后证候疗效率≥70%，＜95%。

（3）有效：治疗后证候疗效率≥30%，＜70%。

（4）无效：治疗后证候疗效率＜30%。

1.8 统计学处理

统计人员采用 SAS 6.12 统计分析软件编程统计分析所有的统计检验，均采用双侧检验认为 $P \leqslant 0.05$ 为所检验的差别有统计意义。

2. 结果

2.1 受试者入组情况及人口学资料

随机选出符合中医诊断辨证咳嗽表寒里热证的急性支气管炎、慢性支气管炎急性发作期患者共 428 例。急性支气管炎患者治疗组与对照组按 2 ： 1 比例入选，慢性支气管炎急性发作期患者的治疗组与对照组按 3 ： 1 比例入选，其中 6 例（治疗组 5 例，对照组 1 例）因不完全符合纳入标准或门诊失访而计为剔除或脱落病例，按方案完成临床试验共 422 例：即急性支气管炎治疗组 120 例，对照组 60 例；慢性支气管炎急性发作期治疗组 182 例，对照组 60 例。两组病例在性别、年龄、病程、病情程度、中医证候、西医体征以及实验室指标等方面比较，差异均无统计学意义（$P > 0.05$），提示随机入组的两组病例的临床资料具有可比性。

2.2 疗效指标

2.2.1 总疗效

通过对 180 例咳嗽表寒里热证（急性支气管炎）受试者的临床试验结果分析表明：治疗组的总有效率为 93.33%（95% 的置信区间：87% ～ 97%）；对照组的总有效率为 85.00%（95% 的置信区间：73% ～ 93%）。两组疗效比较，经统计学分析，差异无统计学意义（$P > 0.05$）。说明麻芩止咳糖浆治疗急性支气管炎（咳嗽表寒里热证）的疗效与对照药复方满山红糖浆相似（表 1）。三个试验中心的治疗组、对照组总疗效比较无显著性差异（$P > 0.05$），说明各中心的疗效相似（表 2）。

表 1　两组急性支气管炎患者疗效比较

组别例数（n）		急性支气管炎疗效（n，%）				有效率（%）
		痊愈	显效	有效	无效	
治疗组	120	55（45.83%）	32（26.67%）	25（20.83%）	8（6.67%）	93.33
对照组	60	22（36.67%）	13（21.67%）	16（26.67%）	9（15.00%）	85.00

通过对 242 例咳嗽表寒里热证（慢性支气管炎急性发作期）受试者的临床试验结果分析表明：治疗组的总有效率为 95.05%（95% 的置信区间：91% ～ 98%）；对照组的总有效率为 91.67%（95% 的置信区间：82% ～ 97%）。

两组疗效比较，经统计学处理，差异无统计学意义（$P > 0.05$）。说明麻芩止咳糖浆治疗慢性支气管炎急性发作期（咳嗽表寒里热证）的疗效优于对照药复方满山红糖浆（表3）。三个试验中心的治疗组、对照组总疗效比较无显著性差异（$P > 0.05$），说明各中心的疗效相似（表4）。

表2 各中心急性支气管炎患者总疗效比较

各中心	组别	例数（n）	急性支气管炎疗效（n，%）				有效率（%）
			痊愈	显效	有效	无效	
成都中医药大学附属医院	治疗组	40	14（35.00%）	12（30.00%）	12（30.00%）	2（5.00%）	95.00
	对照组	20	3（15.00%）	7（35.00%）	8（40.00%）	2（10.00%）	90.00
湖南中医学院附属医院	治疗组	40	22（55.00%）	7（17.50%）	8（20.00%）	3（7.5%）	92.5
	对照组	20	8（40.00%）	4（20.00%）	4（20.00%）	4（20.00%）	80.00
湖北中医学院附属医院	治疗组	40	19（47.50%）	13（32.50%）	5（12.50%）	3（7.50%）	92.50
	对照组	20	11（55.00%）	2（10.00%）	4（20.00%）	3（15.00%）	85.00

表3 两组慢性支气管炎急性发作期疗效比较

组别	例数（n）	慢性支气管炎急性发作期疗效（n，%）				有效率（%）
		临床控制	显效	有效	无效	
治疗组	182	58（31.87%）	64（35.16%）	51（28.02%）	9（4.95%）	95.05
对照组	60	11（18.33%）	23（38.33%）	21（35.00%）	5（8.33%）	91.67

表4　各中心慢性支气管炎急性发作期总疗效比较

各中心	组别	例数（n）	慢性支气管炎急性发作期疗效（n，%）				有效率（%）
			痊愈	显效	有效	无效	
成都中医药大学附属医院	治疗组	62	19（30.65%）	22（35.48%）	19（30.65%）	2（3.23%）	96.77
	对照组	20	3（15.00%）	9（45.00%）	6（30.00%）	2（10.00%）	90.00
湖南中医学院附属医院	治疗组	60	24（40.00%）	22（36.67%）	12（20.00%）	2（3.33%）	96.67
	对照组	20	8（20.00%）	4（40.00%）	4（35.00%）	4（5.00%）	95.00
湖北中医学院附属医院	治疗组	60	15（25.00%）	20（33.33%）	20（33.33%）	5（8.33%）	91.67
	对照组	20	11（20.00%）	2（30.00%）	4（40.00%）	3（10.00%）	90.00

2.2.2 中医证候疗效

急性支气管炎患者组：治疗组的中医证候总有效率为95.83%；对照组中医证候的总有效率为85.00%。两组疗效比较，经统计学分析，差异有统计学意义（$P < 0.05$），说明麻芩止咳糖浆治疗急性支气管炎（咳嗽表寒里热证）的疗效优于对照药复方满山红糖浆（表5）。三个试验中心的治疗组、对照组中医证候疗效比较无显著性差异（$P > 0.05$），说明各中心的疗效相似（表6）。

表5　两组急性支气管炎患者中医证候疗效比较

组别	例数（例）	中医证候疗效				有效率（%）
		临床控制	显效	有效	无效	
治疗组	120	56	36	23	5	95.83[*]
对照组	60	23	12	16	9	85.00

注：与对照组比较，[*]$P<0.05$

慢性支气管炎急性发作组：治疗组中医证候总有效率为96.15%。对照组中医证候总有效率为91.67%。两组疗效比较，经统计学分析，差异无统计学意义（$P > 0.05$），说明麻芩止咳糖浆治疗慢性支气管炎急性发作期（咳嗽表寒里热证）的中医证候疗效与对照药复方满山红糖浆相似（表7）。三个试验中心的治疗组、对照组中医证候疗效比较无显著性差异（$P > 0.05$），说明各中心的疗效相似（表8）。

表6　各中心急性支气管炎患者中医证候疗效比较

| 各中心 | 组别 | 例数（n） | 中医证候疗效（n，%） | | | | 有效率（％） |
			临床控制	显效	有效	无效	
成都中医药大学附属医院	治疗组	40	14（35.00%）	14（35.00%）	10（25.00%）	2（5.00%）	95.00
	对照组	20	3（15.00%）	7（35.00%）	8（40.00%）	2（10.00%）	90.00
湖南中医学院附属医院	治疗组	40	21（52.50%）	10（25.00%）	8（20.00%）	1（2.5%）	97.50
	对照组	20	9（45.00%）	3（15.00%）	4（20.00%）	4（20.00%）	80.00
湖北中医学院附属医院	治疗组	40	21（52.50%）	12（30.00%）	5（12.50%）	2（5.00%）	95.00
	对照组	20	11（55.00%）	2（10.00%）	4（20.00%）	3（15.00%）	85.00

表7　两组慢性支气管炎急发作患者中医证候疗效比较

| 组别 | 例数（例） | 中医证候疗效 | | | | 有效率（％） |
		临床控制	显效	有效	无效	
治疗组	182	61	56	58	7	96.15
对照组	60	13	22	20	5	91.67

2.2.3　血象疗效

急性支气管炎患者两组治疗前、后血象疗效比较，经配对设计卡方检验显示，麻芩止咳糖浆对急性支气管炎患者的中性粒细胞（N）比例升高有显著恢复作用（$P < 0.05$）；而由于患者白细胞（WBC）异常患者例数很少，治疗前后差异未达到显著水平（$P > 0.05$）。而对照组对急性支气管炎患者的血象改善均未达到显著水平（$P > 0.05$）。两组血象疗效经列联表卡方检验，

$P > 0.05$，差异无统计学意义，说明两组对急性支气管炎患者血象疗效相似（表9）。

表8　各中心慢性支气管炎急性发作患者中医证候疗效比较

各中心	组别	例数（n）	中医证候疗效（n，%）				有效率（%）
			临床控制	显效	有效	无效	
成都中医药大学附属医院	治疗组	62	20（32.26%）	22（35.48%）	18（29.03%）	2（3.23%）	96.77
	对照组	20	4（20.00%）	9（45.00%）	5（25.00%）	2（10.00%）	90.00
湖南中医学院附属医院	治疗组	60	24（40.00%）	16（26.67%）	18（30.00%）	2（3.33%）	96.67
	对照组	20	4（20.00%）	8（40.00%）	7（35.00%）	1（5.00%）	95.00
湖北中医学院附属医院	治疗组	60	17（28.33%）	18（30.00%）	22（36.67%）	3（5.00%）	95.00
	对照组	20	5（25.00%）	5（25.00%）	8（40.00%）	2（10.00%）	90.00

慢性支气管炎急性发作期患者两组治疗前、后血象疗效比较，经配对设计卡方检验，麻芩止咳糖浆对 WBC，N 的异常均能显著改善（$P < 0.05$）。而对照药治疗前后的差异无统计学意义，说明对照组对慢性支气管炎急性发作患者的血象改善均无显著疗效。两组血象疗效经列联表卡方检验，$P > 0.05$，差异无统计学意义，说明两组对慢性支气管炎急性发作患者血象疗效相似（表10）。

表9　急性支气管炎治疗前、后两组患者血象比较

	组　别	前正常/后正常	前正常/后异常	前异常/后正常	前异常/后异常	配对P
WBC	治疗组（n=120）	113	2	1	1	>0.999
	对照组（n=60）	55	1	4	0	0.3711
N	治疗组（n=120）	97	5	15	1	0.0442
	对照组（n=60）	52	3	4	1	>0.999

表 10 慢性支气管炎急性发作治疗前、后两组患者血象比较

	组　别	前正常 / 后正常	前正常 / 后异常	前异常 / 后正常	前异常 / 后异常	配对 P
WBC	治疗组（$n=182$）	160	2	17	2	0.0013
	对照组（$n=60$）	55	2	3	0	>0.999
N	治疗组（$n=182$）	143	4	25	9	0.0002
	对照组（$n=60$）	49	4	6	1	0.7518

2.2.4 胸片疗效

急性支气管炎患者两组治疗前、后胸片疗效比较，经配对设计卡方检验，结果显示治疗组对胸片异常能显著改善（$P < 0.05$），而对照组对胸片改善无显著疗效（$P > 0.05$）。两组胸片疗效经列联表卡方检验，$P < 0.05$，差异有统计学意义，说明治疗药对急支炎患者胸片疗效优于对照组。

慢性支气管炎急性发作期患者两组治疗前、后胸片疗效比较，经配对设计卡方检验，结果显示治疗组对胸片异常能显著改善（$P < 0.05$），而对照组对胸片改善无显著疗效（$P > 0.05$）。两组胸片疗效经列联表卡方检验，$P > 0.05$，差异无统计学意义，说明两组对慢性支气管炎急性发作期患者胸片疗效相似（表 11）。

表 11 治疗前、后两组患者胸片检查结果比较

病种	组别	前、后 检测例数	前正常 / 后正常	前正常 / 后异常	前异常 / 后正常	前异常 / 后异常	$P_{组内}$	$P_{组间}$
急性 支气 管炎	治疗组 （$n=120$）	56	12	0	35	9	0.0000	0.0079
	对照组 （$n=60$）	25	7	2	7	9	0.1824	
慢性 支气 管炎 急性 发作	治疗组 （$n=182$）	103	13	1	14	75	0.0019	0.3496
	对照组 （$n=60$）	35	1	1	5	28	0.2207	

2.3 两组患者不良反应

Ⅲ期临床实验过程中，未发生严重不良事件。试验过程中，个别病例出现轻度口干、便秘等消化道不良反应，且均在停药后逐渐消失，未影响研究及疗效评价。出现口干、便秘的发生率分别为 1.32% 及 0.66%（表 12）。

表 12　与试验药物有关的不良反应率

不良反应	考察样本总数	发生例次	发生率（发生例次/中样本数）	不良反应率（95% 的置信度）
口干	302	4	1.32%	0.362 ～ 3.356
便秘	302	2	0.66%	0.080 ～ 2.372

3. 讨论

中医学认为，咳嗽既是肺系疾病中的一个症状，又是独立的一种疾病。中医古籍亦提出"五脏六腑皆令人咳，非独肺也"的观点[4]。咳嗽按病因，以外感、内伤为纲：外感咳嗽以《河间六书》中"寒、暑、湿、燥、风、火"六气为因；内伤咳嗽以脏腑为纲，气血、痰饮、情志、药毒等为目[5、6]。外感六淫中风寒咳嗽最为多见，即使是内伤咳嗽者，也极易因感受风寒而引发，无论外感风寒咳嗽或内伤咳嗽因复感风寒而引发，如果未能及时达邪于外，常易风寒化热，以致表寒未罢，里热又起，呈现为表寒里热证，俗称"寒包火咳"。急性支气管炎和慢性支气管炎急性发作期的病人，属于此证型者为数很多。咳嗽频繁剧烈，常常迁延难愈，所以患者更希望得到高效速效的新型药剂。

麻芩止咳糖浆是针对此病因病机的中药复方制剂。本方主治咳嗽表寒里热证，全方主要分为四组药物：第一组药物，针对在表之风寒，以麻黄为首，取麻黄辛温发散风寒，宣肺止咳平喘。医圣张仲景堪称善用麻黄治疗外感咳喘的祖师，直到现代临床报道中，许多学者仍然认为治疗风寒咳喘，麻黄有专长。麻黄确为治疗风寒咳喘的第一要药，特别是辅以紫苏叶、防风之后，其散寒宣肺之力更强，三药合用，共散表寒，使寒邪不再束肺，肺气得宣，不致上逆，咳喘自缓。这是遵循中医药理论治疗"寒包火"咳的第一要着，首重一个"宣"字。第二组药物，以黄芩为首，自古就单用一味黄芩制成黄芩散，主治肺热咳嗽，可见黄芩为清泄肺部火热的第一要药，而辅以鱼腥草和连翘，则清肺解毒之力更强，肺热得清，肺气亦清，咳嗽自减，这是治疗"寒包火"咳的第二要着，突出一个"清"字。第三组药物，选桔梗宣肺祛痰，配法半夏燥湿除痰，合而增强排痰之力，并能化解痰与火热相结，防止痰热阻肺，以利肺气宣畅，这是按照中医治咳先治痰的原则，体现一个"化"字。第四组药物，用杏仁、紫菀和少量粟壳肃肺止咳，三药配合，体现一个"降"字。前三组药物，散寒宣肺，清热化痰，针对病因病机，重在治本，辅以本组药物降逆止咳，兼治其标，奏效更佳。最后还有一味甘草，既是一味调和之药，也是善长缓急利咽止咳之药，所以在本方中的用量与主药相等。从君臣佐使配伍来看，本方以麻黄散寒宣肺，黄芩清泄肺热，共为君药；紫苏叶、防风加强麻黄散寒宣肺之功，鱼腥草、连翘加强黄芩清泄肺热之力，同为臣药；桔梗、法半夏祛痰利肺，杏仁、紫菀、罂粟壳肃肺止咳，皆为佐药；甘草调和诸药为使药。合而共奏散寒宣肺、清热化痰、止咳平喘之功。麻芩止咳糖浆Ⅲ期临床试验表明其具有散寒宣肺、清热化痰、止咳平喘的功效。

本研究结果显示麻芩止咳糖浆治疗慢性支气管炎急性发作期（咳嗽表寒里热证）的总疗效优于对照药复方满山红糖浆。杨宏志等人也报道了相似的结果[2]。本研究中急性支气管炎患者组的治疗组的中医证候总有效率优于对照组（95.83% vs 85.00%）且有显著性差异（$P < 0.05$），未见药物所致的毒副反应及严重不良事件。提示麻芩止咳糖浆是治疗咳嗽表寒里热证（性支气管炎、慢性支气管炎急性发作期）安全而有效的药物。

另有研究表明，麻芩止咳糖浆适用于慢性阻塞性肺疾病急性加重期和慢阻肺肺动脉高压患者，可显著提高临床疗效[7, 8]。麻芩止咳糖浆也可显著改善二甲苯所致的炎性反应，对小鼠腹腔血管通透性有显著的抑制作用，对革兰阳性和革兰阴性均有抑菌作用[9]。在一项动物试验中，麻黄止咳糖浆可显著改善浓氨水所致咳嗽、可显著促进酚红排泌、改善致喘液所引起的哮喘等作用[10]。

（杨明均，教授，成都中医药大学）

参考文献

[1] 张进，李珂．麻芩止咳糖浆治疗急性支气管炎 20 例分析 [J]．中华中医药学刊，2004，22（5）：948-949．

[2] 杨宏志，刘雪峰，刘青，等．麻芩止咳糖浆治疗慢性支气管炎急性发作的临床观察 [J]．湖北中医杂志，2004，26（9）：22-23．

[3] 慢性阻塞性肺疾病（COPD）诊治规范（草案）[J]．中国实用内科杂志，1998，18（5）：309-313．

[4] 中华医学会，中华医学会杂志社，中华医学会全科医学分会，等．咳嗽基层诊疗指南（2018 年）[J]．中华全科医师杂志，2019，18（3）：207-219．

[5] 淦菊保，龚向京．论五脏六腑皆令人咳——兼谈名医不治咳嗽 [J]．实用中西医结合临床，2017，17（4）：112-115．

[6] 程茜．邵杏泉《邵氏方案》治咳医案用药特点浅析 [J]．中医文献杂志，2016，34（4）：17-20．

[7] 杨承跃．麻芩止咳糖浆治疗慢性阻塞性肺疾病急性加重期临床观察 [J]．中国中医急症，2014，23（7）：1383-1384．

[8] 陈晓英．中医药防治慢阻肺肺动脉高压的临床研究 [J]．数理医药学杂志，2016，29（2）：205-206．

[9] 吴友良．麻芩止咳糖浆的抑菌、抗炎作用研究 [J]．中国药房，2010，21（27）：2512-2514．

[10] 刘光海．麻芩止咳糖浆的镇咳、祛痰、平喘作用研究 [J]．中国药房，2010，21（23）：2135-2136．

马派中医传薪

自拟活络解痉汤加减治疗
痰瘀阻络型偏头痛临床观察

偏头痛是一种临床常见的慢性神经血管性疾病，成年女性的发病率远较男性为高，严重影响患者生活质量和学习、工作能力[1]；西医对偏头痛病因及发病机制均尚未完全阐明，其发病机制主要有传统血管学说、神经血管假说、三叉神经学说等[2]。偏头痛属于中医"头风"范畴[3]，据我们临床观察，"头风"之属于偏头痛者辨证以痰瘀阻络型为多见，约占所有头痛的80%左右。本病西医无特殊治疗方法，病情反复易复发。近年来笔者采用自拟活络解痉汤治疗，取得了较好的临床效果。

1. 资料与方法

1.1　一般资料　选择我院2011年8月—2013年8月门诊治疗患者120例，所有病例均符合《中国偏头痛诊断治疗指南》关于偏头痛的诊断标准[1]和国家中医药管理局制定的《中医病症诊断与疗效标准》关于头风的诊断标准[3]，且中医辨证符合痰瘀阻络型，排除其他原因引起的头痛。剔除标准：合并肿瘤、血管畸形、颈椎病、副鼻窦炎、发热、高血压、脑卒中、心肝肾功能严重损害患者。所有病例随机分为治疗组和对照组各60例，治疗组男23例，女37例，年龄15—76岁，平均（50±15）岁，病程（10±3）年；对照组男25例，女35例，年龄16—74岁，平均（49±14）岁，病程（10±2）年。两组患者在年龄、性别、病程和并发症等方面比较，差异无统计学意义（$P > 0.05$），具有可比性。

1.2　治疗方法　治疗组给予自拟活络解痉汤（蜈蚣、全蝎、地龙、天麻、钩藤、川芎、白芷、僵蚕、半夏、细辛、柴胡、白芍）随症加减。热象重者加黄连、黄芩；淤血重者加重地龙、全蝎用量；肝郁化火者加夏枯草、菊花、黄芩；淤血轻者减轻蜈蚣、地龙、全蝎用量；痰浊轻者减半夏用量，痰浊重者可适当加胆南星，兼气血不足者加黄芪、当归。蜈蚣去头足焙焦碾细末分三次服，余药加水煎煮3次共取汁600ml混匀，每次药汁200ml冲服蜈蚣，每日一剂；对照组给予盐酸氟桂利嗪（西比灵，西安杨森制药）5mg，睡前服，尼莫地平（亚宝药业）20～40mg，每日3次。均以7天为1个疗程，连服2个疗程后观察疗效。

1.3 观察指标 头痛发作的频率、剧烈程度、疗程完后半年是否复发以及药物的不良反应及药物耐受性，疗程前后监测肝肾功、血糖、心电图。

1.4 疗效判定标准[2] 显效：症状消失，停药半年后未复发；有效：症状消失，但停药半年内复发，或症状明显缓解，发作时间缩短或周期延长；无效：症状无明显缓解或症状加重。

1.5 统计学方法 应用SPSS11.0统计软件。计量资料以$\bar{x}\pm s$表示，组间比较采用t检验，计数资料采用χ^2检验，$P<0.05$为差异具有统计学意义。

2. 结果

2.1 2组临床疗效比较 治疗组显效及总有效率明显优于对照组（$P<0.05$），见表1。

表1 2组患者疗效对比［例（%）］

组别	n	显效	有效	无效	总有效率（%）
治疗组	60	25（41.67%）*	30（50%）	5（8.33%）	91.67*
对照组	60	13（21.67%）	32（53.33%）	15（25%）	75

注：与对照组相比 * $P<0.05$

2.2 不良反应 观察组2疗程完后监测患者肝肾功、血糖、心电图与用药前相比均无明显改变，对照组有2例空腹血糖水平增高，但进一步作糖耐量试验未见异常。观察组1例出现胃脘胀满不适、纳差，经调整药物剂量后消失，未停药而继续服药；对照组3例服用尼莫地平后出现头痛加重而停用，后单独使用盐酸氟桂利嗪至疗程结束，3例出现面部潮红能耐受未停药。

3. 讨论

偏头痛属于中医之"头风"范畴，清代医家何梦瑶在《医碥·头痛》中认为："头为清阳之分，外而六淫邪气相侵，内而六府经脉之邪气上逆，皆能乱其清气，相搏击致痛，须分内外虚实"；但头风之属于偏头痛者临床上以内伤所致者为多。《黄帝内经·素问·举痛论》曰"通则不痛，痛则不通"，故头风之属于偏头痛者病机总以脉络不通、风痰上扰为要领，但目前其临床分型还没有得到一致统一，证型纷繁复杂，有的将其分为痰瘀阻遏型、气血亏虚型、肝阳头痛型[4]；有的将其分为肝阳上亢、瘀阻脑络、气血亏虚、肝肾精亏等四型[5]，有按风湿夹瘀论治取效佳[6]，亦有按气滞血瘀证治取效者[7]。但据我们在临床上观察，偏头痛患者往往痛有定处，固定不变，疼痛呈刺痛、跳痛，常伴头昏重如裹，辨证多属痰瘀阻络，清阳不展，风痰上扰；治当以化瘀通络、息风解痉止痛为法，采用自拟活络解痉汤随证加减取得较好疗效。方中全蝎、地龙、蜈蚣三味虫类药活血化瘀力量竣猛兼具息风解痉之功是为主药。现代药理研究，全蝎所含的蝎毒素Ⅲ通过吗啡受体及隔核而产生具有较强的镇痛作用[8]；天麻、钩藤、僵蚕平肝息风止痉，缓解血管痉挛，调节神经功能；川芎、白芷、细辛均为治头痛要药不可或缺；半夏与化瘀药共奏化痰通络之效；柴胡、白芍疏肝柔肝，诸药合用共奏化痰通络、息风止痉之功。本观察结果表明，自拟活络解痉汤的临床疗效明显优于西药治疗组；我们还观察到西药的不良反应导致部分患者不能耐受不得不停用，部分患者虽能耐受但依从性较差。综上所述，笔者认为中医治疗值得推广应用。

（陈永华，主任医师，重庆市黔江区中医院副院长；赵通武，重庆市黔江中心医院）

参考文献

[1] 中华医学会疼痛病学分会头面痛学组. 中国偏头痛诊断治疗指南 [J]. 中国疼痛医学杂志，2011，17（2）：69-73.

[2] 贾建平. 神经病学（第6版）[M]. 人民卫生出版社，2008：159-160.

[3] 国家中医药管理局. 中医病症诊断与疗效标准 [M]. 北京：中国医药科技出版社，2012：36-37.

[4] 胡星余. 血管性头痛的辨证分型及其证治 [J]. 实用中医内科杂志，2003，

17（3）：165.

[5] 林琳等．辨证治疗血管神经性头痛临床观察 [J]．辽宁中医药大学学报，2006，8（4）：95.

[6] 陈冲等．颅通颗粒联合针刺治疗偏头痛风湿夹瘀型的临床观察 [J]．泸州医学院学报，2011，34（5）：590-591.

[7] 张太君等．治偏颗粒治疗偏头痛（气滞血瘀证）临床观察 [J]．中国中医急症，2012，19（10）：1671.

[8] 吴以岭等。络病学 [M]．北京：中国中医药出版社，2004：231.

马派中医传薪

醒脑开窍法加电针治疗
脑卒中肢体偏瘫的临床研究

脑卒中又名"中风"，是以卒然昏仆、不省人事，伴口眼㖞斜，半身不遂，语言不利，或不经昏仆而以㖞僻不遂为主症的一种疾病。以发病率高、死亡率高、致残率高、复发率高和并发症多为主要临床特征，已成为目前严重危害人类生命安全和身体健康的多发病和疑难病。肢体偏瘫是脑卒中后最主要的功能障碍之一，它直接影响患者的运动功能、活动能力、生存质量。

传统医学对脑卒中的认识经历了一个长期的过程。《灵枢·五乱篇》有"气乱于头，则为逆厥，头重眩仆……气在于头者取之天柱……"的记载。唐宋医家以"补益气血，祛风散寒"立论。张元素提出"中风宜接经"的治则。叶天士以滋补肝肾、平肝潜阳为治则。王清任指出"气虚血瘀"是中风的发病病机等。现代医家认为，脑卒中之发生，主要在于平素气血亏虚，与心、肝、肾三脏阴阳失调，加之忧思恼怒，或饮酒饱食，或房室劳累，或外邪侵袭等诱因，以致气血运行受阻，筋脉失养；或阴亏于下，肝阳暴张，阳化风动，血随气逆，挟痰挟火横窜经隧，蒙蔽清窍所致。中医将脑卒中的病因病机概括为四条：气血上逆，上蒙元神；阻滞经络，蒙闭清窍；气血上逆，心神昏冒；外风引动痰湿，闭阻经络。

现代医学将脑卒中分为缺血性和出血性两大类，缺血性脑卒中的发病率远高于出血性脑卒中。目前治疗缺血性脑卒中的方法主要有扩血管疗法、扩容疗法、溶血栓疗法、抗凝疗法、抗血小板聚集疗法、保护脑代谢和外科手术疗法；出血性脑卒中的治疗方法主要有稳定血压、止血、控制脑水肿、降低颅内压和手术疗法。尽管现代医学对脑卒中的治疗取得了一定的成绩，但在治疗方面至今仍未获得突破性进展。脑卒中患者并发症是死亡的重要原因之一，因此在治疗中重视并发症的治疗尤其重要。

脑卒中的针灸治疗，历代医家积累了许多宝贵经验。《内经》治则以"巨针取之，益其不足，损其有余"，"先取其阳，后取其阴，浮而取之"。朱权将中风的治疗分初中风和后遗症期论治，对半身不遂患者治以"左病灸右，右病灸左"。杨继洲则按中风先兆、卒中、后遗症期分治。中风半身不遂者"先泻健侧，后补患侧"。现代针灸临床治疗中风以毫针治疗为主，常用的治疗方法有巨刺法、平衡疗法等，毫针在应用过程中安全、可靠、方便、有效，且便于各种手法的施术运用。

近年来，作者采用醒脑开窍法加电针治疗脑卒中肢体瘫痪取得了较好疗效。

作者将90例患者随机分为传统针刺组（30例）、醒脑开窍法组（30例）和醒脑开窍法加电针组（30例）。传统针刺组取肩髃、曲池、外关等阳经穴位；醒脑开窍针刺组：主穴取内关、人中、三阴交；副穴取极泉、尺泽、委中；醒脑开窍法加电针组取穴与醒脑开窍组相同，针刺得气后接上电针治疗仪，电压6V，疏密波型，频率2Hz强度以病人耐受为度，每次留针30钟；三组均每日1次，连续治疗45天。观察三组患者治愈率与总有效率的情况。结果：传统针刺组治愈率16.67%，总有效率76.67%；醒脑开窍组治愈率33.33%，总有效率93.33%.0；醒脑开窍加电针组治愈率43.33%，总有效率96.67%。经统计学处理，醒脑开窍组和醒脑开窍加电针组的总有效率与传统针刺组比较，差异均有显著性意义（*P*<0.05）；醒脑开窍组与醒脑开窍加电针组的总有效率相比较，差异无显著性意义（*P*>0.05）；醒脑开窍加电针组与醒脑开窍的治愈率相比较，差异有显著性意义（*P*<0.05）。由此得出结论：醒脑开窍法，醒脑开窍加电针治疗脑卒中肢体偏瘫的疗效明显优于传统针刺治疗治疗；醒脑开窍加电针治疗脑卒中肢体偏瘫的临床治愈率优于单纯的醒脑开窍法。

醒脑开窍针刺法为石学敏院士所创立，在传统针刺方法的基础之上，确立了中风病的治疗原则："醒脑开窍、滋补肝肾为主，疏通经络为辅"。改变了过去常规的取穴原则，选用内关、人中、三阴交为主穴，极泉、尺泽、委中等为副穴的配方，并随证加减。醒脑开窍针刺法对中风患者血液流动学、血液流变学、脑功能及血脂异常均有良好的调节作用。醒脑开窍针刺法具有科学的针刺配方和手法量学操作，是治疗中风病的针刺大法。电针可以补气血供应之不足，改善脑部供血。电针足三里能补后天之脾土，益气血生化之源，可资先天之肾水，可使血行风灭，筋脉得养，宗筋复健，关节流利。文献报道，电针治疗，能使肌肉一收一舒，起到泵的作用，从而改善局部血液循环，促进经气运行，能促进机体释放内源性吗啡呔等镇痛物质，提高痛阈，达到镇痛的目的。

马派中医传薪

感悟马有度教授的中医语言艺术

82岁的中医学家马有度教授，从医60年来出版中医著作20余部，在中医临床、教学、科研、科普领域成绩斐然。听过他的讲座、看过他的著作的人，都能感受到他的中医语言深藏着艺术，无不为他高超的口头和书面语言驾驭能力所叹服。

一、讲座气氛热烈

马有度教授被业界定义为"三栖专家"（中医学家、科普作家和社会活动家）。正如邓玉霞主任医师多次目睹聆听马老做学术交流和科普演讲后说：马教授颇有演讲家的气质，他总是风度翩翩，激情四溢。七八十岁的人是小跑着上台的，精神矍铄；演讲声音宏亮、抑扬顿挫、神采飞扬，恰到好处的身体语言，形成一个巨大的气场，听众的眼神不由自主地向他齐聚，全场肃然之后便是热烈的掌声，有人形容马有度讲演是"既有身份，又有才学，还有风度"。

二、口语很接地气

马老讲座至今已百余场，他喜欢互动提问，调动情绪、活跃气氛。他常以小时候的"马老三"光头照自嘲，引得听众哈哈大笑，给听众都留下了深刻印象。他总结出养生"五个四"："四有、四贵、四童、四善、四乐"。如四童——"童心、童趣、童乐、童颜"：童心生童趣、童趣享童乐、童乐养童颜。他的心态就是一个"老儿童""小马哥"。马老在四字养生感言之后，针对日常生活、养生经验，又创造性总结衍生出"养生五化"：心态平和化、动静适度化、饮食合理化、起居规律化、生活多彩化。马老还特别针对老年人群推出"老年养生五不得"：摔不得、气不得、冷不得、饿不得、累不得。看，多么接地气的科普语言，形象生动、实用好记。

陆军军医大学大坪医院杨国汉教授谈到：在北京全国中医科普高层论坛上，我听了马老关于中医养生保健的讲座，内容之丰富、文字之风趣、思想之圆融、制作之精巧、演讲之生动，都使人难以忘怀。重庆市原副市长窦瑞华评价马老："医术救人、医德感人、科普惠人、人气聚人"。

本人非中医界人士，对马老的中医精髓领悟不深，但辅佐马老在电脑上修改中医科普文稿时，对马老的书面语言艺术深有感触，下面重点谈谈书面语言方面的特点。

（一）紧抓热点主题

写文章，首先要确立主题，即写哪方面的内容。主题选得好，文章才会精彩，而善于抓热点，切中时弊，符合大众需求，那将更加出彩。

马老在重庆市首届读书月活动中被授予"十佳写书人"称号，他的多部著作的主题就很适合需求，出版后获读者喜爱并获奖。如《方药妙用》获中华中医药学会学术著作奖；《医方新解》被日本同类著作《中医处方解说》列为第一部中国原著参考书；《中医精华浅说》由台湾知音出版社用繁体字出版向海外发行。《家庭中医顾问》获全国优秀科普作品奖、高士其科普基金奖，并译成日文在《汉方研究》连载，台湾牛顿出版公司出版该书繁体字版向海外发行。《奇妙中医药》多次重印，先后荣获中华人民共和国成立60周年中医药科普图书著作一等奖、重庆市科技进步二等奖。《健康人生 快乐百年》一版再版三版，重印13次，获全国中医药科普著作一等奖，第3版入选国家新闻出版总局向全国老年人推荐的优秀读物榜。国医大师周仲瑛称赞马老的多部专著指引了不少年轻一代充满信心地迈入中医殿堂。

（二）标题新颖出彩

写文章，主题确定以后，就要拟标题。要抓住文章的核心，提纲挈领，取一个"点睛之笔"的标题。缺乏吸引力的标题，不管文章内容有多么丰富精彩，也难以吸引读者的关注。

这里说的吸引力是指通过精简提炼，确定有艺术含量的标题，而非当今充斥自媒体，大量含噱头、搞怪、故弄玄虚的"标题党"文章。

文学作品因其内容宽泛，阅读轻松，标题想象空间大。对于古老而传统的中医，人们的印象大多是晦涩难懂的医古文。中医是集科学与艺术于一体的一门学科，如何写好中医文章，让中医药走进中医业界、走进普通大众。首先从标题上就要让读者感兴趣，才有阅读下去的动力。

马老的著作，在书名和文章标题上就狠下了一番功夫。

在书名方面，如《感悟中医》《方药妙用》《自学中医阶梯》《家庭中医顾问》《大众中医药》《奇妙中医药》《健康人生快乐百年》《趣谈养生保健》等。光看书名，就鲜明、形象、生动，让人有一睹为快的冲动。

在标题方面,马老论述中医师承教育,用《一代传一代,一棒接一棒》为题,令人拍案称妙!在论述中医科普时以《心里始终装着人民大众的健康》为题,十分响亮。在多篇抗疫文中的标题也鲜明生动,如《送上抗疫的心灵鸡汤》《抗疫复工两手抓 做好"三导"效更佳》。

如何写出精彩标题,马老举实例交流。一篇原题为《以"话疗"为药引,助中药提疗效》,马老修改为《"话疗"做引子"药疗"效更高》,更加简明生动,引人兴趣;另一篇《健康人生 快乐百年》的书评,原题为《书与人共》,马老建议修改为《独特的书,独特的人》,两个"独特",多么形象鲜明!

马老说,弟子邹洪宇主任医师在自己的影响下,也学会推敲标题。一篇写中医治疗脱发的文章《希望聪明 不要绝顶》,通过成语"聪明绝顶"引申,就比取名《如何治疗脱发》更加形象有趣;包明儒主任医师的文章《有心栽花花更红》,标题就写得好,读者一看就会想到那句"有心栽花花不开,无心插柳柳成荫",而实际却是写的"花更红、柳成荫",引人入胜。

(三)内容生动有趣

1. 写作"三真"

马老提倡写作有"三真":真情实感、真知灼见、真切体验。在马老多篇著作中,都能感受到他"嫁"给中医六十年的真情实感、发自肺腑对中医的挚爱之情,对中医发展的远见卓识。

他由《一部医书引进门》《研读伤寒悟八纲》《探索继承创新之路》《开拓新学科的探索》《为培养创新型"铁杆中医"搭梯铺路》,将《大众健康装心中》。

他通过《走好中医路》,发出《中医心悟感言》《自豪,我是一名中医!》《中医药,雄起!》《中医药,全人类都需要!》,对中医的命运殚精竭虑,呼吁《文化复兴 中医振兴》《中医进化 生机勃勃》《十大对策推进中医药大发展》。

他通过研发枣仁安神胶囊、麻芩止咳糖浆,真切体验中医的神奇疗效,并通过中医科普文对大众传播,使百姓受惠。

2. 通俗有趣

马老非常赞赏国家中医药管理局原副局长诸国本的赠言"用通俗语言,讲深刻道理"。马老强调,中医科普文章,语言尽量要通俗易懂,深入浅出。

切忌用过多的科学术语来说教，要让老百姓听得明白。

马老在初涉中医药科普时，就采用广播稿、书信体、小品剧本等体裁来写文章。如《卫生传统》就采用广播稿，《名老中医马有度趣谈养生保健》就采用两人对话形式，《奇妙中医药》则采用书信体裁。科普口语化，既实用，又生动。《避毒抗疫养正气宅家尽享动静乐》谈到宅家避疫时的快乐法：看书籍，读文章，写笔记，练书法，学绘画，玩棋牌，听音乐，唱歌曲，哼小调，唱京戏，拉二胡，弹钢琴，养金鱼，弄花草，拍视频，看电视，上电脑，打游戏。多么接地气又丰富多彩！用通俗的语言，将中医养生知识进行了广泛而成功的科普。

3. 经典概括

在马老著作中，包含大量经典的概括总结，浓缩提炼的感言、格言、精言、妙语，无不闪烁着智慧的光芒。如"苍生大医 三大境界"即中医人不仅要做知名度高的"名医"，而且要做深明医理的"明医"，尤其要做全心为民的"民医"；"评价中医 三个高度"即中医是智慧之学、中医是灵验之术、中医是文化之花；中医之路"三条道路 三种前途"即中医西化死路一条，中医僵化半死半活，中医进化生机勃勃。马老高超的语言驾驭能力可见一斑。

4. 顺口歌诀

马老的科普著作中，还善于采用大众喜闻乐见的歌诀、顺口溜，常引起读者共鸣，争相摘抄，广为流传。如《马老谣》《快乐麻将歌》等。马老在《养生防病智慧歌》里写道："看病难来看病贵，养生防病大智慧，大大节省医药费，自己身心少受罪，家庭亲人少拖累，和和谐谐好社会。"这些大白话，多么口语化，形象生动，琅琅上口。这也是马老语言通俗、接地气、易于传播的原因。

（四）反复修改提炼

马老写文章，总是反复推敲、一改再改。他强调："好文章，一定是一次又一次修改出来的。"在修改纸质文稿时，他常常把稿子念给老伴徐亚华老师听，听取这位中医爱好者的建议。

电脑屏幕显示的字体很小，马老审稿看着费劲，就在家里用笔记本电脑连接投影仪投放到墙上改稿，马老对着大屏幕大声朗读。个别弟子文章不够流畅，他总是反复推敲，通过调整词语顺序或增删字词，原本念着拗口的文字，经过他的一番修改，就顺理成章了。他有时也让我一起思考，因我水平低，不敢发表看法，马老就鼓励我大胆讲，偶尔由我发现的错误之处，或者修改意见被他采纳，马老则会打趣地说："高，今天中午该给小谢加个鸡腿！"，我们都哈哈大笑，让沉闷的改稿氛围立马变得轻松起来。

最近连续几个周末马老都没有休息，为即将出版的《马派中医传薪》修改稿件，为了保证著作质量，虽年已 83 岁高龄，一天连续改稿八九个小时，他一丝不苟，句斟字酌。

这让我叹服：马老的中医语言艺术能力高超。他将中医药知识融入生活和艺术，妙语连珠，惠及百姓，动力是什么呢？我想最主要是他的心里始终装着人民大众的健康。

纵观马老的中医语言艺术表现在：强大的中医语言驾驭能力，强大的中医语言白话能力，强大的中医语言表达能力，强大的中医语言提炼能力，强大的中医语言感染能力和强大的乐于奉献的精神力量！

（谢大志，马派中医传承微信公众号编辑）

马派中医传薪

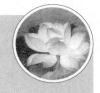

一位智慧的养生大师

十多年前，本人有幸作为特邀作者，为马有度教授主笔的《健康人生快 乐百年》写稿。当时在成都与马老相见，他给我的印象就是一位性情直爽、风趣幽默，又平易近人、充满智慧的长者。

马有度教授是著名中医学家，业医 60 载，他在长期从事中医临床、科研及中医传承上，都做出了令人瞩目的成绩，深得业界广泛赞誉。马老一生独著、主编中医著作 20 余部，荣获多项科技进步奖及优秀著作奖。进入中老年以后，他开始热衷中医科普宣传，出版了《家庭中医顾问》等多部中医保健科普著作，还以办电台专栏节目、到学校和社区、信札答疑等多种形式宣讲中医药科普知识。早在 20 世纪 80 ～ 90 年代，马教授就是一位"开中医科普之先河"的著名中医学教授，在同行中实属少见，所取成绩也相当突出，令人称慕。

马教授是集中医医疗、科研、科普于一身的"三栖专家"。30 多年前，马有度的大名就常常见诸报端，他撰写过许多优秀的中医药科普文章，让众多读者了解、熟悉和学会不少中医药保健知识，至今仍让人难以忘怀。

马老长期倡导"以医术救人、用医德育人、倡科普惠人"为宗旨，他医技精湛，科研有成，授业者众，但我本人认为，马老在养生学方面的贡献最为突出，难有出其右者。

《健康人生 快乐百年》是一本难得的养生科普著作，也是马老众多养生著述中的代表作之一，已出三版，十三次印刷，还是国家新闻出版总局、国家老龄委向全国推荐的优秀养生保健图书。马老对健康、养生的感悟，主张智慧养生、快乐养生、科学养生，都是该书的特色和精华所在。阅读该书，给人印象最深的是：马老说养生，不是就养生谈养生，而是将养生与人的德行、智慧、快乐、生活、工作等融合在一起。比如，他在"健康人生感悟"中提出的"健康四决定""做人做事三感恩""三心三情五快乐"等，都是字字金句，既涉及了健康、快乐、幸福等诸方面，实际也是在教人应当如何去做人、处事。这正与我国古代养生学家强调的"养身必须先养德""仁者寿"的观点可谓不谋而合。马老有关健康人生的感悟，反映了他对健康真谛的领会，对快乐人生的执着追求，这些妙言挚语，既使人能受益于身心健康方面，还能教会现代人如何去生活、工作，如何与人和谐相处，这点就非常有积极意义。

心情不好，不快乐的人是无法健康长寿的。马老很重视快乐养生，他说要身体健康，人必须快乐，活得心情舒畅，因为，健康和快乐都是人所追求的，二者也是相辅相成，不可缺一的。在他的书中提到，养生要有"童心、童趣、童乐"，现代养生当重"十六乐"等，以及要注意劳逸结合，劳逸有度等，都强调了快乐养生、心理调摄的重要性。不快乐的人，心理和身体都难保证健康，更谈不上去养生，这种观点对预防疾病，以及对现代人生活紧张、精神压力大、常处于亚健康的人，都具有很好的警示和指导意义。

马老在其《中华养生感悟》中，提出了许多"养生要旨"和具体的养生方法。如"养生四有""养生四善""养生五化"等，句句实在，操作性强，娓娓道来，让人能从中学会生存的智慧，懂得了健康、长寿之奥秘。尤其是"养生四有"中他提到的"心胸有量、动静有度、饮食有节、起居有常"，堪称是独具东方特色的中华保健"四大基石"。其中"心胸有量"是马老最看重的，这在书中、信件回复中都屡有提及，更是马老养生观念中的精髓。因为人心胸有度量，胸怀宽广，才能有助减轻诸多压力，化释心烦和不快。人要活得快乐、阳光，要幸福和健康，都离不开心胸有量。马老的"心胸有量"涵盖了健康和社会两方面的意义，这比单纯讲心理平衡更重要、更科学。还有"动静有度"，马老不仅主张要"动起来"，而且要学会"静下来"。根据个人情况，有人宜多运动，有人更宜静养。只要做到动静结合，不偏废，做到"有逸有劳"，这才是保证身心健康的诀窍。马老主张"动静有度"，比单纯说运动健身、适量运动，都要更加全面、更科学，指导意义也更强。

中国传统养生学内容丰富，谈养生的代不乏人。但像马老这种对传统养生感悟深邃，提出大量独到、新颖见解的人，并不多见。他能将某一养生要旨说得如此透澈、明了，让人易于接受，在众多谈养生的专家中也实属少有。

马老能将养生与健康、快乐、人生巧妙结合起来，加上行文风趣、幽默、生动，让大众很容易接受，从中受益。可以说，马老是对现代养生研究最全面、最深入的人，不愧是中医养生方面的首席专家，也是一个讲求科学养生的智慧大师。

（蒲昭和，成都中医药大学副研究员，中医科普作家）

点评讨论

马老不仅是我国中医科普的开拓者，也是中医健康教育的领路人，其中一个非常重要的衡量标准，就是出版的科普图书能否获得政府颁发的科技进步奖。马老现已有两本著作获得了省部级颁发的科技进步奖，在业内绝无仅有，在国内也极为少见，是名副其实的科研科普两手抓、两手强的中医科学家。这是因为，科学的目的不仅是发明创造，而且是实践应用。我国卫生工作的大政方针已经从以治病为中心转变为以人民健康为中心，已病未病两手治的医生才是人民群众最需要的好医生，马老确实是当之无愧的智慧养生大师。（宁蔚夏：成都市第二人民医院副主任医师，中西医结合科普作家）

马派中医传薪

35 年与中医科普团队同行

278

2019 年，中华中医药学会成立 40 周年，中华中医药学会科普分会成立 25 年。作为各分会中唯一一个专事学术普及的分会，除了普及科学知识、倡导科学方法、传播科学思想、弘扬科学精神之外，还承担着治未病和打造上工的重任。此时此刻，一个令人不能忘怀的名字跃然而出，那就是重庆医科大学马有度教授。

马有度的名字响当当，业界有人称他为中医科普鼻祖，也有人称他为中医科普第一人，起码作为中医科普领军人则是毋庸置疑和无可厚非的。无论业内还是业外，许许多多人对马有度的科普业绩无不褒奖有加，赞不绝口。马有度 40 多年前从事中医科普创作，并于 1983 年出版了享誉海内外、被称为中医科普"导航书"的首部中医科普著作《家庭中医顾问》。此后一直笔耕不辍，在中医科普的沃土上勤奋耕耘，出版的中医科普图书重印、再版、获奖者不胜枚举，引起了强烈反响，赢得了群众的拥戴。对此国家中医药管理局原副局长诸国本对马老评价道"用通俗语言，讲深刻道理"，可谓一语中的。

马有度对我国中医科普事业的贡献还远远不止这些，作为中华中医药学会科普分会的发起人和创会者，作为我国中医科普团队的组织者和同行人，他所付出的辛勤劳动和无私奉献，从时间上来讲，至今约有（10+25）年。

马有度常对人讲，搞中医科普靠我一人是不行的，要靠大家，人多智慧多，人多力量大。为了组建中医科普团队，早在1985年，他就高瞻远瞩，从中医科普事业战略发展的角度，以中华中医药学会理事的名义正式提出成立中医药科普分会的建议。得知此讯，中医老前辈万友生教授非常振奋，深表赞同，亲自将他的建议作为中国科协"三大"的正式提案，并附上他坚决支持的信件，引起了国家有关部门的关注。

1988年9月19—21日，在湖北省黄石市召开了首届全国中医科普研讨会。这次会议是新中国成立以来召开的第一次全国性中医科普工作研讨会，会议由马有度主持。会议期间，与会代表满腔热情，发言积极，进行中医科普创作、编辑、宣传等方面的经验交流，还认真总结了十一届三中全会以来我国中医科普工作取得的成绩，特别是对今后中医科普工作的发展提出了许多很好的意见和建议，会后向中国中医药学会提出了建立全国中医科普研究会的报告，为今后中医科普工作的发展吹响了集结号。

1992年5月5日，在重庆市召开了全国第三次中医科普研讨会暨首届培训班，会上除了进行学术交流和参观重庆市中医科普专委会举办的展览之外，马有度还作了"中医科普四性一化"的演讲。晚间，马有度诚邀全国各地的新老朋友到他家小聚，开了一个别开生面的恳谈会，大家不约而同的话题还是中医科普。考虑到提出建立全国中医科普分会的建议，已经过去整整八年，再不能被动等待，应该把全国各地的志士同仁联合起来，先组建一个小型的全国中医科普委员会，有组织、有计划地推动中医科普事业发展。说干就干，大家一致决定，不讲排场，不举行仪式，就在马有度家中普普通通的平房客厅，宣告自发组织的全国中医科普委员会正式成立。由此，全国中医科普团队在重庆诞生。

1994 年 9 月 16—19 日，全国第四届中医药科普学术研讨会在四川省成都市隆重召开，会上中华中医药学会科普分会宣告正式成立，这一划时代的时刻，标志着中医科普春天的到来。这次会议引起了国家卫生、中医药管理部门、中医药学会领导和一代国医前贤们的高度重视和关注，他们纷纷题词，致辞祝贺。中国中医药学会常务理事邓铁涛教授更是振臂疾呼："中医学呼唤科普！"会上，首任科普分会主任委员马有度作了《加强两翼，振兴中华》的讲话，特别强调，中医药事业要腾飞，必须有坚强的两翼：一翼是学术研究，一翼是学术普及。面对当前和今后发展中医药科普事业的需要，繁荣中医药科普创作的需要，建立中医药科普学术体系的需要，促进中医药科学研究、科技开发、科技市场的需要，必须大力汇集人才，正式组建全国中医药科普学术研究组织。我们的方针就是切实做好两个两手抓："一手抓科研，一手抓科普；一手抓学术，一手抓市场"。此后，参会人员就如何振兴中医药科普事业、提高中医药科普创作技巧、活跃中医药科普作品评论、加强中医药养生保健以及防治疾病的中医药科普创作等问题进行了热烈的研讨。这次会议向全社会宣告，中医科普之舟在蓉城扬帆起航。

1992—2002 年，马有度在中华中医药学会科普分会主任委员这一职位上，一干就是 10 年。2003 年王辉武教授接任，2006 年又由温长路教授接任。从1988 年在湖北黄石召开全国首届中医药科普研讨会开始，又先后在重庆、成都、北京、南京、洛阳、长春、杭州等地多次召开中医科普研讨会或高层论坛，奖励全国优秀中医药科普著作，表彰全国百名中医药科普专家、全国百名优秀中医健康信使，设立中医药科普金话筒奖，推出全国首席中医健康科普专家。

从中医科普创作的角度讲，可以毫不夸张地说，无论什么书，马有度教授都可以一人从头写到尾。然而，作为一个领军人和优秀组织者，他并没有这么做。发挥集体智慧和团队精神不仅是马有度的看家本领，也是屡战屡胜的法宝。如马有度领衔编著的《健康人生 快乐百年》一书，以传承中医养生精华，展示当代保健新知为主旨，作者多达 20 人，从 2004 年出版发行至今，再版三次，目前已第十三次印刷，先后获重庆市优秀图书奖、重庆市优秀科普著作一等奖、全国中医药优秀科普著作一等奖，并被国家新闻出版广电总局和全国老龄工作委员会评为"2017 年向全国老年人推荐优秀出版物"。

特别值得一提的是，此书连同《奇妙中医药》一书，先后获得重庆市人民政府科技进步奖，不仅在业内绝无仅有，而且在国内也不多见。

2014年，为了培训中医科普人才，繁荣中医科普创作，推进中医科普事业，马有度不辱使命，领衔主编了我国首部中医科普培训教材《走好中医科普路》。该书传承了我国中医药科普近30年的经验，参编28位作者来自全国各地，涵盖中医与中西医结合两大领域，凝聚了长期活跃在我国中医科普第一线专家团队的集体智慧，通过三大内容板块，充分展示了他们的真才实学、真知灼见、真情实感，作为中医科普培训的主要用书，在业内引起了强烈反响，并获得第二届世界华人科普佳作奖，为促进我国中医事业的发展和中医科普走向世界发挥了重要作用。

马有度出任重庆市中医药学会会长，期间，作为中医科普带头人，重庆市中医药学会在全国省市中医药学会中率先成立了科普分会，队伍不断发展壮大，起到了表率作用。在中医学会工作中，马有度始终坚持贯彻科研、科普两手抓的指导方针，科普工作全面开花，使重庆成为我国中医科普的基地，自中华中医药学会科普分会成立起，马有度就在许多学术场合，呼吁全国各地中医药学会成立相应的科普分会，并先后在重庆举办港奥台大陆"两岸四地"中医药文化科普发展战略研讨会以及全国中医药文化科普高级研修班等，进行学术交流和传经送宝。在马有度的带动和呼唤下，国内许多地方中医药学会都成立了科普分会，很好地推动了中医科普工作的开展。

2011年11月，根据信息时代发展的需要，嗅觉敏锐的马有度把中医科普平台移到了互联网，在新浪网开办了个人博客，开辟了一个中医科普新阵地，将中医文化与科学传播和普及到了四大洋五大洲。他的许多高质量文章和健康格言，引起了读者很大的关注和广泛好评，在中医科普信息化的道路上迈出了坚实的一步。

2017年10月，马有度在微信公众平台开办了马派中医传承微信公众号，定位为网上中医杂志和线上中医科普，继续践行他在国内首倡的"一手抓学术研究，一手抓学术普及"的思想。尤其值得一提的是，在线上中医科普这块阵地，马有度一呼百应，云集了从中华中医药学会首届科普分会委员到马有度传承工作室学徒的老中青三代中医科普人，人员整齐，声势浩大，文章质量高，普及力度大，受众反应好，业已成为目前我国中医科普界最正规、宣传最有力、实力最强大的微信公众号，并始终坚持公益性的导向，充满了正能量。

35年峥嵘岁月，35年辛勤付出，硕果累累，功绩卓著。诸国本副局长曾称：像马有度这样，既是中医临床高手，又有中医战略眼光，又是中医科普专家、中医养生典范，如此专家而兼杂家者，实在不多。最后还要补充一句，马有度还具有超凡的组织才能，这也是他的人格魅力所在。

（宁蔚夏，成都市第二人民医院副主任医师，中西医结合科普作家）

马派中医传薪

养生四有的践行人

作为一种有着悠久历史的传统文化，中医在人看来越老越好，不少业内人士也常以老而自居。所不同的是，全国中医首席健康科普专家、我国著名养生学家马有度教授则反其道而行之，甚至自诩为"小马哥"，并从"70后"跨入了"80后"，越活越年轻。在他看来，自称为"小"，活的是心态。

小马哥自幼体弱多病，曾于高三休学。在休学治病期间，他感受到了中医学的灵奥，遂于大学时穷研岐黄。他行医60载，从事中医科普创作40多年，有着丰富的临床经验和养生感悟，在国内创造性地提出了"心胸有量，动静有度，饮食有节，起居有常"的中华养生保健四大基石，堪与西方四大健康基石媲美。作为一种新的养生观念，他不仅是倡导者，更是践行者，如今虽已耄耋之年，但仍像一匹年轻的小马，精力旺盛，才思敏捷，身轻体健，不愧为养生有道的"80后"。

心胸有量　心情舒畅

养生首先要养心，小马哥认为，在养生保健诀窍中，心胸有量，精神调养最为重要。他的感悟是：心胸有量心宽广，心理平衡保健康。对心胸有量的理解，小马哥认为至少应该包括两个方面。

一是要胸怀大志。小马哥深深地感受到，人生在世，首先应该有远大的抱负，对人生要有所追求，对社会要有所奉献，对事业要有所付出，只有这样才能享受到人生快乐，才能延年益寿。正因为如此，他在休学病愈之后，立下了传承和弘扬国医的鸿鹄之志，从此发奋苦读，努力习研，勇于实践，砥砺前行，最终成为一位深受群众拥戴、德艺双馨的苍生大医。人有大志，方能远行。在小马哥一路远行的人生征程上，他的道德品质、意志品格以及人生观、价值观都得了很好的磨炼，由此还形成了一种特殊的人格魅力。

二是要胸怀宽广。小马哥常对人讲，他的养生奥秘就是想得开、心胸宽，为此还编了一首《三宽顺口溜》：顺其自然天地宽，后退一步自然宽，知足常乐心常宽。这也是他对人生的一大感悟。要想做到胸怀宽广，首先要学会"笑口常开"。他说笑不仅是一种胸怀，更是健康的源泉，一定要善于在生活和工作中发现有趣的事，给自己寻找乐趣，让自己笑口常开，这样，日久天长，就会养成笑对人生的习惯，形成积极向上的思维模式，心胸也就会更加豁达。他还说性格开朗，情绪欢畅，老得慢又活得长，是永葆青春、奔向长寿的"灵丹"。

动静有度　身心健康

在小马哥看来，"动静有度"指的是在运动和宁静两个方面都要注意协调适度，要动中有静，静中有动，而过度的动和过度的静，都会影响身体健康。

在"动"方面，小马哥主张一忌过量运动，二忌爆发运动。而且"运动要适量，个人不一样"，对于老年人而言，适度的概念尤为重要。对于适度运动，逍遥散步是小马哥的最爱。他和贤妻不分四时寒暑，春夏秋冬都要结伴而行，到重庆鹅岭公园携手散步，逍遥而游，随后品茗闲聊，悠哉乐哉。小马哥还是新华书店的常客，他说往返行走，也是一种十分有益的运动。

在"静"方面，小马哥认为关键在于睡好一觉，睡好一觉胜过吃大补药。睡眠静养，有助于消除疲劳，保持旺盛的精力和体力。小马哥还喜欢在娴静的环境中读书、读报、写作、欣赏书画，使心情得到颐养。针对现代琳琅满目的电子产品，他强调这种静而不动并非真正意义上的静，他告诫人们：莫与机器太亲密——白天玩计算机，晚上看电视机，24小时打手机，日久天长出危机，机器坏了换一件，身体垮了补不起！

作为动静结合，小马哥喜欢打点小麻将，闲时常和牌友搓几盘，他称之为"快乐麻将"，边谈笑边活动头脑，乐意融融。他还在写作后，经常给花草施肥浇水，不但在赏花中得到陶醉，还活动了身体，舒展了筋骨，他常说"劳心更要劳手足"。

饮食有节　合理营养

对"饮食有节"的"节"，小马哥的解释首先是量的节制，正如俗话所说，每餐少一口，活到九十九；其次是调节饮食，合理安排。他强调，科学合理的膳食对健康特别重要，一定要做到谷物果菜巧安排。他还特别提出饮食有节的诀窍：莫劝多吃点，劝君多尝点。即是每天所吃食物的种类要多，吃量要少。小马哥在饮食上一般都很清淡，多素少荤，爱吃杂粮，尤其爱吃玉米，绿茶也是他的最爱。他还主张少糖多醋，强调不要过分追求主食和副食的克数，对于蔬菜和水果，只要做到"餐餐有蔬菜，每天有水果"就很好了。

起居有常　劳逸结合

对于"起居有常"，小马哥认为，这是我们祖先推崇的重要养生方法，指的是生活要规律，作息要按时，劳逸要适度，习惯要养好。他的日常生活非常有规律，安排得井井有条，早晨起来后读报，而后外出逍遥游，下午有时打点小麻将，晚上看看电视。小马哥有早睡早起的习惯，中午要小憩片刻，确保睡好子午觉。为保持良好的作息习惯，小马哥一般极少出远门，不过于劳累，也不过于闲逸，而且从不妄自作劳。

养生之本应本于太极、本于正气、本于平衡，不刻意、不强求、不死板，要善于总结自己的养生诀窍，特别要讲究适度，这是小马哥的忠告和体验。

（宁蔚夏，成都市第二人民医院副主任医师，中西医结合科普作家）

马派中医传薪

为中医科普十要叫好

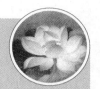

怎样走好中医科普之路？全国中医首席健康科普专家马有度教授献身中医科普40年的感悟就是要做好"中医科普十要"：一要认识到位，感情充沛；二要传承发扬，提炼精华；三要重在实用，传授方法；四要深入浅出，通俗易懂；五要讲究文采，启发兴趣；六要图文并茂，形象生动；七要典型展示，真人真事；八要区别对象，形式多样；九要衷中参西，西为中用；十要短小精悍，修改完善。这十要的核心就是，走好中医科普之路，务必提高对中医科普的认识，务必提升开展中医科普的能力。

中医科普任重道远，它的历史使命，除普及科学知识、倡导科学方法、传播科学思想外，还在于破除封建迷信，弘扬科学精神，尤其像我们这样一个由封建社会脱胎而来的国度，破除迷信，揭穿江湖游医骗子的种种欺诈伎俩和冒牌养生伪大师的误导，显得格外重要，否则拱手相让，其结果将是历史的倒退，百姓健康遭殃。其次，随着社会的进步和经济的发展，人们对健康的期望值越来越高，自我保健意识越来越强，他们对中医养生之道和"治未病"方法有着迫切的需求。最后，中医药科技成果要转化为生产力，走向市场，走出国门，为群众所用，必须依靠中医药科普作为中介——凡此种种无不说明中医科普的重要。因此，国医大师邓铁涛道出了一句由衷之言——中医学呼唤科普。

做好中医科普，首先要解决一个观念上的问题，即是把科学研究和科学普及放在同等的位置，只有这样具有两翼的科学才能腾飞。在很长一段时间，普遍存在着一种现象"重科研，轻科普"，不仅有人认为科研是大字辈的"大内科"，科普是小字辈的"小儿科"，甚至认为只有科研上不去的人才去搞科普，更有甚者认为搞科普是不务正业，其实这是一种极大的误解。例如在"一要"中，马教授提出："一个真正成熟的科学家，应该有两种高水平的著作，一种是高水平的学术著作，一种是高水平的科普著作。"国外研究生毕业，不少都要交两篇科学文章，一是学术论文，一是科普文章，以考核他们对所学专业的普及能力。还有，英国每年有两次重大的科普活动，一是英国科学节，一是英国科学周，尤其对科普讲座，许多科学家都是争先恐后参加，他们感到参与科普讲座比获得一项科学大奖还光荣。更为令人震撼的是，美国曾把它的科学院最高荣誉奖（其分量仅次于诺贝尔奖）授给了一位科普作家，奖励的不是他的发明，而是他把科学传播到了人间。因而，真正懂行的人称科普作家是科技队伍中的"特种兵"，是什么都能干，善于打硬仗的人。从"治未病"的角度讲，科普作家应该是当之无愧的"上工"。

那么，解决了对中医科普认识上的问题之后，下来就是如何提升中医科普能力。这里面马教授在其后"九要"中做了十分精辟的论述，主要包括以下几个方面。

一是突出实用性。例如马教授在"二要"中所讲的："所谓'实'，就是要符合受众的实际情况，适合受众的实际需要；所谓'用'，就是你传授的知识和方法要适合应用，受众学了之后，拿来就能用。换句话说，读者读了你的文章，听众听了你的讲座，观众收视了你的电视节目，不仅从中学到了自己实际需要的中医药知识，而且用得上，可以取得实实在在的效果。"随着生活节奏的加快和自我保健意识的增强，对于铺天盖地的中医药养生保健信息，群众希望所获得的知识不仅要实用，而且更要实惠，他们没有过多的要求，只要对我有用就行。所以它要求普及中医药知识时，必须切合群众养生保健实际，切合群众养生保健需求，与群众的日常生活和防病治病密切相连，他们需要什么，我们就提供什么，一定要注重实用性。

二是强调通俗性。通俗是中医药科普创作的重要方法，唯有通俗才能普及。这是因为，中医科普作品的对象非同学术论文，针对的是普通老百姓，属于外行人，所以一定要从专家的书斋里走出来，让大家都能读得懂，学得会，用得上。对此，马有度教授在"四要"中特别指出："中医药科普创作有两个大忌：一忌教材翻版，二忌论文搬家。"要把深奥的中医药知识浅显地表达出来，必须做到通俗，才能使外行人明白，也就是常说的深入浅出。在内容上要适应读者的需求和理解能力，切忌用过多的科学术语来说教，要多用群众日常生活中的普通知识和比喻说明道理。在结构上，说理要清楚，主次要分明，符合读者的思维规律，切忌故弄玄虚。在语言文字上，简明扼要，生动活泼，要善于用群众生活中的具体事物来说明抽象的道理，举群众身边实实在在的例子，使读者感同身受，最容易理解，也最感兴趣。另外，中医药科普还要求区别对象，形式多样，图文并茂，形象生动。

三是讲究艺术性。科普作品，不仅姓"科"，而且姓"文"，用叶永烈先生的话讲，是科学与文学结婚孕育的产儿。作为传播中医药科普知识，既要通俗易懂，又要雅俗共赏，要有可读性和趣味性，这样才能吸引读者，产生巨大的艺术感染力，使其百看不厌，百读不烦，爱不释手，弃之不舍，从而达到最佳普及效果。正所谓"言之无文，行之不远"，若是语言枯燥无味，乏善可陈，使人如同嚼蜡，提不起兴趣，势必引不起读者共鸣，甚至一看了之。这就要求作者不但要有扎实的专业功底，还要有较高的文学素养。正如马教授在"五要"中所言："写中医药科普作品，不仅要深入浅出，通俗易懂，而且要讲究文采，文笔要优美，语言要生动，叙述要形象，调子要轻松，这样的文章才能取得引人入胜的效果。"为提高趣味性，写中医药科普文章，要善于运用比喻，还可以采取多种方法，联系寓言典故，成语谚语，来解说医学道理，启发人深省，可使作品增添奇异的光彩。

四是重视技巧性。中医药植根于中华传统文化，中医药科普要善于从传统文化中去发掘金库，提炼精华，既要古为今用，又要西为中用，在继承发扬的基础上，中西互参，优势互补。写中医药科普文章，要短小精悍，长文章，报刊难采用，读者不喜欢，短文章，报刊常采用，读者也爱看，特别是属于"豆腐干"的千字文，大众尤其喜欢。写好千字文，马教授提出了"三精心"的要点。一要精心标题，常言道："买书看书名，阅报看标题"。标题的锤炼，可以占到文章 50% 的效果，尤其是精彩的标题，可以迅速抓住读者，引起强烈的兴趣，使人们产生一读为快之感。二要精心写作，这是进行中医药科普创作的重点。马教授在"十要"中论述到："古代文论中有'凤头、猪肚、豹尾'之说，值得我们借鉴。意思是说文章开头要小巧、俊美，像凤头一样；中心段落要充实、丰满，像猪肚一样；最后结尾要响亮、有力，像豹尾一样。三要精心修改，初稿完成后，最关键的一步就是修改。先读给亲友听，送给专家审，自己更要反复看，修改增删。正如马教授所说："总而言之一句话：文章是写出来的，好文章是改出来的。"

尤其令人称道的是，目前我国医学界从理论上对科普进行探讨的仅有杨益等主编的《医学科普创作》一书，是从西医角度谈的。而收载于《名老中医马有度趣谈养生保健》一书中的"中医科普十要"，则从中医角度对中医药科普工作和创作进行了高度总结和概括，国内尚无先例，填补了这一空白，而且理论联系实际，可谓弥足珍贵，堪称经典之作，既是十分难得的中医药科普教材，也是作者对我国中医科普事业的贡献，必将对我国中医科普事业的发展产生深远影响。

（宁蔚夏，成都市第二人民医院副主任医师，中西医结合科普作家）

马派中医传薪

中医科普的四性五味

《名老中医马有度趣谈养生保健》一书是中华中医药学会《首席科普专家谈养生》丛书中的一册。马有度教授是业内公认的"中医科普第一人"。本次和马教授的出版合作非常流畅、愉快！年过七旬的马教授创新意识非常强，让我们这些年轻人、媒体人自叹不如。图书出版后，受到读者认可的程度大大出乎我的意料！反复揣摩、推敲,觉得这本书的成功之处当是它的"四性""五味",巧妙地应对了中药的"四性五味",让中医人、中医科普人、中医养生爱好者眼前一亮,爱不释手。

一、四性

1. **科学性** 《趣谈养生保健》一书凝聚了马教授 50 余年中医临床、科研、科普实践的经验,立论有理有据,用词非常严谨,力求"立得住,传得下",给中医以科学解读,给读者以真诚关爱。

2. **实用性** 《趣谈养生保健》一书所选章节都是与百姓生活密切相关的,如心情、饮食、运动等都是人们每天都要做的事情,中药妙用、常见病防治又几乎是每个人都曾经遇到的难题。马教授对这些一一解读,真正化解了读者的养生困惑,帮到读者的心里边。

3. **通俗性** 《趣谈养生保健》一书采用访谈形式编写,以对话方式展开,语言极其口语化、生活化,读之如同和邻家大哥谈心,不知不觉地受益和醒悟,全然没有被说教、被批评的尴尬和窘态。

4. **独创性** 《趣谈养生保健》一书内容独一无二,是马教授几十年中医人生的总结、提炼和升华;访谈的编写方式独特新颖、平易近人;版式设计注重读者的阅读感受,采用大字号、多插图等方式,让读者在获取知识的同时,得到美的享受。

正如中医遣方用药无不立足于中药的"温、热、寒、凉"四性一样,中医科普书要尊重科学、服务读者就必须建立在这"四性"之上。《趣谈养生保健》给中医科普书做出了很好的榜样。

二、五味

1. **趣味** 马教授对生活中的平常事善于总结、提炼,用歌谣、顺口溜、打油诗等形式描述生活中的真人真事,在自嘲、调侃、嬉笑中点醒梦中人。如"权势名利　蠢若游魂"一篇马教授嬉笑怒骂好不痛快;"快乐麻将大家乐"用歌谣的形式把打麻将人的心理百态描述得淋漓尽致。全书配以漫画图片,妙趣横生。

2. **品味** 《趣谈养生保健》一书开篇的 10 首养生歌诀以及正文 70 余篇养生美文，皆立意高雅，语言凝练，细细品来，耐人寻味。

3. **风味** 《趣谈养生保健》一书字里行间处处透着川渝人的智慧和幽默，内容选材体现了浓浓的川乡风情。如"坝坝舞，拍手操""快乐麻将大家乐"都是重庆乃至四川中老年朋友钟爱的健身娱乐活动，马教授把它们编成押韵、合拍的顺口溜，既把健康理念、中医养生精萃融入大众生活的一举一动，又能有效地引导百姓娱乐方向，从而让医学科普真正落到实处。

4. **韵味** 不论是开篇的"人生五乐""中华养生四大基石""健康四决定""健康五标准"，还是文中几十首顺口溜，都对仗工整、韵味十足，读完让人意犹未尽，似有余音绕梁，三月不知肉味。

5. **余味** 记得国外一位出版达人说过："一本书应该像女人的裙子一样长短适中，长能覆盖主体，短须耐人寻味。"《趣谈养生保健》一书的每一篇文章的篇幅都控制在 2000 ～ 3000 字，让读者的阅读一气呵成，张弛有度，留有余地。只有轻松阅读，才能持久阅读。

中医理论是我国古代劳动人民把朴素的唯物主义哲学在中国医学上的运用。中医文化就像中国文化，深奥而充满艺术，复杂而充满乐趣。中医不仅是医学，还是艺术，是文化。做中医科普必须要有中医的特色，要有文化的趣味、品味、风味、韵味和余味！

中医科普"四性"是根基，"五味"是枝叶。只有根基坚固，才能枝叶茂盛，繁花似锦！

作为《趣谈养生保健》一书的策划编辑，看到这本书得众多的读者朋友、网友的热情关注，心里非常激动，感谢大家的厚爱！感谢马教授和小米丁的辛勤付出！感谢本书的第一读者——马教授的夫人徐亚华女士睿智的建议！祝愿读者朋友身体健康、家庭幸福！祝愿中医科普之路越走越宽广！

（王久红，中国科学技术出版社副编审）

养生感悟一二三四五

- 立身一"悟"（修为领悟）
- 处世二"和"（人天和应、人际和谐）
- 生活三"康"（身体健康、心理健康、道德健康）
- 养生四"有"（心胸有量、动静有度、饮食有节、起居有常）
- 人生五"乐"（心善自乐、知足常乐、助人为乐、工作快乐、休闲享乐）

我室一大亮点，科研科普两手抓！小马哥抛砖引玉，大家先点评，进而写出你们的养生感悟：文章可短可长，文体多种多样，百花齐放！

（马有度，重庆医科大学教授，国家级师带徒导师，国务院特殊津贴专家）

点评讨论

养生一二三四五，立身一悟处世和，生活三康养四有，颐养天年人五乐，八旬马翁肺腑言，闪耀环球苍生福。（李官鸿：重庆九龙坡区中医院副院长、主任医师）

养生保命第一大，衣食住行规律化。一"悟"二"和"三"健康"，四"有"五"乐"来保驾。快乐八旬小马哥，养生感悟惠万家。大道至简恒与度，祝君都超百零八。（刘元成：重庆市黔江区民族医院中医科主任、副主任医师）

马老的养生感悟，是其真实感受与体悟，易学易记，慢慢体会，用心领悟，则受益无穷！（陈永亮：重庆市忠县中医院副院长、主任医师）

听君一席话，胜读十年书，生命诚可贵，健康价更高！若要康寿乐，请学小马哥！——读小马哥养生感悟12345有感（林宏：出身中医世家的中医爱好者）

读小马哥的一二三四五，养生有方向。我是个久病的人，小马哥的养生指导对我的帮助不小，深深受益。（马佳敏：中医爱好者）

"小马哥"总是：给人希望，给人方向，给人力量，给人智慧，给人自信，给人快乐！（网友"白丁"）

马派中医传薪

心胸有量新解有新意

中华中医药学会首席健康科普专家马有度教授在新春佳节不仅为读者奉上养生宝典："养生四有"：心胸有量、动静有度、饮食有节、起居有常。而且对位居榜首的"心胸有量"作了新的解读：心胸有量，远大理想；心胸有量，不卑不亢；心胸有量，宽容舒畅；心胸有量，心理健康。

中西医结合科普作家宁蔚夏从四个方面对"心胸有量"新解进行了点评，很有新意。

新年新气象，心胸有量眼前亮。作为西方健康四大基石的维多利亚宣言，由于针对的是人类重大死因的心脏保健，故而将心理健康放在了最后，而作为东方养生保健四大基石的"养生四有"则弥补了这一不足，不仅放在了最前，而且在猪年之首登场，强调了心理健康的重要性，意义非凡。心胸有量新解对心胸有量进行了全面阐释，言简意赅，寓意深刻，发人深省，耐人寻味。

其一，以往许许多多人认为，心胸有量无非指的是对人对事宽容大度，但马老却把远大理想放在了第一，与众大有不同。人生在世，首先应该胸怀

292

大志，有远大的抱负，对人生要有所追求，对社会要有所奉献，对事业要有所付出，只有志存高远，才能心无旁骛，淡泊名利，从而享受到人生快乐，延年益寿，而不仅仅是所谓宽宏大量。

其二，谈到排在第二的宽容舒畅，马老曾编有一首《三宽顺口溜》：顺其自然天地宽，后退一步自然宽，知足常乐心常宽。只要做到宽容，心情一定会舒畅，精神也一定会安泰，否则就会走入死胡同，不能自拔。正所谓，让人一步心自宽，落得豁达享天年。

其三，不卑不亢，是一对矛盾的共同体，过卑和过亢既不利于事，也不利于身和心。为人要谦逊和蔼，但并不意味你好我好大家都好，放弃原则。处事要有分寸，有理有利有节，而过于鲁莽往往会坏事。只有这样，才能落落大方，做人得体，做事得当，心想事成。

其四，如果说远大理想是心胸有量的出发点，心理健康就是心胸有量的落脚点，或称最终目标。如今健康观，从一维到三维又到了五维，其中最重要的莫过于心理健康，这也是人们常讲的，人生在世活的是心态。因为养生首先要养心，只有心理健康，身体才会健康，而且还会更健康。正所谓，千保健，万锻炼，乐观方才是关键。还有，治病必先治神，药疗必先疗心。这些讲的都是心理健康的重要性。

最后，感谢马老在新春伊始奉送的养生和健康真谛，并向马老学习和看齐，恭祝各位师长、道友，心胸里头能撑船，健康长寿过百年，新春快乐，猪年吉祥。

（谢大志，巴渝马派中医传承微信公众号编辑）

点评讨论

马老主张"心胸有量"，实际就是强调做人做事应学会"宽容"。宽容是度量，是美德，懂得宽容，人会活得更快乐，对身心健康也大有好处。如何做到宽容呢？

宽容就是忍耐。对同事的批评、朋友的误解，过多的争辩和"反击"实不足取，唯有冷静、忍耐、谅解最重要。百川归海，有容乃大。坚持以德报人，以理服人，以情感人。相信这句名言："宽容是在荆棘丛中长出来的谷粒"。退一步，天地自然宽。

　　宽容就是忘却。人人都有痛苦，都有伤疤，动辄去揭，便添新创，旧痕新伤更难愈合。忘记昨日所有的是非，时间是良好的止痛剂。放眼明天，来日方长，学会忘却，生活才有阳光。

　　宽容就是谅解。可能有人曾伤害过你，但"记仇"是心灵的肿瘤，如果心胸放开，多一分宽容之心，多一分理解，隔阂可能由此化解。

　　事实证明，谅解往往比责骂更具有催人向上的鞭策力。宽容是潇洒。宽厚待人，容纳非议，乃事业成功、家庭幸福美满之道。一切蝇营狗苟、芥蒂块垒，在宽容的阳光下，将灰飞烟灭、冰释雪化。如凡事斤斤计较、患得患失，活得也累。人世走一遭，潇洒最重要。

　　宽容就是健康。一位心理学家曾说："人类要开拓健康之坦途，首先要学会宽容。"医学研究证明，拥有一颗平常而宽容之心，时时化解心中的愁绪，你的精神压力会减轻许多，对健康的伤害也会降低到最小。宽容就是一种不花钱就能保持心理健康的"维生素"。（蒲昭和：中医科普作家、成都中医药大学副研究员）

　　新年新春新气象，心胸有量心眼亮。胸怀大志有理想，奉献追求乐而康。"三宽"有乐享天年，有理有利有节制。远大理想初心在，阳光心态万年长。（刘元成：重庆市黔江区民族医院中医科主任、副主任医师）

　　铁杆中医马有度先生把远大理想作为心胸有量的首要条件，很重要。没有远大理想，狗苟蝇营，心胸宽不了。（丛林：山东中医药杂志编审）

　　心胸有量，远大理想，唯有志存高远，胸怀梦想，才能执着追求，迎取一片光亮！

　　心胸有量，不卑不亢，无须妄自菲薄，更忌妄自尊大，方能坦荡自如，开启一段前程无量！

马派中医传薪

心胸有量，宽容舒畅，唯有胸怀宽广，海纳百川，方能包容繁杂，留得一方敞亮！（吴朝华：重庆市中医院主任医师、中华中医药学会科普分会常务委员）

心胸有量，远大理想，指出了人的奋斗目标；

心胸有量，宽容舒畅，不卑不亢，指出了待人之道；

心胸有量，心理健康，指出了心胸有量对人身体健康的重要性，愿所有人都心胸有量，身心健康，舒畅前行！（邓秀琴：重庆市中西医结合康复医院科主任、主治医师）

宁蔚夏与蒲昭和两位先生对马老的"心胸有量"都作了丰富而精彩的阐释！"心胸有量"为马老所提"中医养生四大基石"之首，既体现了马老为人豁达的人生态度，也是马老在养生保健及中医心理卫生学方面学术思想的浓缩，更是中医药乃至中华传统文化"中和"思想的重要展现。（吴光速：重庆市九龙坡区吴泽生大环医术研究所所长）

宽容会带给我们一个明亮的心情，一个敞亮的世界；一个美丽的笑容，一个舒适的环境；一个良好的关系，一个广阔的舞台；一个不竭的富矿，一个健康的身体；一个优雅的心境，一个美好的未来！（陈永亮：重庆市忠县中医院副院长、主任医师）

邓铁涛大师是心胸有量的楷模，他胸怀远大理想，振兴中华，振兴中医，奋斗一生，度百岁乃去，精神永存！邓老爱憎分明，处世不卑不亢，对人宽容，心情舒畅，真是智慧养生，事业养生，快乐养生的典范！（马有度：国务院特殊津贴专家、国家级师带徒导师、重庆医科大学教授）

心善心宽寿命长

怡然先生：

谢谢您的鼓励，前信言犹未尽，今天补充谈谈心地善良、心胸宽广的话题。

人类生活在宇宙大地，理想的追求是没有污染的优美天地。人生是个小天地，理想的追求是没有污染的善良心地。

心地善良是优美的心理品质，心地善良是宝贵的心理营养。

心地善良，心胸自然宽广。心地善，说善言，行善举，助人为乐事，助人心自安；心胸宽，宽容为怀，最易理解人，善于谅解人；心地善，心胸宽，人际关系就和谐，和睦相处友情添。

古人说得好："人之初，性本善。"有善心，做善事，是人性最美好的一面。尤可贵者，善人行善，是真诚的发自内心，十分自然。浙江省宁波市的慈善机构，连续多年收到一个人的捐款，数目越来越大，累计117万元。这位捐赠者既没有留下地址，也没有留下真名，落款就是"顺其自然"。善哉！好一个"顺其自然"！

"天善地善，还要人善"，"天宽地宽，还要心宽"。心地善良、心胸宽广的人，经常保持平和的心态，处于愉悦的心境，就会天天有份好心情，还能时时享受善心带来的乐趣。正如重庆华岩寺心月法师题匾所言"善趣"，心情好，情趣高，这心理的健康，就会带来生理的健康，五脏六腑协调运转，免疫力、抗病力明显增强，疾病也就难以发生，正如唐代名医孙思邈所说："性既善，内外百病皆不悉生。"

心善心宽，不仅有益于健康防病，还有助于长寿延年。民间谚语说得好："心胸里头能撑船，健康长寿过百年！"

古往今来，许多寿星都是心好心善，好心得好报，善心结善果，所以活得长，老得慢。

唐代名医孙思邈看重病人的生命胜过千两黄金，他认为解除患者的病痛，挽救病人的生命，是医生最大的功德，所以无论天寒酷暑，狂风暴雨，路途如何艰险，他都义无反顾，诚心赴救。善心结善果，在人生七十古来稀的年代，孙思邈仍能安享百岁高年。

刘俊卿老人被评为"中华健康之星"，她性格温和，善良仁义，行善助人，不仅多次收养孤苦儿童，而且经常助人为乐。好心有好报，不仅活得快乐，而且得享109岁高龄。

国外有人对80岁以上的老人进行调查，发现96%的寿星都是心胸宽广，性格开朗，富于人生乐趣。

性格温和，心地善良，心胸宽广，寿命延长。正如郑官应在《中外卫生要旨》中所说："尝观天下之人，气之温和者寿，质之慈良者寿，量之宽宏者寿。"这就是说，性格温和、为人善良、气量宽宏是长寿老人的心理特点。性格温和，不急不躁，最易保持情绪稳定；为人善良，心中坦然，心底无私天地宽，自然情绪乐观；气量大，心胸宽，不苛求于人，善于谅解人，与人相处也就和谐安然。这种善良的心地，这种平和的心境，这种欢乐的心情，当然有益于身心健康，有助于益寿延年。

心地善良，心胸宽广，心理的天平自然平衡，既可促进健康长寿，又能活得心安理得，活得快快乐乐，何乐而不为呢？

怡然先生，关于怎样排忧解愁的话题，留待下次再聊。

祝

快快乐乐

马有度

（马有度，重庆医科大学教授，国家级师带徒导师，国务院特殊津贴专家）

点评讨论

马老所说"心善心宽寿命长"，这话很正确。因为心善心宽确与健康、长寿密切相关。心善是做人的基本品质，心善之人习惯为他人着想，也爱做善事扶助弱者，使他人摆脱困境，结果自己也会觉得活得更充实、更有意义，给自己内心还会带来欢愉、轻松和幸福感。心宽是指人对外界的宽容度高，一个心宽的人，常怀宽容、宽恕之心，更容易化解积怨、消除隔阂，也易赢得他人的尊重，自己心态也会更趋平衡，获得快乐感和满足感也更高。所以，我们也可以把心善、心宽当作养生的"两大营养要素"。（蒲昭和：中医科普作家、成都中医药大学副研究员）

昭和先生把心善与心宽称为养生"两大营养要素"，科普作家出口不凡，形象生动，受益了！（马有度：重庆医科大学教授，国务院特殊津贴专家、国家级师带徒导师）

马老师阐述的心地善良、心胸宽广、心理平衡，是良好心态的三个境界，非常高明！心善是根本，心宽是方法，心理平衡是目的。没有善良的心，无法做到心胸宽广；没有大度包容的宽心，难以达到心平气顺，心理平衡就更无从谈起。心善心宽，气从以顺，恬淡虚无，真气从之，精神内守，病安从来。（毛得宏：主任医师，重庆市永川区中医院院长，重庆市名中医）

心地善良是做人的基本品质，心胸宽广是为人处事的基本原则。心善心宽，幸福常在；心善心宽，一切顺遂；心善心宽，健康自来！（邓秀琴：重庆市中西医结合康复医院科主任、主治医师）

天善地善人要善，天宽地宽心更宽。心善心宽生活美，快乐高寿福报全。（刘元成：重庆市黔江区民族医院中医科主任、副主任医师）

网上中医杂志　线上中医科普

马派中医传承微信公众号（简称"公众号"）隶属"名老中医马有度教授传承工作室"（简称"传承室"），是传承室导师马有度教授将传统师徒传承方式与现代互联网传承相结合的创新之举。"网上中医杂志，线上中医科普"是马有度教授为公众号确立的功能定位，其出发点有三个：一是为传承室弟子拓展传承学习的空间；二是为中医同道搭建相互交流的桥梁；三是为老百姓学习了解中医药文化提供平台，最终达到"传承中医文化，服务百姓健康"的目的。

马派传承公众号的诞生

马派中医传承微信公众号由马有度教授牵头创建。作为深耕临床、著作等身、久享盛誉的中医临床医学家和科普大家，马老矢志于中医传统文化的传承、传播与发展。多年来，有感于中医院中医特色退化、中医人才西化的现象，马老提出中医发展"三大战略八大战术"，特别强调中医药主体发展战略，始终坚守"衷中是基，衷中参西，能中不西，先中后西"的中医传承和发展理念。随着生活水平的提高，人们对生命健康日益重视，特别是"健康中国"国家战略的全面实施，中医正成为人们健康保健的重要选择，更迎来了难得的发展机遇，时代需要中医，中医更要顺应时代，谋求发展！

在一群热爱中医、勇敢自强的中医弄潮儿热切的盼望和呼吁中，马老决定在80岁高龄再次出发，为中医的传承传播奉献余热，于2016年10月9日成立了纯民办性质的名老中医马有度教授传承工作室，首批17位弟子拜师膝下，开启了学习研讨、自我提升、传承传播、造福民众的新征程。

从传承室成立之初，马老即为传承工作拟定了传承宗旨、传承战略、传承理念、传承目标、传承计划和传承要求等，并迅速启动了每月一次集中面授学习。由于传承室弟子来自市内不同区县，为了便于学习交流，马老组建了传承室精气神微信群，方便弟子们学习交流。在接下来的传承学习中，马老有感于传承室集中面授的内容和时间有限，就如何提高传承学习效率、把封闭式传承拓展为开放式传承进行了思考，在与传承室弟子们的反复讨论和酝酿中，马老提出借助互联网强大的传播力开展中医传承，让更多的同道参与传承互动，让更多的普通百姓了解中医药知识，感受中医文化，最终在马老的倡导和主持下，"马派中医传承微信公众号"应运而生，开启了线上对外传播、线下面对面交流的中医传承新模式。

马派传承公众号的特色

马派传承公众号是马派传承工作室"传承中医精气神，传播人间真善美，造福民众康寿乐"三大宗旨的具体实践，马老强调要办出特色，易于接受，能接地气，便于互动，要求公众号上发布的文章观点鲜明、语言朴实、力求原创、适度转载。公众号以发布马派中医传承室导师及弟子的学术思想、临证经验、学习感悟为主，同时积极汲取和刊发中医同仁的学术成果，体现了开放包容、相互学习、共同进步、促进传承的胸怀和气度。公众号先后开设了《钢杆中医》《中医阶梯》《中华医话》《验案交流》《临证心悟》《心悟感言》《智慧养生》《养生保健》《专家点评》《动态杂谈》及《群言堂》精彩点评等栏目。在所刊发的文章中，既有中医专业学术思想探讨，又有中医临证经验总结，既有中医经典理论赏析，又有现代医家临证心悟感言，既有专家论述点评，又有读者群言讨论，既有疾病中医诊治探索，又有中医养生保健指导，内容丰富，切合实际。其中，专业性文章精练实用，指导性强，科普性文章浅显易懂，易于践行。如《中医阶梯》栏目，是为初学中医者答疑解惑，文章主要来自马老主编的《自学中医阶梯》，马老以信函回复的方式，逐一解答初学中医人士的临证疑问，文字浅显，语气亲切，说理透彻，实有拨雾见真之感；《中华医话》栏目广泛吸纳古今医家的临证心悟所得，有中医理论运用阐述，有临证病案诊疗分析，短小精干，易于理解，用于临证，便于借鉴；《中医感言》栏目，每日一言，思维活跃，推陈出新，高度精炼，大有启迪明智之功，且

马派中医传薪

300

每日更新,实为难得;《智慧养生》以马老的"心胸有量,动静有度,饮食有节,起居有常"之"四有"养生理念为基石,结合时令气候变化、疫毒流行致病等,推出中医养生防病知识。如针对新型冠状病毒肺炎流行,公众号适时推出了"治未病,大智慧""中医药预防新冠病毒肺炎初探""新春佳节话卫生传统""马氏养生四有配合群防群控预防疫病"和以预防为主的"中医抗疫八大对策"等中医防治疫病的方法和建议,具有很强的指导性、实用性和建设性;《群言堂》则精选在公众号参与互动点评的精彩留言,经编辑后集中刊发,展现参与者的智慧和感悟,体现了马派中医传承的谦逊和包容,从而构成了以专业专注的学术性、行文做事的严谨性、真实真知的原创性、包容虚怀的开放性、平实朴素的亲民性、纯粹无私的公益性、留言互动的生动性为标志的马派中医传承特色。

马派传承公众号的成绩

马派传承公众号自上线以来,坚持求真务实、便民利民的原则,不断充实和完善基础栏目,并根据学术动向和读者需求,适时增补栏目,以内容丰富、语言朴实、易读易懂、紧跟时代、特色鲜明而深受中医爱好者和广大市民的喜爱,充分体现了公众号"网上中医杂志,线上中医科普"的办刊理念,被赞为民办中医师徒传承的新模式。

公众号自 2017 年 10 月 17 日正式上线以来,先后共开设 11 个专栏,共发布各类文章 1000 余篇。目前关注用户达 7000 余户,读者遍及全国内地及港澳地区 244 个城市,累计阅读总量达 128 万次,累计阅读 76 万余人,产生了较为广泛的影响。众多知名专家和学者对马派传承工作室的传承活动给予了充分肯定,对马派传承公众号在传承传播中医文化方面所开展的工作和做出的贡献加以赞扬:国家中医药管理局原副局长李振吉认为马派中医传承以"学习性传承,研究性传承,发展性传承"的传承模式为中医传承探索出新路径;重庆市原副市长窦瑞华赞叹"马派公众号,开心又健康",勉励传承室"深入研究,充分发挥马派中医的特色和优势,和谐、团结、齐心,明确方向,攻坚克难,定有所成";重庆市人大副主任杜黎明盛赞马派中医"其传承宗旨有高度,传承理念有深度,传承方式有创新,希望继续秉持传承、传播、传真、传精、传新理念，积累经验，为中医传承开创一条时代之路"；吉林省中医药学会朱桂祯秘书长感叹："《马派中医传承》公众号令人震撼！致敬马老！敬佩您对中医药事业的执着精神！敬意您对生活无比热爱的情怀！敬重您对后生的无私提携！"；成都中医药大学余曙光校长深感"马老精言，指引方向"，为之"感恩、感悟、感动"；澳门中医药文化研究促进会副会长李学君教授特致祝贺马派中医传承公众号"越办越好，受益千家万户"，并向"世界华人中医论坛"推送，在海外广为传播。

马派传承公众号的未来

马派传承公众号既是马派中医传承室弟子们学习交流的园地，也是马派中医传承室对接社会、服务百姓的载体，在纷繁复杂的互联网自媒体时代，她就像大海中一朵小小的浪花，虽然不起眼，但晶莹清彻；虽然弱小，但生命力蓬勃。她心中装着人民生命健康，肩上扛着中医文化传承，用实际行动诠释中医人的责任与担当，相信在决胜全面建成小康社会、实现中华民族伟大复兴的滚滚洪流中，一定会坚守"传承中医文化，服务百姓健康"的初心，秉持"传承精华，守正创新"的态度，脚踏实地，不断前行，用智慧和汗水为中医同道同仁完善学习交流的平台，用真情和爱心为广大百姓提供更加科学合理的健康保健知识，相信马派传承公众号的信息会越来越丰富，受众会越来越宽广，必将为建设健康中国做出自己应有的贡献，在中医文化传承传播的历史长河中找到自己的位置，书写自己的辉煌。

（吴朝华，重庆市中医院主任医师，中华中医药学会科普分会常务委员）

扶正祛邪避毒气　养生四有保平安

国家级师带徒导师、全国中医健康科普首席专家、世界中联养生专委会首席学术顾问马有度教授提出的东方养生四大基石：心胸有量、动静有度、饮食有节、起居有常，对现阶段抗击新冠疫情具有重要的指导价值。

目前新冠疫情肆虐已长达两月余，广大民众、患者、医务人员心理上都比较紧张、恐慌，甚至于产生焦虑抑郁情绪，政府也非常重视，不同层面都成立了心理咨询专家组提供服务，马教授提倡的"心胸有量"能够起到引领的作用。

心胸有量，就是要有宽宏大量之胸怀，临危不乱，内心具有强大的定力；做到心胸有量，自会达到"车到山前必有路，船到桥头自然直"的心理境界，坚信在党中央国务院的坚强领导下，我们绝对能打赢这场没有硝烟的人民战争，恐慌焦虑情绪自然不会产生。

中医认为："久卧伤气，久坐伤肉，久视伤血"，久卧、久坐、久视最容易损伤人体气血肌肉，反而导致人体精神萎靡、浑身不适。目前政府要求大家尽量减少外出，但并不是宅在家里不活动，"白天睡到日偏西，晚上玩到鱼吐白"，不要除了睡觉看电视玩手机还是睡觉看电视玩手机，也要注意动静有度，应当适度的活动，太极拳、八段锦、五禽戏等传统中医运动就是很好的锻炼方法，场地要求不高，在家里就能实施，通过适量的运动保持充沛的精力更有利于抵抗病毒的侵袭。

"饮食有节"就是要做到饮食有尺度、有标准、有节制、卫生，不能太过也不能不及，蔬菜瓜果鸡鸭鱼肉都要适当摄入，水是生命之源，特别是疫情期间更应该注意水的摄入，每天至少饮用 2000ml 以上才能满足机体的需要。做到饮食有节，合理补充人体营养物质及水电解质微量元素，抵抗力有保证；做

303

到饮食有洁，才能防止病从口入（特别是在患者粪便里发现存活新冠病毒，更应注意饮食有洁）。起居有常，现阶段的有常，那就是必须居家少外出、科学佩戴口罩、勤洗手、勤通风、勤消毒、文明咳嗽、不要人员聚集等，死死掐断病毒的传播途径，那么病毒就无以燎原，疫情自可息灭。只要我们能做到以上四个方面，内强正气，外筑藩篱，定会达到"邪不可凑，邪不可干"，病安何来？

（陈永华，主任医师，重庆市黔江区中医院副院长）

点评讨论

天有三宝日月星，

人有三宝精气神。

精气神足身体壮，

精气神衰百病生。

辨证论治重整体，形神双养医之魂。

扶正驱邪避毒气，激活免疫大功成！

——刘元成，重庆市黔江区民族医院中医科主任、副主任医师

304

马派中医传薪

群防群控防瘟疫 养生四有扶正气

当前，抗击新型冠状病毒进入严防死守关键阶段，学习防控知识，做好自我防护极为重要！

我的恩师马有度教授，早在 1981 年就在重庆广播电台讲卫生节目播出

一篇名为《卫生传统》的对话体文章，文中就特别强调要重视预防疫病流行，既要避毒气，又要强正气。2004年，他在《感悟中医》一书中又专门写了一篇《治未病，大智慧》，再次强调多种传染病正在威胁人类的健康，既要讲究卫生，研发疫苗，加强群体预防，又要讲究养生，扶助正气，加强个体预防。后来，对于怎样养生扶正，他提出了十六个字的"养生四有"——心胸有量，动静有度，饮食有节，起居有常，这是中华养生保健的四大基石。时至今日，面对新型冠状病毒肺炎流行之际，避毒气，强正气，尤为重要。

《黄帝内经》说得好："不相染者，正气存内，邪不可干，避其毒气。"古为今用，我们要千方百计，采取强而有力的避其毒气的措施，早发现，早隔离，早诊断，早治疗，戴口罩，勤洗手等。与此同时，强其正气，也很重要，践行"养生四有"，切实可行。

一、心胸有量

《内经·灵兰秘典论篇》载"心者，君主之官也，神明出焉"，即心藏神。指"心"主宰全身，是君主之官，是人体生命活动的外在表现，如神色、言语、活动姿态等。狭义来讲"心藏神"就是指人的精神、意识、思维、涵养等都由此而出，足见"心胸"的重要性。心胸有量，也就是人的七情六欲，不过分追求，心胸豁达开朗，遇事冷静，与人和善，生活快乐，容易获得满足感和幸福感。在当前抗疫之际，调整好心态特别重要，决不能轻敌，不警惕，也不能心存恐惧。《内经》指出，恐则气下，惊则气乱，惊恐的心态，就会损伤人的正气，不利于扶正祛邪。

心胸有量，宽容舒畅，则身心健康，五脏调和，就能养正抗邪！研究人员对小鼠进行了一项实验，在其快乐感中枢，注射一种可以帮它产生快乐感的化学物质；还有一组小鼠不注射化学物质，去掉神经反射，让它没有快乐感。然后给它们接种细菌或病毒，结果发现：快乐感得到了刺激的小鼠，抗病毒能力大大加强，而那些没有快乐感的小鼠感染细菌的机会增加了。

二、动静有度

动要适度，静也要适度，科学健身应该是动静结合、劳逸适度、循序渐进、持之以恒。在疫情暴发时，要特别注意动静有度，动不可过度，过度则消耗过多热量，减低体能，推荐在室内散步，快走，做体操，练太极拳等；静要得法，要达到身心宁静，不仅身体得到休息，补充体能，而且内心宁静平和，心情愉悦，身心静养，则正气增强，自然有助扶正抗疫。静，不宜久坐久睡，更不能在家手机不离手，整天低头族。《内经》中就有"久卧伤气，久坐伤肉"的记载，要借此难得的宅家良机，静下心来，泡上一杯淡淡的香茶，一边品茶，一边品读，读书看报，既长知识，又优哉乐也。

"生命在于运动"，现代医学研究，适度的运动可以促进机体识别有害的病毒和细菌，启动人体天然的免疫系统，快速地帮助人体的细胞消灭病毒或细菌等病原体。经常运动可以动员身体第一道防线的细胞，比如自然杀伤细胞（NK），我们在运动的时候可以把它们黏在血管壁上，把组织里的 NK 细胞迅速动员起来，进入血液循环，直达感染部位。同时，运动还可以加强免疫细胞杀伤敌人的能力，运动可以调动机体抗氧化的能力，对细胞和器官起到保护作用。

三、饮食有节

即是健康饮食。《内经》指出："饮食自倍，肠胃乃伤。"饮食有节也是因人而异，因时而异，因病而异，不同体质的人食谱不一样，患不同疾病时的膳食调养不一样。要做到定时定量，一日三餐，谷肉果菜，合理搭配，这样才能摄入所需的蛋白质、糖类和身体所需的维生素。如果不幸感染了新型冠状病毒，在积极规范治疗的同时，可以多摄入一些热量，因为病毒会破坏或减低线粒体的功能，需要更多的热量帮助线粒体产生能量，启动淋巴细胞，让它们更有能力地去抵抗病毒。所以在病毒高发的季节，可以吃一些甜的食物，或者是能量稍高一点的食物。

四、起居有常

《素问·上古天真论》："上古之人，其知道者，法于阴阳，和于术数。食饮有节，起居有常，不妄作劳。故能形与神俱，而尽终其天年，度百岁乃去。"《黄帝内经素问·四气调神大论篇》也提出人要顺应四时变化，起居有常，要遵照生物钟的规律，按时睡觉，按时起床，合理安排，有劳有逸，做到科学而充足的睡眠，增强免疫力，提高抗病毒能力。

有研究人员做过一项 7 天的实验。把感冒病毒滴到一批志愿者的鼻腔内，然后观察他们的发病情况。一组志愿者睡 4 小时，一组睡 5～6 小时，一组睡 6～7 小时，一组睡 7 小时以上。结果发现：睡眠少于 5 小时的人，患感冒的机会是 45%，而睡眠大于 7 小时的人只有 20%。所以，睡眠实际上能增加人体对感冒病毒的抵抗力，当然，它对所有的病毒入侵者都有增加抵抗的作用。如果睡眠少了，抵抗作用就降低了。研究还显示：如果睡眠少于 4 小时，人体自然杀伤细胞的数量以及它的功能会减少 70%。这就给了病毒可乘之机。另一项研究检测到人体 700 个功能基因跟睡眠的关系，如果睡眠少于 6 小时，持续 1 周以后，可以看到：免疫功能明显下降，导致炎症的基因上调了，而免疫功能的基因下调了。所以睡眠是非常重要的。

中国工程院院士、复旦大学上海医学院教授、博士研究生导师闻玉梅曾经说过："我们体内的免疫力是自己最好的医生，我们要善待它。"怎样善待它？那就是平时要科学生活，科学养生。以上"养生四有"，无疑借鉴与升华了中医传统理论而有着现代的科学依据，在目前新型冠状病毒感染的肺炎没有特效治疗药物和疫苗预防的情况下，注重"马氏健康四大基石"，增强体质，提高免疫力，达到"正气存内，邪不可干"。倡导"四不""五好"，即不串门、不聚会、不熬夜、不过累，吃好、喝好、睡好、动好、心态好。

（冷文飞，主任医师，重庆市垫江县中医院风湿科主任）

点评讨论

感谢马老师发出这么多好文章。学习马老健康四大基石，"四不五好"受益匪浅，马老把养生总结得全面而实用，如果每个人按照马老说的去做，对增强自体免疫力，对自体抗病能力将有很大的作用，因为疾病的生存康复全靠自己的免疫力，学习马老之养生思想感悟甚多：

心胸有量　气血通畅

动静有度　平衡阴阳

饮食有节　后天盛旺

起居有常　体壮身康

（李学君，澳门中医药文化研究促进会副主任委员、教授）

太及时了！中医药在防治传染病方面有着两千余年的经验积累，优势明显，马老一个"四有"，易懂易行，易见效，易传播，为阻击疫情增添动力，增添信心，增添方法，感谢马老，感谢冷老师作品！（李官鸿：重庆九龙坡区中医院副院长、主任医师）

今天这篇文章来得太及时了，而且太有用了。文中就特别强调要重视预防疫病流行，既要避毒气，又要强正气，强调多种传染病正在威胁人类的健康，既要讲究卫生，研发疫苗，加强群体预防，又要讲究养生，扶助正气，加强个体预防。对于怎样养生扶正，马老提出了十六个字的"养生四有"——心胸有量，动静有度，饮食有节，起居有常，这是中华养生保健的四大基石。时至今日，面对新型冠状病毒肺炎流行之际，避毒气，强正气，尤为重要。现在大家都说，疫情来了，要增强自身免疫力，怎样增加？马有度教授指点了秘籍，这就是"养生四有"。谢谢小马哥。（唐纲：《重庆与世界》杂志主编助理）

养生四五六　抗疫保平安

四有：心胸有量，动静有度，饮食有节，起居有常。

五化：心态平和化，动静适度化，饮食合理化，起居规律化，生活多彩化。

六好：心态好，进食好，喝水好，睡觉好，静养好，运动好。

点评讨论

中医大智慧，用之于目前的抗击新冠肺炎疫情，起到了不可低估的作用。马老的总结提炼，字字珠玑，把传承几千年的中医"治未病、重预防、强免疫、修心态"等重要理念，用《养生四五六》进行总结，可谓通俗、明白，让普通百姓均能接受，照此办理，必将起到重要作用。谢谢马老！（许显昌：重庆市社会组织综合党委专职副书记）

马老是中医临证专家和中医文化科普全国首席专家，具有丰富的临证辨治经验和传承传播中医文化的高度责任感。新冠肺疫情期间，马老不顾82岁高龄，精心组织策划新冠肺疫病防治中医系列，通俗易懂，操作简单，既有中医防治常识，又有具体方法；既有临证探讨，又有心理疏导；既有中医传统理论，又有创新思维，是为人们防治疫病开出的一剂良方，体现了中医文化的博大精深，更展示了中医人的历史担当，是滚滚抗疫洪流中的一股清泉，阅读后沁润心田，开启智慧，增加信心，受到众多读者的追捧和赞叹，是民族危难时刻的救济良策，是中医文化的灿烂之花，必将载入中医文化史册，为后人学习，为后人景仰！在此，向尊敬的马老致以崇高的敬意！（吴朝华：重庆市中医院主任医师、中华中医药学会科普分会常务委员）

"四有"是人人适用的养生原则，是健康的基石；遵从原则，铭记"四有"，在生活中尽可能去实现"五化"，做到"六好"，人的健康就有保证，也是快乐养生、延缓衰老的法宝。大疫之际，马先生提出"养生四五六，抗疫保平安"，其文虽短小，其言虽通俗和口语化，但内涵很深刻，读来朗朗上口、易记。这再次体现了马先生一贯主张的"智慧养生"、快乐养生"之中医养生特色。（蒲昭和：中医科普作家、成都中医药大学副研究员）

马老"养生四五六，抗疫保平安"，把中医治未病这个大智慧具体化、通俗化、口语化，在抗疫中有助扶正抗毒，保健康。（马肇禹：湖北省武汉市第九医院康复中心主任医师、中医科普作家）

马老不老精力好，理论创新推出早。平时养生倡四有，抗疫亮剑五六招。中医法宝无穷尽，防病降魔灭疫妖！（刘正才：成都军区医院门诊部中医科原主任、主任医师、中医科普作家）

天地有四时五运六气，马有度教授指导养生四五六，通俗易懂，便于分享和传播中医养生智慧，是中医治未病的科普精华，养生四五六，顾护元气，以正气存内，邪不可干，众志成城，共同抗疫保平安（王凯：广州中医药大学博士、副主任医师）

马老提出的抗疫保平安的"养生四五六"，又可称为养生"四有""五化""六好"，其中"四有"是纲领，"五化"和"六好"是在此基础上的深入化和口语化，其中生活多彩化是一大亮点，与其他有所不同，既适用于现在，更适用于今后。比如，马老针对宅在家里开出的"十全大补汤"，以及针对需要心理疏导的三类重点人群，开出的"三子养亲汤"中的"三字经"，就是生活多彩化的具体体现，对引导大众抗疫具有重要的现实意义，而对于疫后指导大众生活的养生意义更大，更为深远。以近邻日本为例，作为世界第一长寿国，食物多样化和生活多彩化是两大秘诀，尤其是生活多彩化贯穿在生活的方方面面，无所不及，也是养老和延年益寿以及预防老年痴呆症的法宝和良药妙方。（宁蔚夏：中西医结合科普作家、成都市第二人民医院副主任医师）

马派中医传薪

做好"四不五好"避毒扶正抗疫

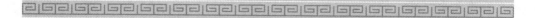

《黄帝内经》载，五疫之至，皆相染易，无问大小，病状相似。故新型冠状病毒肺炎疫情属于中医所说的瘟疫。

中医认为，瘟疫都是由毒气、邪气、疫气造成，这个时候的防控关键就在于避开毒气，扶助正气，对抗邪气。所以目前对疫情的防控需要特别强调12个字：治未病，大智慧，避毒气，强正气！

在群防群控避其毒气的同时，配合"养生四有"（心胸有量，动静有度，饮食有节，起居有常），做到"四不五好"，就有助于扶正抗疫。

"四不"：不串门、不聚会、不熬夜、不过累。不串门、不聚会就是避毒气；不熬夜、不过累就能强正气。很多人因为这段时间在家里待着，作息可能反倒没有规律，熬夜的人也不少，反而容易损害身体的抵抗力。

"五好"：吃好、喝好、睡好、动好、心态好。吃好就是要营养均衡，谷肉果菜，合理搭配，保证营养，不要因为过春节就总是大鱼大肉。这次的疫情多是发热型疾病，所以要多喝水，喝好水。睡眠要保证，要有规律，不能总是处于半睡半醒状态，这样其实是没睡好的，非常影响免疫力。长期待在家里，不能总是躺着坐着，建议多走动，就在家里散步走步或者做做体操都可以。

这里还需要强调一下心态要好，调整情绪。"百病皆生于气也。怒则气上，喜则气缓，悲则气消，恐则气下，惊则气乱，思则气结"。大家可能也发现了，如果生了一样的病，豁达乐观者恢复得快，悲观恐惧者恢复得慢，甚至会恶化。普通群众既不要轻敌麻痹，也不能心生恐惧。恐慌的情绪容易降低人体免疫力，更容易染上疾病。对处于防疫第一线的医护人员，十分辛苦，注意劳逸适度，保证营养，调和心态，调整情绪，扶正抗疫，尤其重要！

（马有度，重庆医科大学教授，国家级师带徒导师，国务院特殊津贴专家）

科研 科普 传播

点评讨论

拜读了马老师的文章，收益甚丰。对于当前的抗疫斗争，很实用，有指导意义，是及时雨，是指路明灯。在病毒、细菌的攻击面前，是否感染？是否发病？取决于外邪（细菌，病毒）与正气（人体免疫力）之间的力量对比，在这场没有硝烟的抗疫战争中，敌强我弱，则败，敌弱我强，则胜。如果真正做到马老师文章所讲的"四不五好"，避毒扶正，就能打胜这场抗疫之战。（罗永艾：重庆医科大学附属第一医院呼吸科原主任、教授、博士研究生导师）

> 读《做好"四不五好"避毒扶正抗疫》有感
>
> 抗疫防病毒，
>
> 马老有妙招。
>
> 简便且廉验，
>
> "四不"与"五好"。
>
> 正气存体内，
>
> 病邪难侵扰！
>
> 中医养生方法多，
>
> 男女老少都是宝！
>
> ——林宏（出身中医世家的中医爱好者）

"四不五好"，避毒扶正，预防大疫，至真大要！预防为主，不仅是我国卫生工作方针之一，也是世界卫生组织（WHO）许多工作的重要措施，健康教育优先于预防接种，列为现代预防医学之首，并被称为预防慢病的价廉物美的疫苗。作为我国中医科普第一人和全国中医首席健康科普专家的马老，在这次中华民族抗击新冠肺炎大疫中发挥了科普主力军的作用，公众号连发质量高、指导性强的中医科普文章，意义非凡！一马当先，今后如何形成万马奔腾之势？学马老做科普，在创作方法上应该学什么？马老曾在20世纪提出中医科普的"四性一化"，归纳起来体现在科学性、实用性和通俗化上，前国家中医药管理局副局长诸国本曾评价马老，用通俗的语言讲深刻的道理，可谓一语中的。春节期间公众号连发的中医科普文章，在坚持科学性第一的前提下，尤其突出了实用性和指导性，如"养生四有"和"四不五好"等，正确引导大众如何扶正避邪抗大疫，具有很强的指导意义，也将载入史册。"通俗化"即通俗易懂，深入浅出，目的是让大众读得懂，学得会，用得上。如"养生四有"和"四不五好"，不仅寓意深刻，有很强的知识性，而且读来朗朗上口，易于记忆，还有很强的趣味性，能够使读者产生共鸣，而且都属于健康格言。有人曾讲，一台外科手术只能挽救一个人的生命，而一句健康格言则可以使许许多多人不得病少得病，正是这个道理。（宁蔚夏：中西医结合科普作家、成都市第二人民医院副主任医师）

马派中医传薪

千方百计送上防疫心灵鸡汤

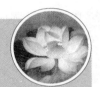

心灵的关怀，是人之常情。在这抗疫的非常时期，心灵的沟通，互相的安慰，更是人间真情的呼唤，大爱情怀的体现。

做好心理疏导，对于战胜疫情，至关重要。在当前决战决胜的关键时期，做好三类重点人群的心理疏导，尤为重要！一是已经患病的人群，二是身处一线的医护人群，三是心理承受能力较弱的易感人群。我们要千方百计为他们送上战胜疫病的"心灵鸡汤"！

新冠肺炎，突然袭来，自己不幸感染，轻症生怕转重，难免焦虑不安；重症更怕转为危重，甚至陷入大难临头、死神召唤的惊恐之中。

一线医护人员，虽然勇上前线，但面对传染性很强的新发疫病，近两千人的同行感染发病，七人死亡的现实，有点担心，有些焦虑，也是常见的心理反应。加之，从头到脚，全副武装，密闭不透气，一时难以适应；与身着穿脱方便的白大衣，与长期形成的在普通病房工作的医护常规差别很大。而且长时间不能喝水，不方便上卫生间，女姓例假来临，更加难受。特别是在一线坚持的时间太长，身体的透支过多，心理承受的压力过大，加之对千里以外亲人的思念，这一切都可能诱发忧虑，甚至出现焦躁！

对于广大民众而言，新冠肺炎，来势汹汹，传播又快，又知男女老少都易感，生怕找上门来，侵袭自己，难免有些耽心，对于心理承受力较弱的人，更容易焦躁不安。特别是身处疫区的这类人，听到见到被传染的人越来越多，更是焦虑烦躁，甚至惶惶终日，寝食难安，惊吓恐惧！

面对严重疫情的挑战，这三类人群，都会产生程度不同的忧郁、焦虑，甚至惊恐的情绪，这对于防疫情、治疫病都非常不利。

中医所讲引起疾病的重要因素之一，就是喜怒忧思悲恐惊这七情太过。《内经》说忧虑伤肺，其实岂止伤肺，忧虑则心神不安，难以安眠；忧虑则脾胃失调，难以消食。危害最大的是七情中的惊、恐两种负面情绪。《内经》强调说"恐则气下，惊则气乱"。惊恐的情绪会导致五脏功能紊乱，使人生病。面对瘟疫，功能紊乱的人，正气大虚，抗病力衰退，外邪乘虚而入，就易感患病，正如《内经》所说，"邪之所凑，其气必虚"。

与此相反，在"五疫之至，皆相染易，无问大小，病状相似"的时候，不易染病的人，就是那些在"避其毒气"的同时，心理素质好，精气神充沛的人。《内经》说得明白："精神内守，病安从来？！"这是因为，心态好，精神就能守护于内，五脏功能强，人的正气旺，外邪侵犯也难。还是《内经》说得好："正气存内，邪不可干。"换句话说，冠状病毒像弹簧，你强它就弱，你弱它就强！我们既要强身，更要强心，身心双强，就难以得病，即使得病，病情也轻，康复也快！

对待这三类急需心理疏导的人，首先要特别关怀一线的医护人群，只有保障好他们的心身健康，他们才能更好地救治病人，在救治的过程中，做好对病人的心理疏导。

当前，对一线医护人员，迫切需要送上哪些心灵的鸡汤呢？

一、千方百计保证好最佳的防护装备，做到零感染。装备安全了，自然心理压力就小了。

二、千方百计做好换班、休班，避免身心过度透支，他们的心理压力也随之而减。

三、千方百计改善他们的生活条件，吃好，喝好，睡好，动中乐，静中乐。

四、千方百计做好他们家人的心理关怀和务实照顾，他们无后顾之忧，心理压力就更小了！家人对一线亲人的关爱与鼓励更是无价之宝,作用巨大！亲人送上的这些满怀温情的心灵鸡汤,就是绝妙的心理疏导！

怎样做好病人的心理疏导？在方舱医院已有成功的经验。医护人员在病人亲属的配合下,给病人鼓劲:你们是轻症,我们中医西医配合治疗,十拿九稳,你们加进来,三方配合,康复在望！病人信心增,情绪好,与医护人员一起哼曲跳舞,身心康复随之加快,医患关系越来越好。

当前,做好重症及危重症病人的心理疏导,特别重要！身体隔离在病房的病人,在心理上更渴望远离病房的亲人关怀,几句短信的安慰,一段微信的鼓励,特别是视频通话,面见亲人,听到一些好消息,亲人告知病人顶级专家来上阵,中西医结合治疗成效好,一定要多吃点,睡好点,与医护人员配合好,千万别着急,起效有过程,就会逐渐好起来！这些亲人送上的心灵鸡汤,可以增强病人的信心,减轻悲观的情绪,提升抗疫的正气,同样的治疗方法,疗效却会提高。当然,重症病人的疏导,面对面的医护人员,尤其重要,亲人的那些话,从专家的口中说出来,效果更好！

重庆医科大学附一院援鄂医疗队特别组建心理疏导组,是智慧之举,特别是为了更好地与湖北病人沟通,他们想方设法尽快学会必需的当地方言,此举令人感动,我们举双手为在一线既治病又治心的白衣天使点赞！再点赞！具体怎么做,前线医护同行都是行家,希望在疫情结束时,再聆听他们的宝贵经验！

对心理承受能力较差的易感人群,我献上"四不四好":

四不:不出门、不聚会、不恐惧、不烦恼。

四好:吃得好、喝得好、睡得好、动得好。

要想做到这"四不四好",调整心态很重要。要想心态好,动中取乐与静中享乐又最重要。诀窍是什么？一是专心干好自己热爱的工作,一是专注于自己感兴趣的爱好,这"两专"就是诀窍高招！

在这里,小马哥老中医,姓马名有度字宽民向大家推荐这份抗疫的心灵鸡汤:开口聊、动动手、扫扫地、做美食、看书籍、读文章,写笔记,练书法,绘绘画,玩玩牌,下下棋,听音乐,唱歌曲,哼小调,唱京戏,拉二胡,弹钢琴,养金鱼、弄花草、玩视频、看电视、上电脑、打游戏、不熬夜、安心睡。

希望尽量宅在家中休息和工作，尽享动中乐和静中乐，专心做好自己应做的公事，带着趣味去品尝各种各样的乐趣。

各位朋友，写到这里，想到新冠流行，全民奋战，真是感慨万千，我最想说的就是一句话：党政军民齐奋战，感恩前线众英雄！小马哥老中医献上一份抗疫的心灵鸡汤！

（马有度，重庆医科大学教授，国家级师带徒导师，国务院特殊津贴专家）

点评讨论

马老师强调做好医护、病患、易感人群心理疏导。首先千方百计保证医护最佳的防护装备，做到零感染，劳逸结合，避免身心过度透支，改善住宿生活条件，吃好、喝好、睡好、动中乐、静中乐，做好家人的心理关怀和务实照顾；与患者搞好医患关系，多沟通、多鼓励、让患者吃好、睡好、与医护配合好，树立战胜疾病的信心！对易感人群做到"四不四好"，即不出门、不聚会、不恐惧、不烦恼！吃好、喝好、睡好、动好！以达到正气存内，邪不可干！（陈晓英：重庆市忠县中医院副主任医师）

"七情"（喜、怒、忧、思、悲、恐、惊）在正常的活动范围内，一般不会使人致病。这次突如其来大灾疫，持续长久而强烈，在此环境，人很容易"七情致病"。七情过度会伤及五脏，逆乱气血，人既容易患病，也不利护助正气御邪，还可能加重病情或延长康复期。所以，及时、主动向普通百姓、医患双方（尤其是疫病重灾区人群）进行心理疏导、心灵关怀，消除惊恐、悲忧等负面情绪，是很有必要的，也将是这次抗战疫魔，最终取得防疫抗疫胜利很重要的一环。

中医防病历来重视调摄七情的重要性。马教授所撰"尽力做好三类人群心理疏导"一文，其用心良苦，有指导性，是一篇心理疏导的好文，也为新冠患者、医护人员、心理承受力差的易感人群，及时送上了一

碗战胜疫病的"心灵鸡汤"。（蒲昭和：中医科普作家、成都中医药大学副研究员）

马老师的心灵鸡汤送来非常及时，可谓雪中送炭，让大家战胜疫情信心大增；"四不四好"更是大家的行动指南，易懂易行依从性好，为大家战胜疫情指明方向！（陈永华：重庆市黔江区中医院副院长、主任医师）

马有度老师的防疫心灵鸡汤很好喝。医护喝了振奋精神，大众喝了气定神闲，病患喝了倍增信心！在这样一个全民抗疫的特殊时期，来这样一碗心灵鸡汤，香！香！香！（邓玉霞：中华中医药学会科普分会副主任委员、重庆市江津区中医院主任医师、科普作家）

马老师千方百计为防疫送上的心灵鸡汤，大智慧！看了心情大好！对当前三类重点人群的心理疏导非常重要，对每一类人群易出现的问题分析透彻，指导到位，针对性强，很受益！为全面抗击新冠肺炎、早日取得胜利，马老又支了一高招！（黄宗菊：重庆市江北区中医院科主任、主任医师）

太及时了！冠毒像弹簧，你强它就弱，你弱它就强！我们既要强身，更要强心，身心双强，就难以得病，即使得病，病情也轻，康复也快！（汪思言：资深媒体人）

马派中医传薪

抗疫复工两手抓　做好"三导"效更佳

新冠袭来，来势汹汹，历经两月，党政军民齐奋战，迎来抗疫复工转折期，来之不易，倍加珍惜！要想做好抗疫复工"两手抓"，务必做好"三个导"。一是含金量高的新闻报导，二是顺应民意的舆论引导，三是针对性强的心理疏导。

新闻报道，真实、透明、鼓劲、阳光、信息量大、含金量高、接地气、顺民意，令人信服，自然而然就能获得舆论引导的良好效果！疫病袭来是坏事，面对现实，善于引导，又是进行爱国主义教育的好时机。我们要高举爱国主义的大旗，爱我祖国，爱我中华，众志成城，抗击新冠！党中央一声号令，党政军民、海外华人齐响应。武汉有难，全国支援，几万医护人员上前线，亿万民众宅家不添乱，充分展现制度优势，有多少国家能做到？

我们是负责任的大国，我们信奉人类命运共同体的理念，始终把人民群众的生命健康放在首位。说到做到，在国内严防死守，尽最大努力防止向海外扩散，用实际行动维护人类地球村的安全！中国民众的大公无私，赢得了众多国家和民众的赞扬！世界卫生组织高度评价，联合国秘书长一句要感谢中国人民的话语，彰正义，显真情，暖人心！与此相反，个别国家、个别地区的一些政治人物，却怀着阴暗的心理，趁火打劫，幸灾乐祸，甚至落井下石，在大疫的照妖镜下，让人看清了那缺失人性的丑恶嘴脸！

在这抗疫复工齐头并进的转折时期，正确的舆论导向尤为重要，切不可因为复工而抗疫放松！在高风险地区，当然要毫不松懈地坚持严防死守，即使在中低风险地区，也绝不能疏忽大意！务必做到抓好复工不忘防疫！

在这抗疫复工并举的特定时期，心理疏导也要与其相应，要更加注意针对性。对于抗疫，我在《千方百计送上抗疫心灵鸡汤》中，强调要重点做好三类人群的心理疏导，一是已经患病的人群，二是身处一线的医护人群，三是心理承受能力较弱的易感人群。

心理疏导，大家都应该做，大多也能够做，但要做得针对性更强，做得效果更好，还必须充分发挥医学心理学专业人士的作用。这件事，重庆市做得好。重庆医科大学赴鄂医疗队，不仅配备专业医学心理专家随队，而且专门成立心理疏导专家组，在精心治疗的同时，又充分发挥人为关怀的功能，收到身心同治的更好效果。特别是重庆市近日还专门组建了一支特殊的援鄂医疗队，36个队员，全都是医学心理专家。他们在接受媒体采访时，响亮地说，我们的人文关怀，我们的心理疏导，既要面向痛苦的病人，还要面向艰苦的医护人员，妙哉斯言！我们相信，他们送上的抗疫心灵鸡汤，一定会充实医患双方的心理营养，增强信心，加强活力，战胜疫病，胜利在望！

（马有度，重庆医科大学教授，国家级师带徒导师，国务院特殊津贴专家）

点评讨论

马老在抗疫、复工的关键时候提出的"三导"非常及时，对于坚定抗疫信心，稳定民心，舒缓患者及家属的心理都有着积极的作用！妙哉！善哉！（姜碧清：重庆合道堂中医馆总经理）

读了小马哥的《抗疫复工两手抓，做好"三导"效更佳》的文章，感到您满满的正能量，真是大爱无疆！值得我们学习。（陈波：重庆市老年科技工作者协会秘书长）

认真拜读了马有度教授的"三导"撰文，激发了战胜疫情的信心和力量。在"三导"中，针对性心理疏导是抗疫战争的科学理念，具有很强的指导作用和现实意义。在革命战争年代，有一种"亮剑"精神，就是强化心理作用、克敌制胜的策略。面对强敌要勇于迎刃而上，用勇气和智慧战胜敌人。目前面对疫情，作好针对性心理疏导，消除恐惧心理至关重要。要学习白衣战士的"逆行者"精神，面对疫魔，殊死一博，彰显出共产党人的大无畏精神和舍生忘死的英雄气概。现在迎来了振奋人心的抗疫转折点，大面积复工建设。在此重要时刻，务必要复工防疫两手抓。更要作好复工人员的心理疏导作用，用科学理念安抚民心，坚定信心。决不能松懈斗志，麻痹大意。仍要百倍警惕，严阵以待。作好充分的思想准备和更强的防控，救治措施。从而战胜疫情，取得抗疫战争的全面胜利。（网友"三爷"）

这场抗疫之战，正处于关键时刻，离最后胜利，还有一段距离，要靠全社会努力。不复工，对经济，对人民生活影响太大。如何做到抗疫复工两不误？马老师提出的"三个导"，是解决这个难题的一剂良药，非常及时，考虑周全。抗疫期间信息很多，要相信国家，相信政府，不信谣，不传谣，遵守有关部门的各项规定，做好防疫，如坚持戴口罩，不聚会，不扎堆，不恐惧，保持良好心态和卫生习惯等，才能巩固已经取得的成果，直到最后胜利。（罗永艾：重庆医科大学附属第一医院呼吸科原主任、教授、博士研究生导师）

这次突入其来的"新冠"，一时让政府措手不及，令国人恐慌不已，好在上下团结一致，与病魔作殊死一搏，现正迎来了令人欣慰的转折点。

生活还当继续，生产和社会秩序亟待恢复。如何做？马教授提出要"抗疫复工两手抓"，更主张要做好"三个导"，即：正能量的新闻报导、顺民意的舆论引导、有针对性的心理疏导。这三点对树立国家形象、彰显制度优势；拆穿谣言谎言、聚集民心树立信心；消除心理恐惧、战胜疫魔，都有很强的现实意义。"三个导"无论在疫情发生发展期，还是疫情缓解期，都具有重要的指导意义。

此次大灾教训深刻，我们应警醒：像"新冠"这类传染病，今后仍可能卷土重来，我们决不能放马南山，刀枪入库，放松对公共卫生和预防传染病的监测措施。唯有百倍警惕，有正确应对的思想和措施，才能从容迎战、最终战胜各类新老传染病。（蒲昭和：中医科普作家、成都中医药大学副研究员）

马派中医传薪

马派中医抗新冠　网络科普显身手

当庚子年迎新的钟声还萦绕在华夏的上空，当新春的喜庆才刚刚爬上嫩绿的枝头，却不知一场瘟疫已肆虐在江汉大地，并向四面八方侵袭开来。有这样一个中医传承师徒团队——他们以职业医者的高度责任心和敏锐视角，以网络为阵地，以中医为武器，为困惑中的人们送去抵御瘟疫的法宝，成为民间自发抗疫的生力军。她，就是马有度教授率领的民办中医师徒传承工作室——巴渝马派中医传承！

群策群力凝智慧　力打科普组合拳

在未知的病毒面前，面对民众的惶恐、茫然、紧张和担忧，巴渝马派中医传承室导师马有度教授陷入了沉思：如何认知新冠病毒，如何做好自我防护，如何帮助困惑中的黎民大众……凡此种种，均成为马老反复思量的问题。凭着丰富的中医理论和临证经验，以中医科普作家特有的敏锐和视角，经过反复酝酿，马老决定在巴渝马派中医传承微信公众号推出中医抗疫科普专题，用中医防御瘟疫的丰富知识、方法和理念，为迷茫中的百姓送去抗疫良方。

在猪年的除夕团年之夜，在鼠年的访亲探友之日，马老没有闲着，他一边着手梳理文字材料，撰写中医防疫文章，一边与传承室骨干学员沟通交流，共同策划。在大年初二，一个醒目的标题——《治未病，大智慧》跃然写在马派传承公众号首页，马老亲自撰写的这篇充满中医哲理和预防为先防疫思想的文章，为人们抗击新冠肺炎提供了中医养生抗疫思路。

随后，马老相继推出了《新春佳节话卫生传统》《做好"四不五好"避毒扶正抗疫》《养生四有，四大基石》《避毒抗疫养正气，宅家尽享动静乐》《千方百计送上抗疫心灵鸡汤》《抗疫复工两手抓，做好"三导"效更佳》《痛定思痛，贯彻"预防为主"方针的八项对策》等系列文章。在马老的带领和影响下，传承室学员及室外同道积极响应，纷纷撰文，从多角度多层面普及中医防御瘟疫的知识和方法：传承室弟子冷文飞、陈永华以"群防群控防疫病，养生四有扶正气"和"避毒抗疫养正气，养生四有保平安"为题，以马老"养生四有"为出发点，为大众指出养生扶正、群防群控的基本方法；资深中医专家黄兴谷、吴大真对如何运用中医药预防新冠肺炎进行了探讨；知名中西医结合科普作家宁蔚夏以浅显的语言、朴实的道理，警醒人们克服懈怠情绪，通过锻炼增强抗疫能力。在不断推出原创文章的同时，公众号还择优转发其他媒体上的中医防疫文章，尽力为广大读者提供更为丰富的信息。在马老的号召鼓励下，传承室全体学员积极行动起来，认真阅读，广泛转发，在公众号留言区展开热烈讨论，有的弟子和室外同仁还以书法的形式展示中医养生防病和抗疫观点，其中不乏真知灼见，一致认同"治未病是大智慧、大战略"，提出在全民宅家期间，应做到动静结合，倡导"养生'四五六'，抗疫保平安"，是名副其实的大家谈，是气氛活跃的群言堂。

至此，在马老的精心策划和带领下，马派中医传承公众号以原创文章为导向、以群言堂为阵地，打出了两套漂亮的组合拳，及时为困惑中的人们提供中医抗疫方法和信心，马派中医传承公众号已然成为人们释放焦虑情绪、共同扶助前行的抗疫精神家园！

大力强调防为先　防养结合大智慧

在马派中医传承公众号推送的系列文章中，在群言堂的广泛讨论里，我们不难发现，"预防为先，防养结合"是马派中医传承室推崇的防疫观点，这不仅切合了当前做好个人防护、提升免疫力、切断传播源的新冠肺炎防疫策略，更是传统中医治未病思想的充分体现，也是马派中医传承室导师马有度教授的一贯主张。马老熟读中医经典，深谙《内经》精髓，广泛吸纳中医精髓，归纳提炼出"心胸有量，动静有度，饮食有节，起居有常"的养生"四有"论点，被中医同仁认同为中医养生防病的"四大基石"；马老在传承室关于中医特色的内涵专题讨论中，把高等教材中的中医两大特色扩充为四大特色，在整体观念、辨证论治基础上，增加了"治未病，防为先；治养结合，贯穿始终"两大特色，其核心就是强调以预防为主、防治结合的治未病思想。马老在其编撰的中医养生专著《健康人生　快乐百年》一书中，更是把治未病思想体现得淋漓尽致。在今年大年初二的《治未病大智慧》一文中，更旗帜鲜明地体现了马老的养生防病思想。在传承室弟子和室外同仁的文章和讨论中，同样赞同、支持、推广和践行这一思想，并由此演化出各种具体的养生防病方法，这些理念和方法无论在日常养生防病还是在面对大瘟大疫的预防，无疑都是十分重要的。如关注马派中医传承的室外友人靳军以书法展示马老"大千世界，以人为本；亿万民众，健康为本；维护健康，预防为本"的大健康理念，重点落脚到"维护健康，预防为本"；弟子李官鸿、王辉的书法等无不一脉相承地体现了马派中医传承室"治未病，重预防"的健康防病意识。

马老在组织策划中医养生抗疫专题研讨的同时，并未止步于此，而是殚精竭虑，着眼长远，在《痛定思痛，贯彻以预防为主方针的八项对策》一文中，建设性地对疾病预防提出八项对策，令人耳目一新，振聋发聩，确为高瞻远瞩之见：一是加强以预防为主的法制建设。建议把健康中国战略和以预防为主的方针写进宪法，修订传染病防治法，强化以预防为主的战略，制定慢性病防治法；二是开展以预防为主的全民健康教育，让治未病、重预防的思想观念家喻户晓，深入人心；三是明确规定各级卫生健康委员会的首要任务是预防，预防急性传染病、各种慢性病，强调预防工作居首；四是完善国家及各地疾控中心体系，大力提升疾控中心地位，配备西医中医两类专业人士，构建有中国特色的中西医结合疾控模式；五是大力加强城乡基层卫生机构建设，明确其预防疾病的主要职责，配备中医、西医及疾控专业人员，实行"防、治、养三结合"运行机制，在职称评定、工资待遇等要适当关照基层人员；六是充分发挥民间力量、社会组织在"防、治、养三结合"中的作用；七是坚决纠正医疗机构市场化的错误倾向，重新找回公立医院社会效益定性定位，既要尽力救死扶伤，又要坚决贯彻预防为主，实行防治养三结合运行机制。加大公立医院足额财政补助，保证医护人员合理收入；八是大力表彰从事"治未病"事业的"上工"医务人员，设立"上工预防奖"，在全社会形成"健康中国、预防为主"的社会氛围，"上工"光荣，"上工"自豪，国家昌盛，民众幸福。

马老箴言，铿锵有力，赤诚之心，昭示天下，所倡导的以预防为先、防治养三结合的大预防思想不愧为民族兴盛之大智慧！

疫情困境勇担当　马派中医进万家

2020——爱您爱您。

2020庚子年，注定是一个不平凡的一年，是一个凝聚力量、充满大爱的一年。在新冠病毒编织的层层阴霾中，白衣天使勇敢逆行，同各条战线的人们一起，掀起了一场抗击病毒的人民战争。马派中医传承以医者仁心的情怀与担当，率先自发地在公众号发起中医抗疫论述专题推送和抗疫经验大讨论，把中医防病治病的理念和方法传递到千家万户，及时向疫情困境中的人们传送中医养生抗疫的知识经验，帮助人们释放焦躁情绪和心理压力，增强了人们战胜疫情的信心，点燃了人们对美好生活的希望。从1月24日至3月15日，52天里30余篇文章及点评集锦、20余幅抗疫书法作品、10期"群言堂"抗疫专题讨论，既有以马老为代表的中医抗疫养生原创文章，又有来自其他媒体的中医抗疫特色文章转发；既有马派中医传承室导师及弟子的文章，又有室外同道的专题文章；既有"群言堂"开放活跃的热烈讨论，又有别具特色、赏心悦目的抗疫书法；既有马派传承公众号关注读者的阅读和转发，又有官方传统纸媒和网站的刊载和转发，在中医民间自发的媒体宣传抗疫中，掀起了一股马派中医传承抗击新冠肺炎的热潮。其中刊发转载的纸质媒体有《中国中医药报》《医药导报》《家庭医生报》《安阳日报》等，转发的网站有人民网、光明网、新浪网、腾讯网、搜狐网、爱国网、江苏中医药信息网、喜马拉雅网、麻辣社区网等大小网站，国家中医药管理局官方微信、军体生活微信及池州区政府、三明市卫健委、四川卫生康复职业学院等部分政府职能部门和院校也进行了转发。截至3月15日，马派传承公众号抗疫文章、专题讨论、书法作品等阅读量达数万人次，收获了众多的留言点评，从而积极正面地宣传了中医抗疫养生的理念和方法，有效地扩大了中医药的影响，有力地传播了中医文化，增强了中医的文化自信。马派中医传承公众号借此再次走进千家万户，用实际行动诠释公众号"网上中医杂志，线上中医科普"的功能定位，用无私奉献的赤诚之心践行了"传承中医精气神，传播人间真善美，造福民众康寿乐"的马派中医传承宗旨。

4月25日，马派中医传承室通过网络视频召开了以中医抗疫为主题的传承学习交流会，会上传承室弟子相互交流了各自的抗疫经历和经验。传承室弟子有的战斗在抗疫第一线：毛得宏率领永川区中医院开展了新冠肺炎患者收治工作，龚致平院长所在长寿区中医院派出医疗团队前往湖北驰援，张华忠赴孝感，王辉赴万州；有的坚守临床，服务患者。马老在肯定弟子们的辛勤付出和工作成绩的同时，对本传承室公众号开展的网上中医抗疫活动进行了全面总结。弟子吴朝华在交流抗疫感悟时，用五个感谢表达了自己的抗疫心声：一是感谢党中央和国务院强有力的领导和英明决策，二是感谢老祖宗为我们创造的中医文化，三是感谢"马派中医传承室"及"马派中医传承公众号"，四是感谢这个伟大的时代，五是感谢最尊敬的导师马有度教授。在说到感谢马老时，吴朝华动情地说道："马老以高度的敏锐性、以大爱的仁济之心、以前瞻的视野及时推出中医抗疫系列科普文章，并发起广泛讨论，广为传播，既为民众送去抗疫法宝，更顺应时势，极大地弘扬了中医文化，不愧为钢杆中医，是名副其实的科普大家、养生专家、临床医家。马老前有中医发展'三大战略''八大战术'，今又有以预防为主的中医抗疫'八大对策'，不愧是中医传承发展的战略家。"弟子黄学宽由衷地说："马老现在是真正的网红专家，是以爱心而网红，以科普而网红，以担当而网红，以敏锐而网红，以犀利而网红，以勤奋而网红，以奉献而网红。"

马老从事中医临证 60 余载，重视临床，重视科研，更重视科普。他在 20 世纪 90 年代首倡创建中华中医药学会科普分会，是中华中医药学会科普分会首届主任委员、重庆市中医科普专委会首届主任委员，出版中医科普著作多部，撰写大量中医养生防病论文，开展数百场中医养生科普讲座，主张"治未病、防为先"的健康理念，是将中医临床与科普紧密结合的第一人。马老不仅有丰富的临证经验，还有丰硕的中药科研成果和中医学术专著，更有注入时代新元素的中医养生防病新理论。《内经》载"上工治未病"，我们认为，在这个开放多元的新时代，马老是当之无愧的上工之医，中医楷模！

当今时代，生命医学迷雾重重，未知领域尚待开拓，但"治未病、防为先"的中医养生防病理念却亘古未变，并将继续引领未来的健康防病方向，时代需要更多马老这样的有识之士！时代呼唤更多马老这样的上工之医！

（吴朝华，重庆市中医院主任医师，中华中医药学会科普分会常务委员；张洁，
重庆市中医院脑病科康复理疗师）

点评讨论

马派中医传承面对新冠疫情，在马有度教授的带领下，一马当先，充分利用师带徒中医传承工作室的力量，汇聚八方智慧，把千年的中医养生治未病理念结合现代网络媒体广泛开展中医科普，抗疫避毒贡献中医力量，充分体现了"以人为本，健康为本，预防为本"的健康理念。面对新冠疫情带来的损失，痛定思痛，及时总结经验教训，高瞻远瞩提出坚决贯彻以预防为主方针的八项对策，影响深远。马教授率领的中医马派传承弟子，聚巴蜀杏林同仁，不愧为钢杆中医团队，众星战役，老中青一代接一代，一棒接一棒，为民挺身而出，堪称中医时代楷模。大医精诚，仁济苍生。（王凯：广州中医药大学博士、副主任医师）

善治未病，优秀上工，抗疫网红——先为马老写上这句话！做事先做人，做人先感恩，师恩难忘也难报，只要心有灵犀，无须师傅征召。武汉保卫战拉开序幕，中医战将全小林大年三十踏上征途，我也在拜年时给亲朋好友送去了一句治未病的忠告——正气存内，邪不可干，待在家里，一切平安，并关注马老的信息。

大年初二，我眼前一亮，马老领军开展中医抗疫科普。作为我国中医上工第一人的徒弟，此时如果还有其他想法，就愧对师傅了。协助马老一臂之力，全力投入马派中医抗疫科普，责无旁贷，意义重大，也是回报师傅对我数十年的培育之恩。

在公众号，我撰写了两篇中西医结合抗疫文章——《抗大疫，春暖花开莫懈怠》《抗大疫，保肺三锻炼》，并尽力将马老撰写的《避毒抗疫养正气，宅家尽享动静乐》向多家报纸和网站推荐，并在官方主流媒体《中国中医药报》《人民网》发表，并被20余家网站和报纸转载。

马派中医满满的中医创新亮点，满满的中医传播正能量，在信息化互联网时代，书写着奋发向上的中医互联网佳话，希望马派中医团队网红网红再网红！（宁蔚夏：中西医结合科普作家、成都市第二人民医院副主任医师）

在这次抗击新冠肺炎斗争中，中医药成效显著，为人们重新认识、认可中医药起了积极作用。中医抗疫历史悠久，方法多样，效果肯定，但过去因诸多原因，正面宣传少，一般人对此认识不够。这次疫情初始，马先生作为一位有丰富理论知识和临床经验的名老中医，以一位中医科普作家所特有的敏锐洞察力，利用"马派传承"创始人的影响力，通过网络，及时推出了多篇重磅防疫、抗疫的好文章，通过这些文章，使中医治未病、避邪气、扶正气等科学理念和中医药防治知识，得到了广泛传播，这些文章经报纸、网站转载，让读者和网民阅后受益良多。

这次抗击"新冠"斗争中，马先生可说是殚精竭虑，亲力亲为，为中医药科普宣传做出了不小贡献，其成绩斐然，值得肯定！其行动可嘉，更当点赞！（蒲昭和：中医科普作家、成都中医药大学副研究员）

在抗击新冠疫情中，马有度凭借马派传承公众号平台，调动团队积极性，发动民间中医科普方方面面的力量，做得有声有色，有目共睹，宣传到位，成绩突出，深受微信读者欢迎，激发各界朋友纷纷留言点评。大家都希望马派传承，百尺竿头，更进一步，再接再厉，不断做出新贡献。（阎建国：老中医）

应对大疫西医有两手：流行病学和传染病学，在数百年的时间长河里每每大显身手。中医也是两手：内调外治和启明思想，在数千年的中华大地上更能处乱不惊，沉着应对。前者谓之外感病学，后者谓之中医学。当此大疫，有专业的团队在前线救急，也有像马老和他的弟子们在更大的纵深启明，使更广泛的受众安心宁神、强身健体、和气养血、应时顺势，全面提振正气，避免受虚邪贼风之害。马派传承微信公众号，历时三月，连续发稿，从者如云，益人无数，真是善莫大焉！（杨国汉：陆军特色医学中心中医科主任、教授）

马有度教授在21世纪初就呼吁"传统中医药插上信息化翅膀"，提出"中医药＋现代互联网"模式，让中医药飞越三山五岳，飞越五湖四海，造福苍生。他以八十之躯，身先士卒，勇当头雁，可敬可叹！值此新冠疫情之际，马派传承工作室用实际行动护佑健康，是马派勇

于担当之表现。愿马派越飞越高，越飞越远！（李官鸿：重庆九龙坡区中医院副院长、主任医师）

吴朝华主任本身就是大才子，这篇文章更是大手笔！知师莫如弟子，吴朝华主任所写字字发自肺腑，句句牵动读者的心！这次疫情期间，马有度老师和他的弟子们通过网络科普，实实在在为抗疫做了大量工作！值得学习和称颂！（邓玉霞：中华中医药学会科普分会副主任委员、重庆市江津区中医院主任医师、科普作家）

贡献中医力量，科普防控知识，马老传承室大担当，大作为，大智慧。（冉传生：重庆市万州区人民医院副主任医师）

马老在马派传承公众号开辟新的栏目，把"健康四大基石"作了新的诠释，在中医科普上也做到"精准施策"，广泛发动！众志成城，万众一心打好组合拳！触景生情的马教授，想出办法：采用书法抒发情怀，鼓舞士气，振奋人心；如朋友靳军以书法展示马老"大千世界，以人为本；亿万民众，健康为本；维护健康，预防为本"的大健康理念；弟子李官鸿的书法"避毒抗疫扶正气，宅家尽享动静乐"、王辉的书法"心胸有量、动静有度、饮食有节、起居有常"等无不一脉相承地体现了马派中医传承室"治未病，重预防，扶正气，避邪气"的中医大智慧、大战略。（马肇禹：湖北省武汉市第九医院康复中心主任医师，中医科普作家）

小马哥以八十高龄之身在抗疫面前处乱不惊，振臂一呼，应者云集。大家以高屋建瓴、通俗易懂的中医科普、新颖活泼的方式方法，教会人们如何调养体质、增强正气，才会邪不可干，受到大众、报刊、网络的高度赞誉，为中华民族抗疫增添了一抹鲜艳的色彩和强劲的力量。（唐纲：《重庆与世界》杂志主编助理）

马派传承公众号

网络科普实效好

马翁率徒齐上阵

新冠斗争称英豪

——姜碧清（重庆合道堂中医馆总经理）

马派中医传薪

328

在今年抗疫斗争中，马有度教授虽然年愈八旬，但是意气风发，斗志昂扬，忧国忧民，'无须扬鞭自奋蹄'，率先提出'治未病，大智慧，大战略'；为国家建言献策，提出了'预防为主八项务实对策'；大力推广中医网络科普，让中医药抗疫和养生保健防疫科普知识通过互联网走进千家万户，善莫大焉！抗疫防疫，劳苦功高！可敬可佩！

名医严师出高徒，

大医精诚传薪火。

立德立功又立言，

厚德载物文载道。

天佑中华有中医，

SARS 新冠一锅端！

待到春暖花开时，

定是中医凯旋归！

马派中医大传承，

守正创新永向前！

——林宏（出身中医世家的中医爱好者）

以我观之，有些医生，退休年龄一到，工作停止，学术研究停止，全身心投入到休闲娱乐之中，观山游水，尽享晚年之乐，无可非议。但是，马有度教授与众不同，年龄退休，治病救人不停止，科研不停止，著书立说不停止，传承创新不停止；带徒授业，乐为伯乐，甘为人梯……把毕生精力献给他所挚爱的中医事业，人称铁杆中医，钢杆中医，苍生大医，都是实至名归。值得敬佩，值得学习。

自新冠疫情暴发以来，马有度教授紧跟抗疫形势，不辞辛劳，笔耕不辍，写出系列科普好文，发表于诸多杂志、媒体、网络，普及养生、防病、抗疫知识，服务大众，贡献卓著，劳苦功高。

临床面向的是患者个人，科普面向的是群体大众，两者相辅相成，两全其美。马有度教授在临床和科普两方面，成绩斐然，硕果累累，网络科普传播面很广，惠及天南海北，千家万户，受益者众多。用网络科普传播中医防疫抗疫知识和方法，是馈赠给人民大众的珍贵礼物。（罗永艾：重庆医科大学附属第一医院呼吸科原主任、教授、博士研究生导师）

庚子年突发新冠肺炎疫情，马有度教授不顾年迈，老当益壮，精神抖擞，一马当先，积极撰写中医科普文章，在马派传承公众号发表，影响大，效果好！桃李不言自成溪，马有度教授由于辛勤耕耘，硕果累累，为人低调，师承弟子众多，深受爱戴赞誉。有度教授虽无国医大师头衔，但他对中医的贡献，在某些方面超过某些国医大师。历史会记住马老，就像张仲景、李时珍等没有头衔，一样享誉中外。（刘世峰：重庆市荣昌区人民医院中医科主任、重庆市中医药学会科普分会副主任委员）

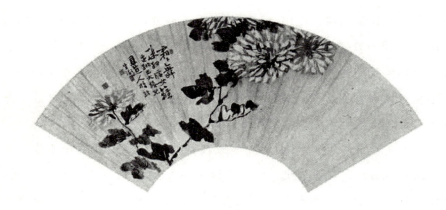